全国医学高等专科学校教材

耳鼻咽喉头颈外科学

主　编　王宁宇　蒲章杰

副主编　张　罗　孙建军　高永平

编　者　（以姓氏笔画为序）

马　民　河南科技大学第一附属医院
王宁宇　首都医科大学附属北京朝阳医院
王　辉　首都医科大学附属北京朝阳医院
王延飞　滨州医学院
叶京英　首都医科大学附属北京同仁医院
刘晓燕　河北北方学院
刘　莎　北京市耳鼻咽喉科研究所
刘　博　北京市耳鼻咽喉科研究所
孙建军　海军总医院
曲灵美　哈尔滨医科大学附属第五医院
张　罗　北京市耳鼻咽喉科研究所
肖水芳　北京大学第一医院
邵广宇　首都医科大学燕京医学院
岳卓立　承德医学院
高永平　河北大学临床医学院
崔晓波　内蒙古医学院
黄魏宁　北京医院
蒲章杰　滨州医学院

编写秘书　王　辉

北京大学医学出版社

ERBI YANHOU TOUJING WAIKEXUE

图书在版编目（CIP）数据

耳鼻咽喉头颈外科学/王宁宇，蒲章杰主编. 一北京：北京大学医学出版社，2008.6（2014.7 重印）

（全国医学高等专科学校教材）

ISBN 978-7-81116-471-8

Ⅰ. 耳… Ⅱ. ①王… ②蒲… Ⅲ. ①耳鼻咽喉科学：外科学一医学院校一教材②头一外科学一医学院校一教材③颈一外科学一医学院校一教材 Ⅳ. R762 R65

中国版本图书馆 CIP 数据核字（2008）第 052650 号

耳鼻咽喉头颈外科学

主　　编：王宁宇　蒲章杰
出版发行：北京大学医学出版社（电话：010-82802230）
地　　址：（100191）北京市海淀区学院路 38 号 北京大学医学部院内
网　　址：http://www.pumpress.com.cn
E - mail：booksale@bjmu.edu.cn
印　　刷：莱芜市圣龙印务有限责任公司
经　　销：新华书店
责任编辑：药　蓉　**责任校对：**金彤文　**责任印制：**张京生
开　　本：787mm×1092mm　1/16　**印张：**16.75　**插页：**2　**字数：**424 千字
版　　次：2008 年 6 月第 1 版　2014 年 7 月第 5 次印刷
书　　号：ISBN 978-7-81116-471-8
定　　价：25.00 元

序　一

教材建设是提高教学水平的一项重要任务。作为知识的载体，教材是学习专业知识的必备工具，亦是启迪思考的引导书。学校的领导和教师必须十分重视教材建设工作。

医学高等专科学校是为我国培养助理医师的学校，广大教师和学生希望能有一套适用这一层次医学教育的教材。过去用的医学专科教育的教材，不少是本科教材的“压缩版”，给教与学带来困难。为了解决专科教材建设中存在的这种问题，北京大学医学出版社（即原北京医科大学出版社）于 1993 年和 2002 年两次组织了北医的老师和华北地区医学专科学校的老师，经过研讨，编写了临床医学专业教材（第一版和第二版），并于 2000 年组织了护理专业的专科教材。十几年来，通过教学实践表明这两套教材具有较好的适用性，其中许多教材被评为教育部“十五”及“十一五”国家级规划教材。

为了进一步适应科学技术的发展和社会大众对医疗保健需求的提高，落实以人为本的科学发展观，提高专科医学教育的质量，2007 年北京大学医学出版社决定在全国范围内组织有关学校的老师编写第三版临床医学专业和第二版护理专业教材。为此，成立了教材编审委员会，以推动教材建设的改革，进一步提高其适用性。本版教材本着“理论够用，结合实践，指导自学”的原则，力求语言流畅，叙述清晰，图文并茂，利于教学。同时参考了助理医师执业资格考试的要求，使教材内容更加符合未来职业实践的要求。

教材建设不只是编写，加强研讨同样十分重要。在北京大学医学出版社的支持下，教材编审委员会将认真组织好各科教材的研讨会，推动教学改革，提高教学质量。我们诚恳地希望使用本套教材的各校师生能适时地提出你们的建议和指正，使本套教材能与时俱进，为我国的医学专科教育作出贡献。

程伯基

2007 年 12 月

全国医学高等专科学校教材编审委员会

序　二

我国地域广阔、人口众多，各地经济、文化发展程度各不相同。临床医学教育内容丰富多彩、各具特色，仅学制就有八、七、五、三、二年等不同划分，顺应了社会的不同需求，提供了适合国情的梯次教育。其中医学专科教育是加强我国基层医学人才培养，普而广之为广大基层群众提供基本医疗保障的重要补充。

在众多的自然学科和人文学科领域中，医学人才培养最为困难，教学负担最重，就医学专科教育而言，尤其如此。因为学制缩短了，教学内容并不少，如何在较短时间里，培养出合格的医学人才，确实是一门颇费心思的学问。

令人欣慰的是，王宁宇、蒲章杰教授主编了全国医学高等专科学校统编教材《耳鼻咽喉头颈外科学》。教材汇集了多位国内学科中造诣很深的中青年专家，付出了辛勤的努力，编著成书。本书在篇章设置、内容编排、插图绘制等方面设计均衡，内容详实、全面，具有较为完美的水准。这得益于他们一贯的治学态度，得益于他们对学科范畴、前沿进展、基础理论的把握和对专科教材的准确定位。这本教材重点突出、繁简得当、条理清楚、图文并茂，不仅是医学专科的好教材，也是一本适合广大医学生和临床住院医师的好书，堪称医学教育园地的一朵奇葩。于是，乐于以此为序。

韩德民

2008年5月10日

前　言

近十年来耳鼻咽喉头颈外科学发展迅速，新的学术思想、新的技术成果不断涌现。在此背景下，既往的教学方法、教育模式受到了前所未有的挑战。本科教材顺应学科的发展已经更名为《耳鼻咽喉头颈外科学》。但是在专科教学方面却没有及时跟进，多数专科教材仍然采用“五官科”合订本教材，这样的状况严重影响了耳鼻咽喉科专科教育。本教材正是本着顺应学科发展，在专科教育中同样展示学科领域新的学术思想和新的研究成果，改变我国专科教学落后现状的宗旨而编著的。

本教材共分6篇、40章，插图110幅，其中彩图22幅。为适应学科领域疾病谱的变化、新技术的迅速发展以及研究成果的大量涌现，本教材在篇章内容上较以往的专科教材进行了较大幅度的调整，摒弃了“五官科”合订本的形式，独立成书，同时增加了颈部疾病篇；此外，在各章节中适当参考并引用了相关专业的近期发展状况。由于本教材的教育对象为专科生，针对专科教学的特点，本教材在编写中突出了教材的实用性。为达到兼具新颖性、先进性和实用性的特点，教材在编写过程中聘请了不同层次的编者，从全国知名教授、相应专业的权威专家到普通院校教师。教材中的不少内容是结合作者自身或科室的资料、经验或研究结果加以总结成文的；部分自主绘图亦较为精美。当然，因编者经验有限和编写时间仓促，本教材肯定还有很多不足之处，真诚希望广大读者谅解并提出宝贵意见，我们将在今后的工作中加以改正。

在教材编写过程中北京大学医学出版社采纳了编者希望独立成书的建议，并最终促成此书的出版，在此对出版社的支持和理解表示感谢。其次，在教材编写过程中有很多研究生也为此投入了大量的时间和精力，在此也向他们表示诚挚的谢意。

编　者

2008年3月

目 录

绪　论

耳鼻咽喉头颈外科学（otorhinolaryngology-head and neck surgery）是研究耳、鼻、咽、喉、气管、食管以及颈部、颅底的解剖、生理、病理和疾病现象的一门科学。它同外科学、内科学和眼科学等一样，同属于临床医学门类中的二级学科。

一、耳鼻咽喉头颈外科学史与现状

本书所涉及的内容均为西方医学范畴。西方医学简称西医，主要源于古希腊医学、古罗马医学和一部分伊斯兰医学，是当今占据统治地位的主流医学，其历史沿革可分为古代医学、中世纪医学、近代医学和现代医学。其中耳鼻咽喉头颈外科学的发展经历了一个由分而合的过程，最初由外科学分出耳科学、鼻科学、咽喉科学等，后与口腔科、眼科合为五官科学，随着各门学科内容的丰富和专科化发展，五官科学又进一步分化为耳鼻咽喉科学、眼科学和口腔科学，成为各自独立的二级学科。从 20 世纪 50 年代起，头颈外科、颅底外科、听觉及言语疾病等三级学科相继出现于美国，由此引发了本学科争占各种学术制高点，重新划分学科范围，扩大学科疆域的高潮。从 60 年代开始，欧美国家的耳鼻咽喉科正式更名为耳鼻咽喉头颈外科，由此使耳鼻咽喉科跨入了一个大学科范畴。

我国西医学的大规模传入始于 16 世纪，主要以西方传教士传教行医的方式传入。最初的耳鼻咽喉科成立于 1906 年的协和医学堂，第一位专科医生是美国人邓乐善，第一位中国籍耳鼻咽喉科医生是协和医生高施恩，从那时起，我国耳鼻咽喉头颈外科从无到有，从小到大，已经走过了 100 年的历程。现在大多数县级以上医院均成立了耳鼻咽喉科，并陆续更名为耳鼻咽喉头颈外科，其中耳外科、耳神经外科、颅底外科、喉显微外科等三级学科亦逐渐成形。2006 年还成立了世界华人耳鼻咽喉头颈外科学会，2007 年 5 月召开了首届大会。

二、耳鼻咽喉头颈外科学的范畴、特点与学习方法

耳鼻咽喉头颈外科学领域涉及听觉、嗅觉、味觉、平衡觉、视觉、触觉和动感觉等七大感觉中的听觉、嗅觉、味觉和平衡觉，并主发声与言语、呼吸和吞咽。其范畴包括耳、鼻、咽、喉、气管、食管、头颈和颅底等重要器官和结构的解剖、发育、生理、病理，以及相关疾病的诊断、治疗和预防。由于上述器官和结构大多具有“孔小洞深”、结构复杂、毗邻重要器官的特点，具有极强的专科性，不经过严格的培养，难以精通，又因其主听、嗅、味觉，并司发声、言语、呼吸和吞咽等，涉及众多临床学科如眼科、口腔科、神经科、骨科、肿瘤科等，以及基础学科如声学、力学、电子学等，加之传统专科疾病“四炎一聋”的患病人群广泛，必然赋予本专业以大学科属性，要求从业者具有广博扎实的基础知识和一业专修的高超技能。

耳鼻咽喉头颈外科学目前分为耳科学、鼻科学、咽喉科学、头颈外科学和小儿耳鼻咽喉科学等五学科。其中，耳科学又进一步分为耳显微外科、耳神经外科、侧颅底外科、听力学、平衡学等；鼻科学可分为鼻神经外科、鼻内镜外科、前颅底外科；咽喉科可分为喉显微外科、嗓音与语言疾病科等三级学科。在学科越分越细的情况下，各亚科自身及各亚科之间

仍保持其固有的学科特点，比如各专业在其解剖上相互沟通：耳、鼻、咽、喉、气管、食管彼此相通，各器官黏膜相延续；在其生理上相互关联：声带发声，咽、腭、鼻等构音，咽缩肌、软腭肌群与喉外肌协调吞咽；在其病理上相互影响：因聋致哑，上呼吸道感染经鼻咽、咽鼓管导致中耳炎等；在其诊断上相互参照：在诊断眩晕疾病时必须考虑到其听力，对耳聋患者也应了解有无眩晕；在其治疗上相辅见力：中耳炎治疗方案中不能忽略鼻咽和鼻部疾病的治疗。

在各亚科，各器官保持密切关系的同时，本专业还与整个机体保持着广泛而紧密的联系，比如慢性扁桃腺炎同龋齿一样是导致风湿性关节炎、风湿性心脏病和肾小球肾炎的主要病灶；鼻窦炎可致鼻源性眶内颅内并发症；腺样体肥大可致患儿发育障碍；鼾症常引起高血压；高血压可致鼻出血；颈椎病可以引起眩晕等，这些都提示我们在学习和运用耳鼻咽喉科知识的同时，要有整体观念，要从局部联想到全身，从全身考虑到局部，养成全面分析、综合判断的学习、工作习惯。

学习耳鼻咽喉头颈外科学，应以掌握解剖和生理学知识为第一要素。耳鼻咽喉诸器官多为深在细小的腔洞，结构复杂，特别是耳科和颅底解剖，更强调空间构象和立体概念，只有在熟谙解剖的基础上，才能学好整个耳鼻咽喉科学。临床部分的学习应以各疾病的病理机制、临床表现、诊断方法和治疗原则为重点，在掌握“四炎一聋”的基础上，应争取多涉猎那些具有学科传统特色并交叉前沿领域的疾病，如鼻咽癌、耳硬化症、阻塞性睡眠呼吸暂停低通气综合征等，多了解学科的新进展，培养兴趣，形成大学科概念。

三、耳鼻咽喉头颈外科学新进展与展望

耳鼻咽喉头颈外科学发展到今天，借助于本专业基础研究和相关领域的进步，正经历着前所未有的快速发展阶段。其中耳科学最引人注目的成就是人工耳蜗的研制和应用，它是目前惟一能使全聋病人恢复听觉的医学成就。我国已施行人工耳蜗植入手术近三千例；英国医生 Kemp 发现耳声发射，并进一步研究证实了耳蜗的双向换能机制；此外，建立耳鸣动物模型、眩晕症康复治疗、内耳毛细胞再生、听神经病和耳聋基因的深入研究、人工中耳、听性脑磁图及中枢听功能研究等，使耳科学呈现一派繁荣景象。鼻科学最为瞩目的进展是鼻内镜外科的建立和发展，它为鼻科学开拓了一片崭新的天地；上下气道一致性的研究是跨学科研究的典范；嗅觉诱发电位的深入研究使其当之无愧地成为继视觉、听觉、体感之后的第四大诱发电位；而 2004 年因发现嗅素受体基因家族及嗅觉系统结构而荣获的诺贝尔奖，也成为本专业继 1914 年、1916 年后获得的第三次大奖。咽喉科学有关阻塞性睡眠呼吸暂停低通气综合征的研究成为其前沿亮点之一，同时嗓音外科以微瓣技术为代表已进入了嗓音显微外科领域。头颈外科和颅底外科拓展了本专业的学科范畴，其所提倡的肿瘤综合治疗、功能保全性外科治疗、基因治疗和生物治疗，以及修复与功能重建等理念和方法，是大学科的突出体现。

在以脑科学时代、后基因时代为标志的本世纪，耳鼻咽喉头颈外科学必将同分子生物学、生物工程学、计算机及其网络等一起，获得更快的发展。耳聋基因的研究和应用，头颈肿瘤的基因诊断和治疗，在虚拟人基础之上的数字化耳鼻咽喉解剖及其应用，中枢听功能电生理与功能成像相结合研究，功能外科与新材料应用等，均有可能获得突破性进展。这些有待于今天高素质、高质量的医学人才培养，而优秀的医学生是医学事业未来的希望！

（王宁宇）

第一篇　耳科学

第一章　耳科学基础

第一节　耳的应用解剖

耳分为外耳、中耳和内耳三部分。外耳道的骨部、中耳、内耳和内耳道都位于颞骨内（图 1-1-1）。

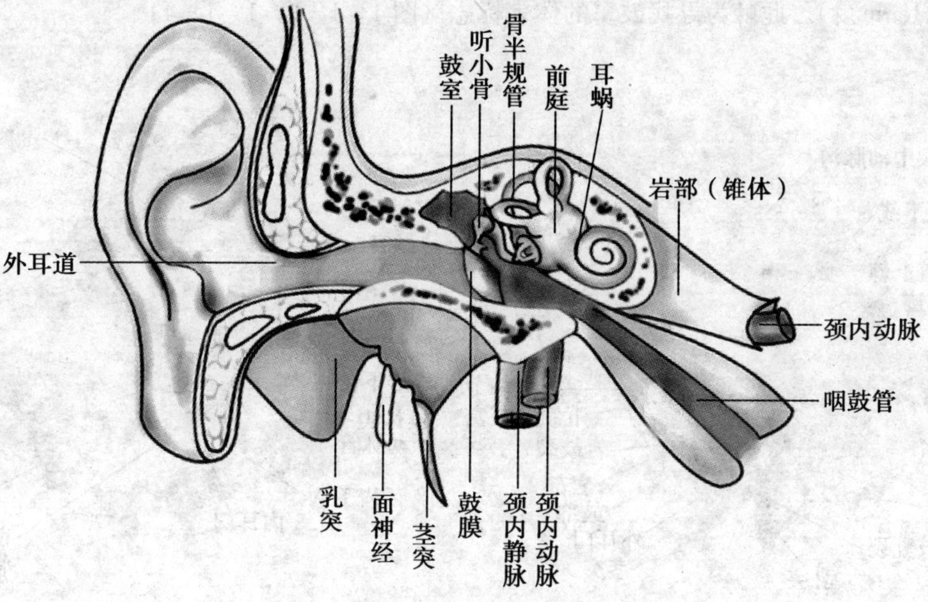

图 1-1-1　外、中、内耳剖面图

一、颞骨解剖

颞骨位于头颅两侧，为颅骨底部和侧壁的一部分。它为一复合骨块，由鳞部、鼓部、乳突部、岩部和茎突组成。其上方与顶骨相连接；前方与蝶骨和颧骨相连接；后方与枕骨相连接（图 1-1-2）。

（一）鳞部

颞骨鳞部又称颞鳞，前接蝶骨大翼，上为顶骨，后连乳突，内接岩部，形如贝壳。内面是大脑面，有大脑沟回的压迹、脑膜中动脉沟。外面是颞面，附有颞肌，骨表面有颞中动脉

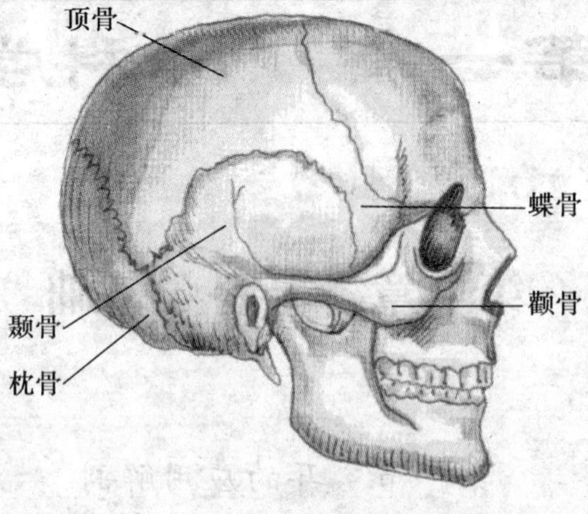

图 1-1-2　颞骨的组成与毗邻

沟。其颧突向前与颧骨颞突连接成颧弓。颧突前下方隆起为关节结节，后方为关节后突，两者之间为下颌关节窝，容纳下颌关节。在骨性外耳道口后上的骨性小棘，称外耳道上棘（道上棘，Henle 棘）。此棘为寻找鼓窦的体表标志（图 1-1-3，1-1-4）。

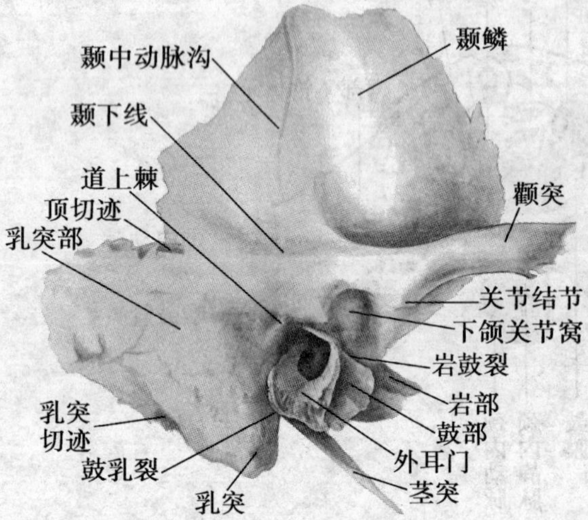

图 1-1-3　颞骨外面观（右）

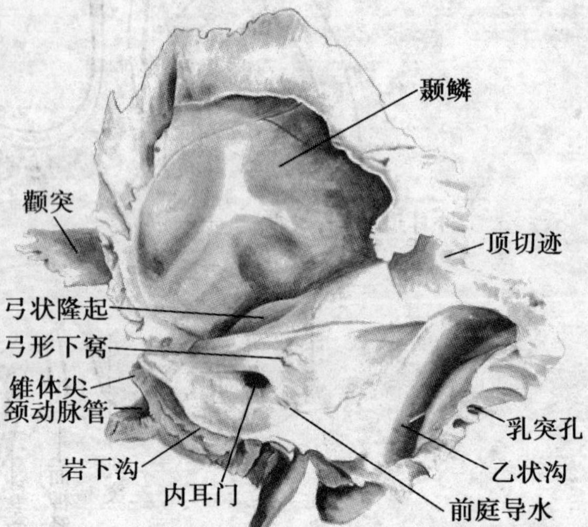

图 1-1-4　颞骨内面观（右）

（二）鼓部

鼓部位于岩部之外、鳞部之下，为一扁曲骨片，弯曲如“U”字形，构成骨部外耳道的前壁、底和后壁的一部分。鼓部内侧端有一小沟，名鼓沟，鼓膜边缘的纤维软骨环嵌入沟内，鼓膜附着于此。鼓部前上缘内侧与岩部形成岩鼓裂，外侧与鳞部形成鼓鳞裂。在鼓鳞裂后的鼓部外侧骨质形成外耳道后上棘。鼓部在新生儿时仅为一个上部缺如的鼓环，鼓环向后、外生长发育较快，最后形成鼓部。鼓部后上缘与乳突部形成鼓乳裂，成人此裂多已闭合，而儿童多留有痕迹。

（三）乳突部

位于颞骨鳞部后下方，呈一锥形突起。外面有一不恒定的孔，名乳突孔，有乳突导血管穿过，乳突尖内侧有深沟名为乳突切迹，二腹肌后腹起于此处。切迹内侧有一浅沟，枕动脉由此经过。乳突内侧面形成颅后窝的一部分，面向小脑，内侧面有一弯曲的深沟名乙状沟，乙状窦位于其内。乙状沟的深浅、宽窄及其骨壁的厚薄因乳突气房发育程度不同而异，正常人乙状沟前壁距外耳道后壁约为 14mm，有 2%～5%的人乙状沟前壁前移与外耳道后壁融合，约有 8.7%的人乙状沟骨壁凸入乳突腔。因此术前应仔细阅读 X 线片，根据有无乙状沟前移而采取不同的手术方式。

（四）岩部

为一长形的三棱锥体，位于颅底，嵌在枕骨与蝶骨之间。它有一底、一尖端、三个面和三个缘，听觉和平衡器官均位于其内。岩部的底与颞骨鳞部、鼓部和乳突部融合，尖端向内前方微向上，嵌于蝶骨大翼后缘和枕骨基底部之间，有颈动脉管内口穿过，并组成破裂孔的后外界。

1. 岩部三个面

（1）前面：组成颅中窝的一部分，与鳞部的脑面以骨缝相连。其中部有前半规管形成的弓状隆起，其外侧稍凹，为鼓室盖。弓状隆起的内侧有两个小沟与锥体长轴平行，外侧是岩浅小神经沟，内侧是岩浅大神经沟，两沟向后延伸达面神经管裂孔。两沟的前内近岩尖处有一浅凹，名三叉神经压迹，为半月神经节所在处（图 1-1-5）。

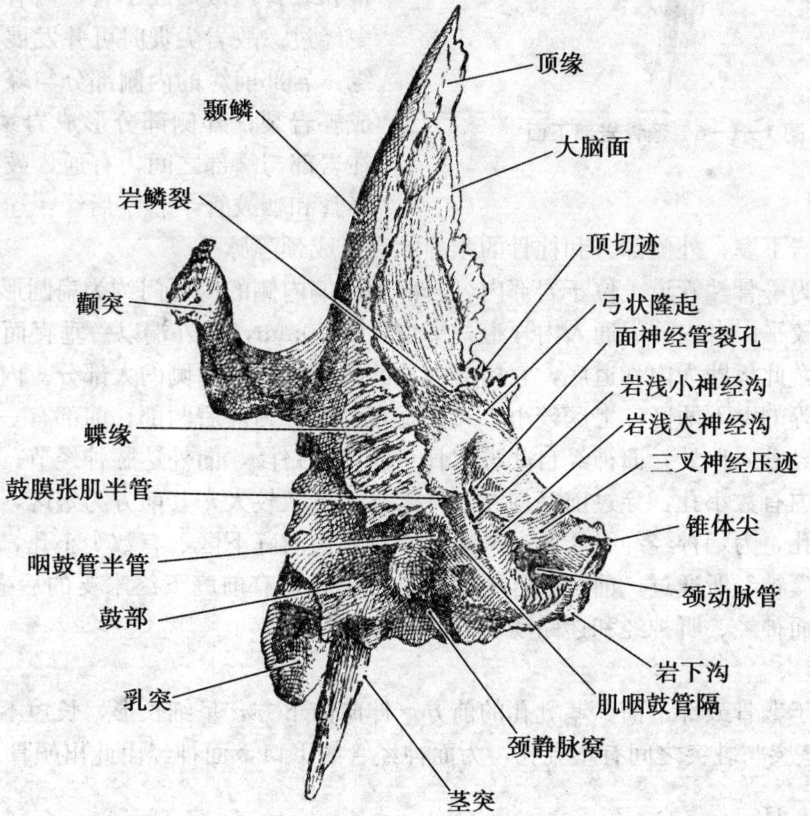

图 1-1-5　颞骨岩部前面（右）

(2) 后面：组成颅后窝前壁，与乳突部内侧面相连。在后面的中部有内耳门通内耳道，为面神经、听神经和基底动脉的内听支所经过。内耳道的外下方，有一个被骨板遮盖的裂隙，即前庭导水管外口，为内淋巴囊所在处（图 1-1-4）。

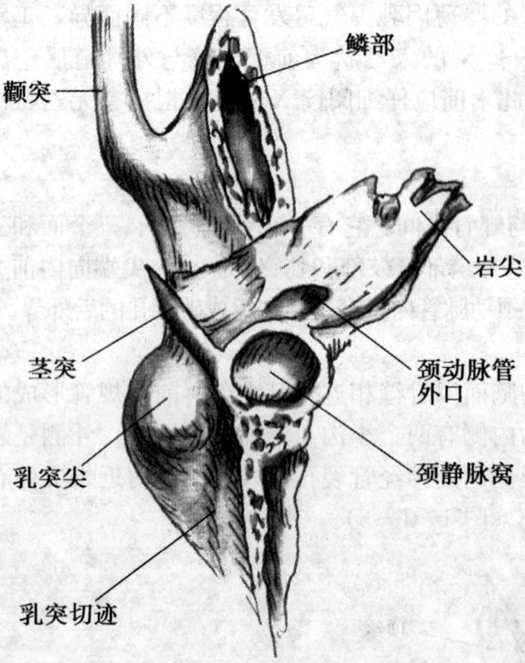

图 1-1-6　颞骨岩部下面

(3) 下面：组成颅底外面的一部分，凹凸不平。在下面近尖处为腭帆提肌和咽鼓管软骨附着处。尖端的后外方有颈内动脉管的外口。颈内动脉管外口后方有颈静脉窝。颈静脉窝与颈内动脉管外口之间是一薄骨嵴。嵴上有鼓室小管下口，为舌咽神经的鼓室支所经过。颈静脉窝内有乳突小管口，迷走神经耳支由此穿过。颈静脉窝内侧，有一三角形小窝，内有蜗小管外口，外淋巴液通过小管向蛛网膜下隙引流（图 1-1-6）。

2. 岩部三个缘

上缘：最长，有岩上沟容纳岩上窦，沟缘有小脑幕附着；内端有一切迹，内含三叉神经半月神经节的后部。上缘尖端借岩蝶韧带和蝶骨连接形成小管，内有展神经和岩下窦经过。故岩尖炎时可并发展神经麻痹。前缘：岩部前缘的内侧部分与蝶骨大翼连接形成蝶岩裂；外侧部分形成岩鳞裂和岩鼓裂；在岩部与鳞部之间，有通入鼓室的鼓膜张肌半管和咽鼓管半管。后缘：连接枕骨，形成浅沟，内含岩下窦；外侧部分和枕骨的颈静脉窝形成颈静脉孔。

内耳道为一骨性管道，位于岩部内。岩部后面偏内侧的内耳门约为扁圆形，后缘较锐而突起，前缘较平。自内耳门通入内耳道，平均长约 10mm，其外端以一垂直而有筛状小孔的骨板所封闭，此板即为内耳道底，它构成内耳的前庭和耳蜗内侧的大部分。内耳道由一横嵴分为大小不等的上下两区。上区较小，又被垂直骨嵴分为前后两部；前部有一凹陷称面神经区，即面神经管入口处，面神经自此进入骨管即为迷路段，向外达膝神经节；后部的凹陷称前庭上区，内有数小孔，穿过前庭神经上终末支。下区较大，其前方为蜗区，有许多呈螺旋状排列的小孔，为蜗神经纤维所通过；蜗区的后方为前庭下区，有数个小孔，为前庭神经下终末支的球囊神经所通过。前庭下区的后方有一单孔，有前庭下终末支的后壶腹神经通过。内耳道内含面神经、听神经和迷路动、静脉（图 1-1-7）。

（五）茎突

茎突起于颞骨鼓部下面、茎乳孔的前方，伸向前下方，呈细长形，长短不一，平均长约 2.5cm。在茎突与乳突之间有茎乳孔，为面神经管的下口，面神经由此出颅骨。

二、外　耳

外耳包括耳廓与外耳道。

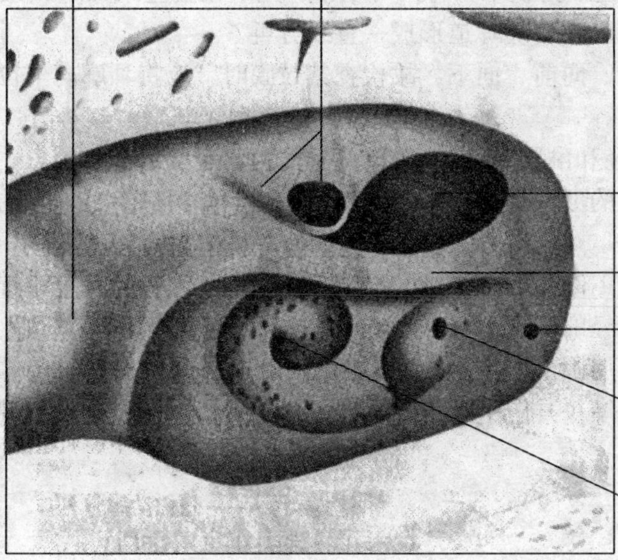

图1-1-7 内耳道底（右）

（一）耳廓

耳廓除耳垂外均由弹性软骨组成，外形似贝壳，一般两侧对称（图1-1-8）。耳廓借韧带、肌肉、软骨和皮肤附着于头颅侧面，一般与头颅约成30°夹角。耳廓卷向外面的游离缘名耳轮，起于外耳门（外耳道口）上方的耳轮脚。耳轮的前方有一与其大致平行的弧形隆起，名对耳轮，其上端分叉成为对耳轮脚。耳轮与对耳轮之间有一狭窄而弯曲的凹沟，名舟状窝或耳舟。对耳轮前方深大的窝名为耳甲，它被耳轮脚分为上下两部，上部名耳甲艇，下部名耳甲腔，耳甲腔通入外耳门。配戴助听器时，耳甲艇和耳甲腔是插入耳模的部位，尤其是耳模耳甲艇部分若未嵌入其内，使声音从其四周泄露将引起助听器啸叫。外耳门前方有一突起名耳屏。对耳轮前下端与耳屏相对的突起名对耳屏。耳屏与对耳屏间的凹陷叫（耳）屏间切迹。对耳屏的下方无软骨的部分名耳垂。

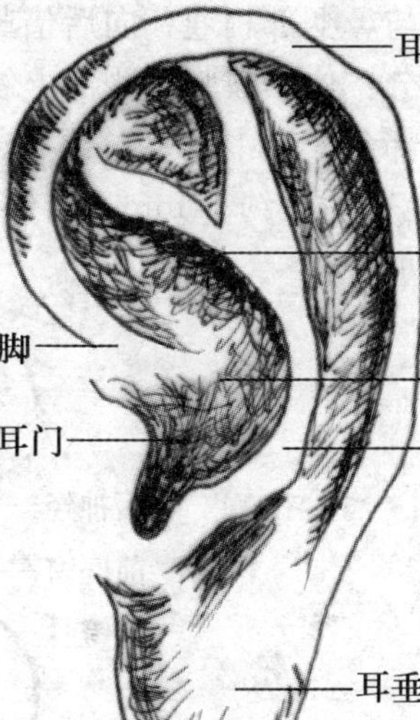

图1-1-8 耳廓外形（左）

耳廓前面的皮肤与软骨膜粘连较后面为紧，且皮下组织少，由于皮下组织紧密，感觉神经易受压迫而致剧痛。

（二）外耳道

外耳道起自耳甲腔底的外耳门，向内直至鼓膜，全长约2.5～3.5cm，由骨部和软骨部组成。软骨部约占其外1/3，骨部约占其内2/3。外耳道不是一个直管，略呈“S”形弯曲，初向内前而微向上，继而向内、向后，再次向内、向前而微向下；其外1/3外耳道向内、向后、向上，内 2/3 的耳道转为向内、向前、向下。在骨部与软骨部交界处的外耳道较狭窄，距鼓膜3～4mm 的骨部外耳道最为狭窄，称外耳峡部。用耳镜检查成人鼓膜或欲窥清外耳道全貌时，须将耳廓向上后提起，使外耳道形成一直线方可。

幼儿外耳道方向为向内、向前、向下，故检查其鼓膜时，应将耳廓向下拉，同时将耳屏向前牵引，检查较成人困难。

（三）外耳的血管、神经和淋巴

外耳的动脉由颈外动脉的颞浅动脉、耳后动脉和上颌动脉所供给。外耳的静脉流入颈外静脉、上颌静脉和翼丛。

外耳的神经有三叉神经下颌支的耳颞神经、来自颈丛的耳大神经和枕小神经、面神经的耳后支、舌咽神经和迷走神经的耳支。

外耳的淋巴引流至耳廓周围淋巴结。耳廓前面的淋巴流入耳前淋巴结与腮腺淋巴结，耳廓后面的淋巴流入耳后淋巴结，耳廓下部淋巴汇集于耳下淋巴结，耳廓也有部分淋巴直接注入颈上深淋巴结。

三、中　耳

中耳包括鼓室、咽鼓管、鼓窦及乳突四部分。

（一）鼓室

鼓室为颞骨内的一个含气空腔，形似六面体小盒。位于鼓膜与内耳外侧壁之间，向前借咽鼓管与鼻咽部相通；向后借鼓窦入口与鼓窦、乳突气房相通，其容积约 1～2ml。鼓室分为三部分：位于鼓膜紧张部上缘平面以上的部分，名上鼓室；位于鼓膜紧张部上、下缘平面之间的部分，名中鼓室；位于鼓膜紧张部下缘平面以下的部分，名下鼓室。鼓室的上径约 14mm，前后径约 11mm，内外径约 2～6mm，以鼓岬与鼓膜处内外径最短（图 1-1-9）。

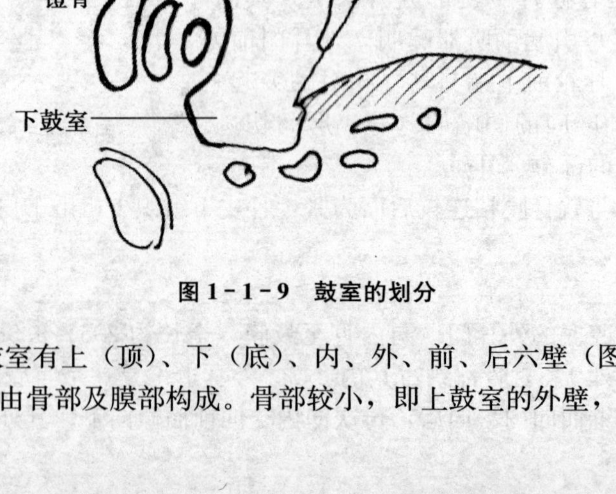

图 1-1-9　鼓室的划分

1. 鼓室六壁　鼓室有上（顶）、下（底）、内、外、前、后六壁（图 1-1-10）。

（1）鼓室外壁：由骨部及膜部构成。骨部较小，即上鼓室的外壁，位于骨性外耳道上壁水平之上，由颞骨鳞部的外板构成。膜部即为鼓膜（图 1－1－11），介于鼓室与外耳道之间，是鼓室外壁的主要组成部分。

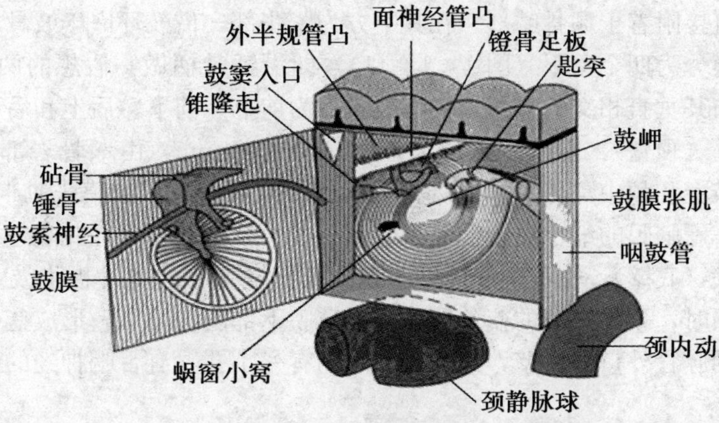

图 1－1－10　鼓室六壁模式图

鼓膜也称耳膜，为一弹性灰白色半透明薄膜，将外耳道与中耳隔开。鼓膜距外耳道口约 2.5～3.5cm，位于外耳道与鼓室之间，鼓膜的高度约 9mm，宽约 8mm，平均面积约 90mm^2，厚度 0.1mm。鼓膜呈椭圆形，其外形如漏斗，斜置于外耳道内，与外耳道底成 45°～50°。致使外耳道之后上壁较前下壁为短。婴幼儿由于外耳道骨部未发育，鼓膜几乎与外耳道底壁平行，因此在检查鼓膜时较难看到。

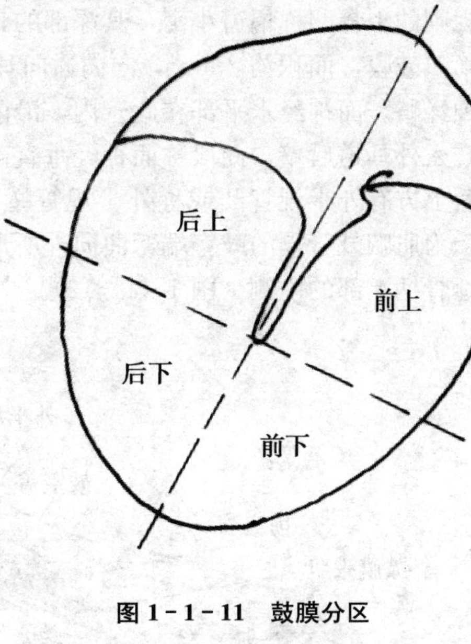

图 1－1－11　鼓膜分区

鼓膜虽很薄，但它的解剖结构有三层：①上皮层与外耳道皮肤相连续。②中层为放射形和环状纤维构成，所以有一定弹性和张力，为纤维层（外侧为放射状，内侧为轮状）。鼓膜上方有一小部分，没有中间纤维层，比较薄而松弛，称松弛部；而有纤维层的部分鼓膜称为紧张部。锤骨柄附于纤维层中间。③内层为黏膜层，与鼓室黏膜相延续。

鼓膜穿孔后，外层上皮层和内层黏膜层能够再生，中层无再生能力。松弛部鼓膜缺少中层。

锤骨柄自上而下地嵌附于鼓膜上，位于鼓膜中央，因而向内牵拉鼓膜，使之呈漏斗状，很像收音机的扬声器，其中央凹陷处，称为鼓膜脐部，由脐向上稍向前达紧张部上缘处有一灰白色圆点状小突起，称锤凸，即锤骨短突顶起鼓膜部位，临床称锤骨短突。锤凸乃锤骨短突将鼓膜顶起所致。在鼓膜表面，脐与锤凸之间有一由前上斜向后下的白色条纹，系锤骨柄移行于鼓膜内所形成，称锤纹。锤纹的末端恰在鼓膜的中央部，称脐部。在脐部的前下方由脐向前下达鼓膜边缘有三角形反光区，称光锥。光锥乃由投射到鼓膜的光线反射所致，在鼓膜形态有改变时，光锥的形态及位置常随之而变化。

在锤凸之前及后方各有一皱襞，其前者称前襞，后者称后襞。在此襞之上方，鼓膜较松弛，称松弛部，直接附着于颞骨鳞部。在其下方为紧张部，借鼓环嵌于鼓骨之鼓沟内。

临床上将鼓膜分为四个象限（图 1－1－11），即沿锤骨柄做一假想的两端延长的直线，再经鼓膜脐做一与其垂直相交的直线，便将鼓膜分为前上、前下、后上和后下四个象限。

（2）鼓室上壁（顶壁）：即鼓室盖或天盖。厚约 3～4mm，由颞骨岩部的前面所形成，亦名鼓室盖，将鼓室和颅中窝分隔，向后和鼓窦盖相接，向前和鼓膜张肌半管的顶相连续。鼓室顶有岩鳞裂，硬脑膜的细小血管经此与鼓室相通，鼓室病变可经此裂进入颅腔。

（3）鼓室下壁（底壁）：也称颈静脉壁。为一较上壁狭小的薄骨板将鼓室和颈静脉球分隔。此壁若有缺损时，颈静脉球的蓝色即可透过鼓膜下部隐约可见，形成蓝色鼓膜。鼓室下壁的前方即为颈动脉管外口的后壁，鼓室下壁内侧有一小孔，有舌咽神经的鼓室支穿过，分布于鼓岬上。

（4）鼓室内壁：也称迷路壁，即内耳外壁。内壁中部有一隆起，名鼓岬，为耳蜗底周所在处。鼓岬表面有鼓室丛。鼓岬后上方有一约 3.2mm^2 的卵圆形骨孔称前庭窗或卵圆窗。该骨孔向内通向内耳的前庭，为镫骨底（足板）及其周围的环韧带所封闭。鼓岬的后下方有一不规则的小骨凹称蜗窗小窝，其深部的骨孔称蜗窗或圆窗，呈圆形，被一膜所封闭，此膜也称第二鼓膜，面积约 2mm^2，向内通向耳蜗鼓阶的起始部。前庭窗后上方有面神经管凸或称面神经嵴。面神经水平部在此管内，沿前庭窗的后上方向后抵达鼓窦入口的内侧及底部，向下转入外耳道后壁，此段称面神经垂直部或称乳突部，而后面神经出茎乳孔。在面神经管凸的后上方有外半规管凸或称外半规管嵴，乃迷路瘘管的好发部位。前庭窗的前稍上方为匙突，为肌咽鼓管隔的鼓室端弯曲向外所形成。鼓膜张肌的肌腱绕过匙突，呈直角向外屈曲而达锤骨柄上部的内侧（图 1－1－12）。

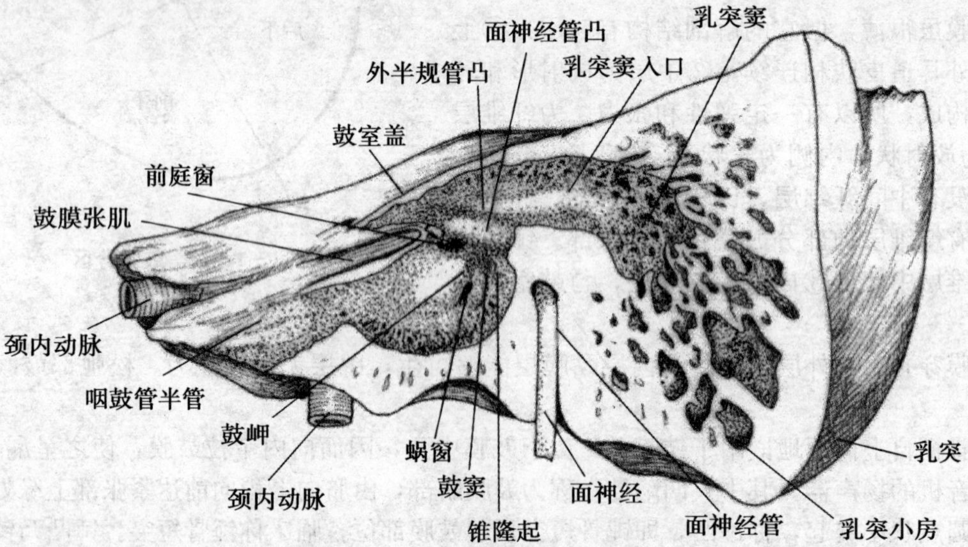

图 1－1－12　鼓室内侧壁（左）

(5) 鼓室后壁：即乳突壁，上宽下窄。面神经垂直部通过此壁内侧。后壁上部有鼓窦入口（鼓窦口）。借鼓窦入口使鼓室和鼓窦以及乳突气房相通。后壁下内方，相当于前庭窗高度，有一小锥状突起，称锥隆起，镫骨肌由此发出肌腱附着于镫骨颈的后面。后壁与外壁相交处，鼓沟后上端的内侧，有鼓索小管的鼓室口，鼓索自此管从面神经分出入鼓室。锥隆起之下，面神经垂直部骨管的内侧，有一含气房的隐窝，称鼓室窦或锥隐窝。锥隆起的后上方，砧骨窝的后下方，有一含气房的隐窝，称面神经隐窝。其底略呈一尖端向下的凹面三角形，其底边为砧骨窝，内侧边为面神经垂直部，外侧边为鼓索神经。

(6) 鼓室前壁：即颈动脉壁。下部以极薄的骨板与颈内动脉相隔。上部有两口，下为咽鼓管半管（通称咽鼓管）的鼓室口，上为鼓膜张肌半管的开口，两个半管合称肌咽鼓管。

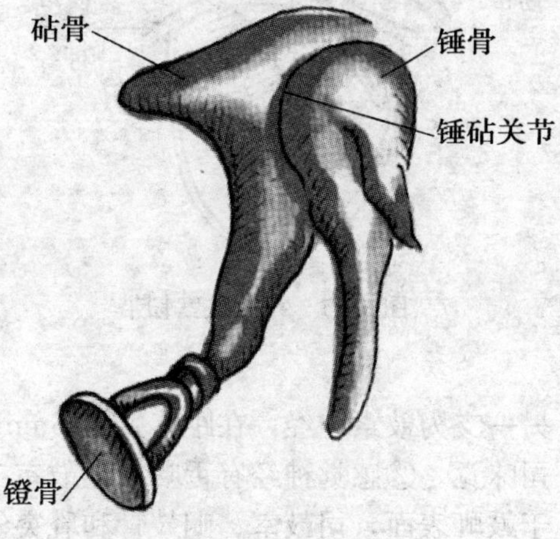

图 1-1-13　听骨链

2. 鼓室的内容物　有听骨、韧带、肌肉、神经和血管等。

(1) 听骨：由锤骨、砧骨和镫骨连成听骨链，使声波从鼓膜传到前庭窗（图 1-1-13）。

①锤骨：是听骨中最大者，位于鼓室中部的最外侧，长约 8～9mm，上端膨大部为锤骨头，其后内侧关节面与砧骨体前面的鞍状关节面形成锤砧关节。头部的下方稍细部即锤骨颈，自颈向下稍向内侧延续的部分即锤骨柄。锤骨柄上部有向外侧的突起名锤骨短突。②砧骨：有体、长脚和短脚。砧骨体位于上鼓室后部，前有关节面和锤骨小头相接。砧骨短脚位于鼓窦入口底部的砧骨窝内，长脚向后下伸出，末端为豆状突，与镫骨头相接。③镫骨：有小头，前、后两脚，及底板，前脚较短而直，后脚稍长且弯，底板为薄骨片借环状韧带封闭前庭窗（图 1-1-14）。

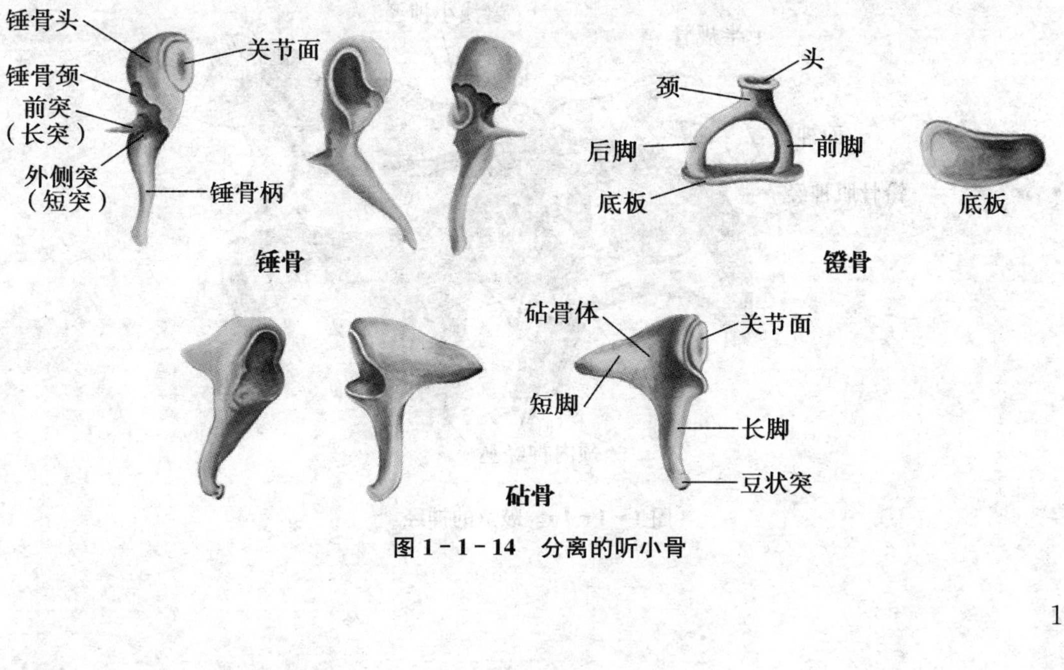

图 1-1-14　分离的听小骨

（2）韧带：听骨借韧带固定于鼓室内。有锤骨上、锤骨前、锤骨外侧韧带，砧骨上、砧骨后韧带，镫骨底部环韧带（图 1-1-15）。

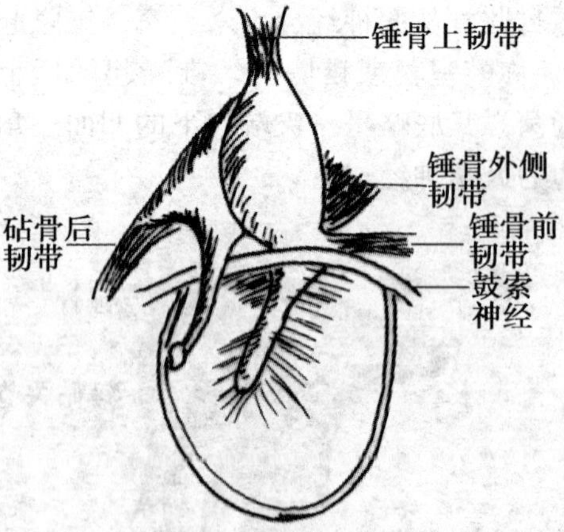

图 1-1-15　鼓室韧带

（3）肌肉：即镫骨肌与鼓膜张肌。①镫骨肌起自鼓室后壁锥隆起，向前止于镫骨颈。由面神经分出一小支支配它的运动，收缩时使镫骨底板的前端跷起，以减低内耳的压力。②鼓膜张肌起自咽鼓管软骨部、蝶骨大翼和鼓膜张肌管壁向后形成肌腱，绕过匙突，止于锤骨颈。该肌由第Ⅴ脑神经的下颌支所支配，它的作用是牵锤骨柄向内，增加鼓膜张力，减少振幅，可减少内耳损伤，同时对于高频音产生共振作用。

（4）鼓室神经、血管

鼓室的神经：①面神经，面神经离开脑桥下缘后，会同听神经进入内耳道，经膝状神经节向后行，达锥隆起稍后方，即转向下行出茎乳孔。该神经出茎孔之前分两支，一支为镫骨肌神经，支配镫骨肌，另一支为鼓索神经，在距茎乳孔 6mm 处分出，通过鼓室与舌神经连接，分布于舌前 2/3，司味觉。②感觉神经有舌咽神经鼓室支和颈动脉（交感）神经丛的岩深支组成的鼓室丛。位于鼓岬表面，司鼓室、咽鼓管和乳突气房黏膜的感觉（图 1-1-16）。

鼓室的血管：鼓室内有丰富的血管。动脉的血供主要来自颈外动脉。上颌动脉的鼓前动脉供应鼓膜及鼓室前部。耳后动脉的茎乳支供应鼓室后份及乳突气房。此外，岩浅动脉、鼓下动脉及颈内动脉的鼓室支亦参与鼓室的血液供应，分布在鼓室黏膜、听骨及鼓膜处。静脉血汇入岩上窦和翼丛。

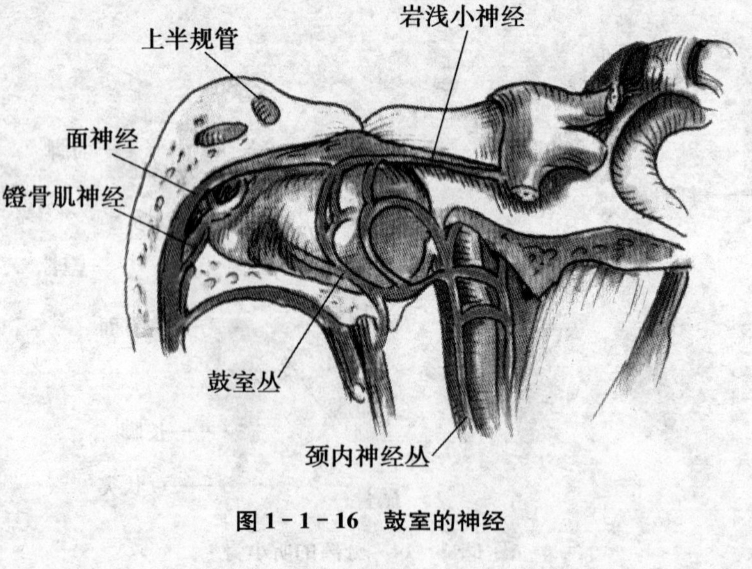

图 1-1-16　鼓室的神经

（二）咽鼓管

咽鼓管（auditory tube）是沟通鼻咽腔和鼓室的管道，是中耳通气引流的惟一通道，是中耳感染的主要途径。它的鼓室端开口位于鼓室前壁，然后向前下、内通入鼻咽部侧壁，恰在下鼻甲后端之后下部，其开口的前上缘有隆起，称咽鼓管隆突（咽鼓管圆枕）。成人全长约 35mm，外 1/3 为骨部，内 2/3 为软骨部，咽鼓管黏膜与鼻咽部及鼓室黏膜连续，纤毛的运动向鼻咽部，使鼓室内的分泌物得以排除。骨段与软骨段交界处狭窄，两端呈喇叭状。咽鼓管的鼻咽端开口在静止状态时是闭合的，当张口、吞咽、唱歌或打呵欠等时开放，空气乘机进入鼓室，以保持鼓室内外的气压平衡。司咽鼓管开放的肌肉是腭帆张肌，由三叉神经的下颌支支配。成人咽鼓管的鼻咽端开口较鼓室口低 15～25mm，婴儿和儿童的咽鼓管较成人短而平直，口径相对较大，当鼻及鼻咽部感染时较成人易患中耳炎（图 1－1－1）。

（三）鼓窦

鼓窦是鼓室和乳突之间的含气腔，初生儿已发育完成，但婴儿和儿童鼓窦位置较高而浅。鼓窦借鼓窦入口与上鼓室相通，后下与乳突气房相通，顶部为鼓窦盖，与鼓室盖相连续，其上为颅中窝，内侧壁为外半规管凸，位于面神经管凸的后上方，底为面神经管下降部。鼓窦内为纤毛黏膜上皮所覆盖，向前与鼓室和咽鼓管的黏膜相连续。

（四）乳突

乳突内含有许多大小不等的气房，各气房彼此相通，气房内为无纤毛的黏膜上皮所覆盖，向上、向前与鼓窦、鼓室和咽鼓管的黏膜相连续。乳突的上界为与颞叶硬脑膜相隔的骨板，后界为乙状窦骨板，前界为外耳道骨部的后壁，内侧界为迷路和岩部底。发育良好的乳突，气房向前可达颧突，向上达鳞部，向后达乙状窦后方，向下可进入茎突，向内可达岩尖。根据乳突发育的程度可分为四种不同的类型：气化型、板障型、硬化型和混合型（图 1－1－17）。

四、内　耳

内耳又称迷路，外有骨壳，名骨迷路，位于颞骨岩部内。骨迷路内包含膜迷路，膜迷路内含内淋巴液，膜迷路与骨迷路之间的空隙，称为淋巴隙，含外淋巴液。

（一）骨迷路

由致密的骨质构成，可分为前庭、骨半规管和耳蜗（图 1－1－18）。

1. 前庭　为一不规则的椭圆形空腔，约 5mm×5mm×3mm 大小，位于耳蜗与骨半规管之间，是骨迷路的中部的结构。前庭内壁正对内耳道，构成内耳道底，此壁上有一自前上向后下弯曲的斜形骨嵴，名前庭嵴；嵴的后上方即椭圆（囊）隐窝，前下方为球（囊）隐窝，前者容纳椭圆囊，后者容纳球囊。前庭上壁的骨质中有面神经迷路段穿过。前庭后上壁略宽，共有五孔，借此和三个骨半规管相通；前庭前下壁较狭窄，有一椭圆形的孔，借此和耳蜗的前庭阶相通。

2. 骨半规管　位于前庭的后上方，每侧有三个，各弯曲约成 2/3 环形的小骨管，称为外（水平）、前（上）、后（垂直）骨半规管。每侧三个骨半规管互相垂直。每个骨半规管的两端均开口于前庭。一端稍膨大，称骨壶腹；前、后骨半规管的另一端合组成一总骨脚，外骨半规管的另一端称单骨脚。故三个骨半规管共有五孔通入前庭。

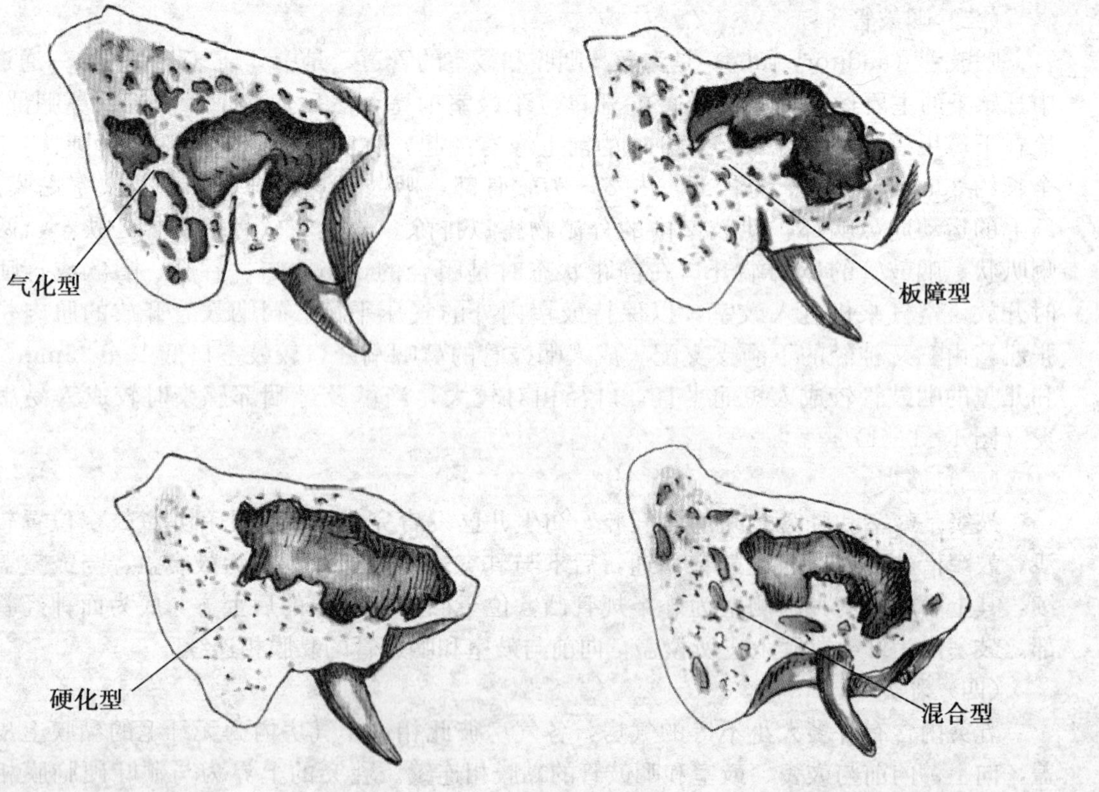

图 1－1－17　乳突气化分型

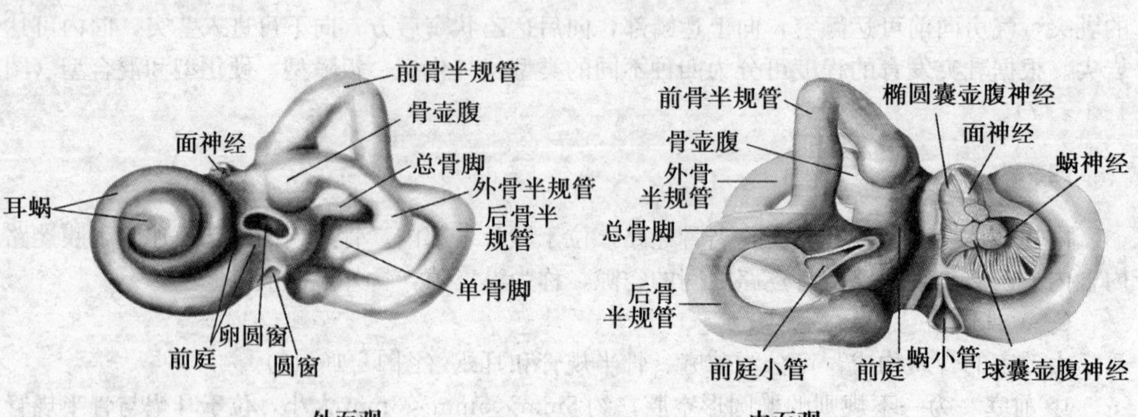

图 1－1－18　骨迷路

3. 耳蜗　位于前庭的前内方，形似蜗牛壳，为一中空的螺旋形骨管，共盘绕 2.5～2.75 周，分别称底周、中周及顶周，全长约 30～32mm，底周在鼓岬的内侧。尖端向前、外方，名蜗顶，指向颈动脉管，靠近咽鼓管鼓室口；基底向后、内方，名蜗底，朝向内耳道并构成内耳道底的一部分。蜗底至蜗顶距离约 5mm。螺旋形骨管绕一由松质骨构成的轴心盘旋，此轴称蜗轴，呈圆锥形，蜗神经穿过蜗底的多数小孔进入蜗轴。蜗轴侧壁伸出的薄骨片在蜗螺旋管（骨蜗管）中盘绕，名骨螺旋板。螺旋板将蜗螺旋管不完全地分为上、下两部；再由基底膜（膜螺旋板）自骨螺旋板的游离缘连续至蜗螺旋管的外侧壁，蜗螺旋管被分为上、下两腔。上腔又由前庭膜分成两腔。蜗螺旋管内共有三个管腔：上方者名前庭阶，自前庭窗开始；中间者名蜗管，又称中阶，属膜迷路；下方者名鼓阶，自蜗窗起始（图1－1－19）。

前庭阶与鼓阶内的外淋巴，经蜗孔相通。基底膜自底周至蜗顶逐渐变宽。在底周鼓阶较宽，前庭阶较窄，近蜗顶处则相反。鼓阶起始部的蜗窗为膜（第二鼓膜）所封闭。在耳蜗底周的最下部、蜗窗附近有蜗小管内口，鼓阶的外淋巴经蜗小管通入蛛网膜下隙。

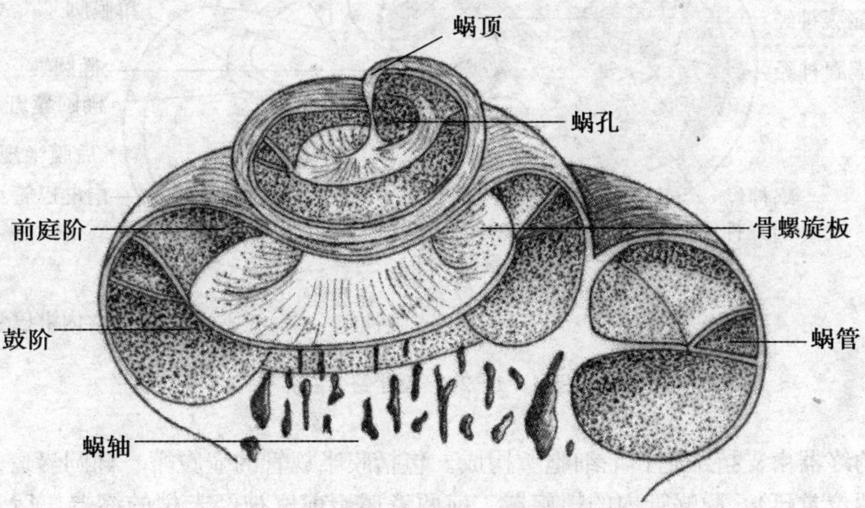

图1－1－19　耳蜗剖面图

（二）膜迷路

膜迷路由膜管和膜囊组成，借纤维束固定于骨迷路内，悬浮于外淋巴中。膜迷路内充满内淋巴。可分为椭圆囊及球囊、膜半规管、膜蜗管，各部相互连通（图1－1－20）。

1. 椭圆囊　椭圆囊占据前庭的后上部分的椭圆囊隐窝。囊底的前份上皮增厚，略隆起，即椭圆囊斑（位觉斑），为前庭神经的终器，感受位（置）觉。后壁有五孔，与三个膜半规管相通；前壁内侧有椭圆球囊管，连接球囊与内淋巴管。内淋巴管经前庭小管止于岩部后面硬脑膜的内淋巴囊。

2. 球囊　球囊位于前庭的前内下方的球囊隐窝中，内前壁有前庭神经的终器，名球囊斑（位觉斑）。球囊下端经连合管与蜗管相通。

3. 膜半规管　三个膜半规管位于相应的骨半规管内，约占骨半规管腔隙1/4。有三个膨大的膜壶腹，一单膜脚和一总膜脚，共借五个开口与椭圆囊相通。在每个膜壶腹内有一横行的镰状隆起名为壶腹嵴，为平衡感受器。

4. 膜蜗管　又名中阶，内含内淋巴。膜蜗管为螺旋形的膜性盲管，两端均为盲端，顶部有蜗孔。蜗管经连合管与球囊相通。膜蜗管外壁的血管甚为丰富，称血管纹，由此处的血管渗出内淋巴。下壁的外侧部分为基底膜，基底膜纤维的排列好像钢琴中的琴弦，称听弦；据估计，人耳的基底膜约有24 000条听弦（纤维）；从蜗底到蜗顶听弦长度逐渐增加。基底膜的宽度各处不同，在蜗底部最窄，渐向蜗顶则渐宽，至蜗顶部为最宽。基底膜的不同部位与不同的固有频率有关。基底膜上的上皮结构复杂，形成感受声音刺激的听觉感受器，称螺旋器。

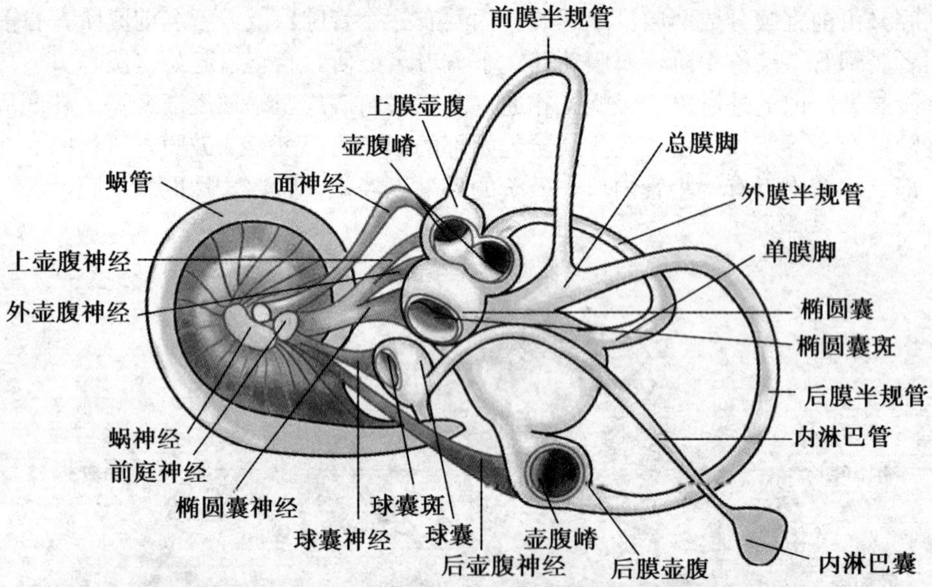

图 1-1-20　膜迷路（右）

内耳的终器由支持细胞和毛细胞所构成。包括膜半规管的壶腹嵴、椭圆囊斑及球囊斑的耳石斑（即位觉斑）、膜蜗管内的螺旋器。前两者属于前庭神经末梢的终器，后者则属于蜗神经末梢的终器（图 1-1-21、1-1-22）。

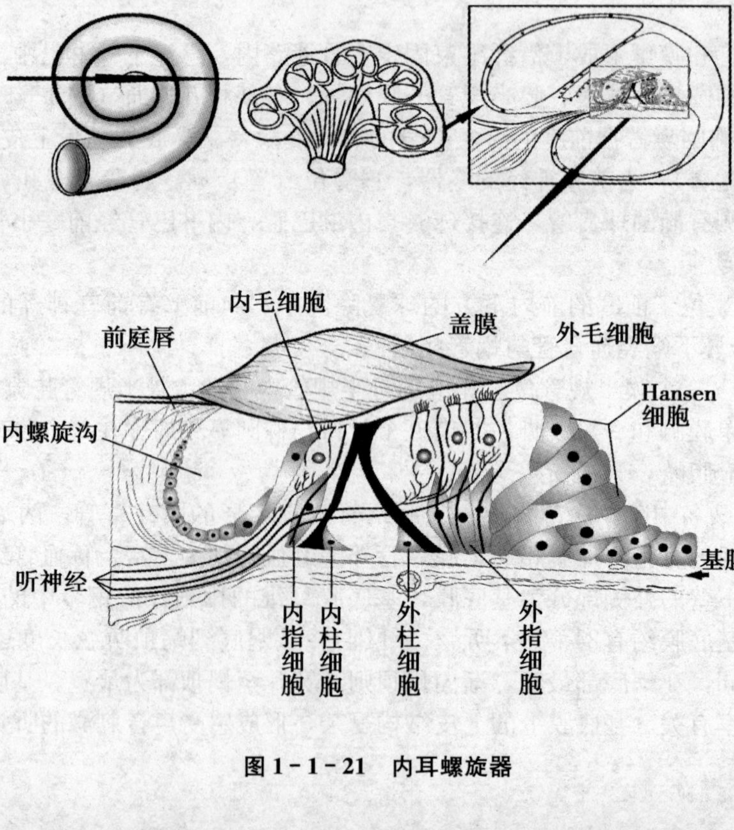

图 1-1-21　内耳螺旋器

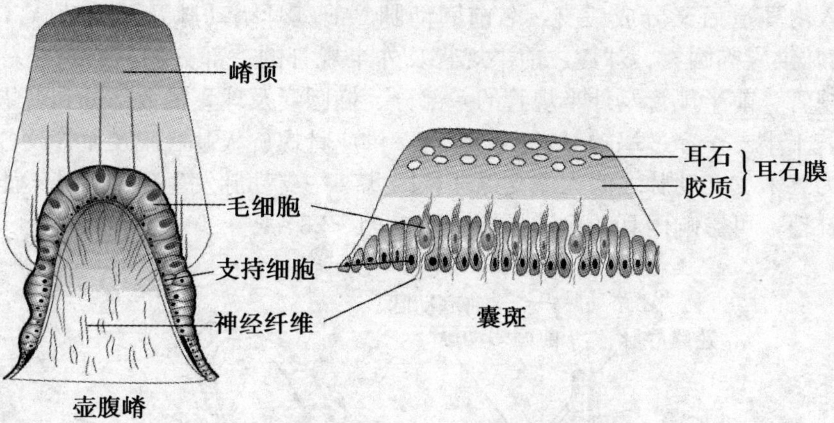

图 1-1-22　壶腹嵴结构

（1）壶腹嵴：有前、外、后三个膜半规管的壶腹嵴，构造相同，为膜壶腹内的一横位的小帽样隆起，其基底与膜半规管凸侧缘一致，顶部突入壶腹腔内。此处有两种上皮细胞，即支持细胞和毛细胞（或称毛细胞神经上皮）；后者的长纤毛常互相黏集呈束状，插入一层胶状物质内，此胶质层称嵴顶（顶）。毛细胞的神经纤维来自前庭神经的壶腹支。当内淋巴流动时，终顶毛细胞纤毛随液体流动倒向一侧，此时神经末梢感受的冲动则沿神经纤维传到中枢。

（2）椭圆囊斑和球囊斑：为椭圆囊神经和球囊神经的终器，也由支持细胞和毛细胞构成，是身体平衡的感受器。毛细胞的纤毛比壶腹嵴的短，毛细胞顶覆盖一层胶状物质的膜，名耳石膜，其上散在碳酸钙、中性糖和蛋白质混合物形成的颗粒，名耳石或位觉砂。椭圆囊斑位于囊底，与颅底几乎平行，而球囊斑则位于内前壁与椭圆囊斑近乎垂直。

（3）螺旋器（Corti 器）：位于蜗管的基底膜上，是蜗神经的终器。螺旋器由毛细胞、支持细胞和盖膜构成，是听觉感受器。①毛细胞：内毛细胞位于内柱细胞的内侧，为单行，约有3500个，其内即为内指细胞。外毛细胞较内毛细胞约大一倍，位于外柱细胞的外侧，约有12 000个，在耳蜗底周排列为 3 行，在中周为 4 行，在顶周为 5 行。毛细胞基底部有传入和传出神经末梢分布。②支持细胞：内柱细胞（Corti 内柱）和外柱细胞（Corti 外柱）：形成三角形隧道间隙（Corti 器隧道）。蜗神经纤维在其内通过。Deiter 细胞（外指细胞）：细胞形体较大，基底部附于基底膜上，顶端似杵状的指突，在外柱细胞的外侧，位于外毛细胞行列中。内指细胞：有一行，位于内柱细胞的内侧。③盖膜：是具有弹性的膜，漂浮于内淋巴内，覆盖内螺旋沟及螺旋器。

5. 内、外淋巴循环

内淋巴：血管纹、囊斑和壶腹嵴处的分泌细胞产生内淋巴，依次到球囊、椭圆囊、内淋巴管、内淋巴囊吸收。

外淋巴：经膜半规管、前庭、前庭阶、蜗孔、鼓阶、蜗水管内口、蜗水管、蜗水管外口、蛛网膜下隙汇入脑脊液。

（三）内耳的血管及神经

1. 内耳血管　内耳供血主要由来自基底动脉的迷路动脉或称内听动脉供应。随第Ⅶ、

Ⅷ脑神经进入内耳道后又分成三支，名前庭动脉、前庭耳蜗动脉及耳蜗动脉（迷路动脉蜗支）。前庭动脉供应椭圆囊、球囊、前半规管及外半规管的一部分和前庭神经。前庭耳蜗动脉供应后半规管、前半规管及外半规管的一部分、椭圆囊及球囊的大部分和耳蜗的底周。耳蜗动脉分成若干小支，穿过蜗轴形成小动脉网，供应骨螺旋板基底膜及血管纹各处。由于内耳动脉支皆为终末支，动脉之间无侧支循环，因此某一支动脉发生阻塞时，不能由其他动脉的血液给予补偿，可影响内耳的血液循环（图 1－1－23）。

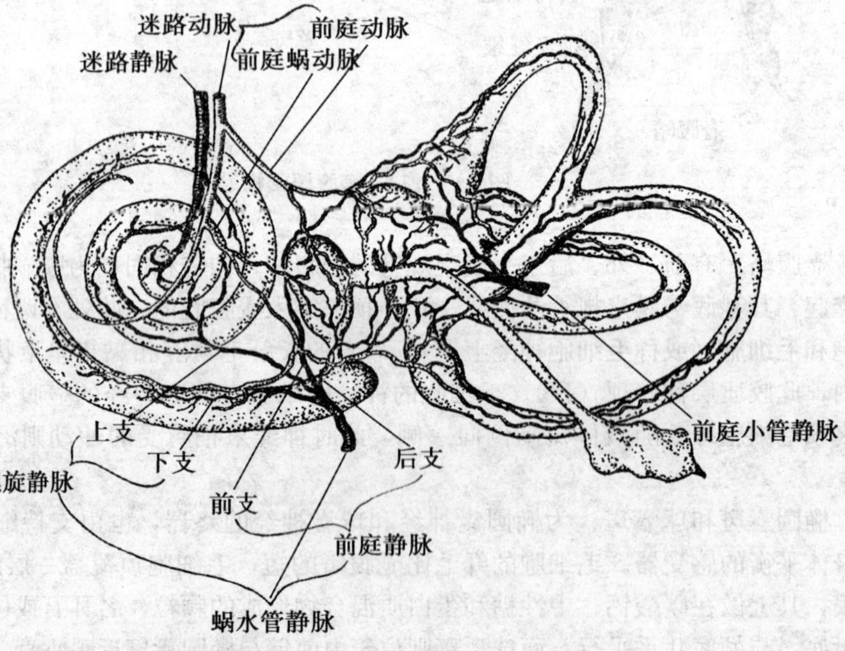

图 1－1－23　内耳血液循环示意图

2. 内耳神经　即前庭蜗神经（位听神经），为感觉性神经，包括蜗神经及前庭神经两部分。在内耳道内二者为一束，经内耳门入颅后窝，到达延髓和脑桥下缘处时，蜗神经与前庭神经又重新分开进入脑干，并有各自的神经核及其中枢联系。

五、听觉器官的神经解剖

听觉器官的神经系统与其他各器官的神经支配一样可分为周围部分和中枢部分。周围部分包括耳蜗终器（螺旋器）、螺旋神经节、蜗神经和橄榄耳蜗束。中枢部分包括位于脑干、间脑、大脑听觉传导路中的重要神经核团，以及听觉中枢的上、下行纤维束。

（一）耳蜗传入纤维

传入纤维位于耳蜗的蜗轴蜗神经节（螺旋神经节），由双极细胞组成。螺旋神经节中双极细胞的周围突（树突）呈放射状行入骨螺旋板再到达螺旋器的毛细胞，接受听觉冲动的刺激。螺旋神经节双极细胞的中枢突（轴突）组成蜗神经。这些轴突按明确的耳蜗定位方式组织起来，纤维根据它们在耳蜗内的起始位置，有规律地排列，形成一圆柱体，来自蜗顶的纤维居蜗神经中心，来自蜗底的纤维居蜗神经外周。蜗神经纤维与前庭神经纤维一样，同属特殊躯体传入纤维。

蜗神经分布至螺旋器内、外毛细胞的纤维数与毛细胞的比例数有较大的差别。蜗神经的大部分传入纤维与数量很少的内毛细胞（3500个）联系，只有一少部分传入纤维与数量很多的外毛细胞（15 000个）联系。

（二）听觉中枢上行传导路

在听觉信息上行传导中，要经过第一级神经元的螺旋神经节细胞，第二级神经元的耳蜗核、上橄榄核，第三级神经元的下丘，第四级神经元的内侧膝状体等核团。听觉二级神经纤维来自脑干的耳蜗核，经上橄榄核、斜方体加入腹侧听纹上行；有些纤维经中间听纹或背侧听纹上行投射。由于脑干内形成三种不同的听觉行程，使蜗神经原有的单束路系统，借助这种行程方式，变为多束路系统。在中枢行程中，一些起自耳蜗核的束路聚向对侧的外侧丘系，并进一步汇入下丘的中央核。下丘中央核是听觉上行通路的一个关键部位。这些核团不仅为进入意识听觉信息的中枢传导提供了中继站，而且每一中继中枢在影响听信息中枢传导、中介听觉信息以及与其他类别信息的相互作用方面都产生特殊的作用。听觉传导通路中的每个中继站，也都受到来自较高平面的下行影响，其中皮质的下行影响十分重要。

上行通路继续上行，经下丘臂达丘脑内侧膝状体核。听觉冲动由此再经听辐射传至其终点——颞叶的皮质（图 1-1-24）。

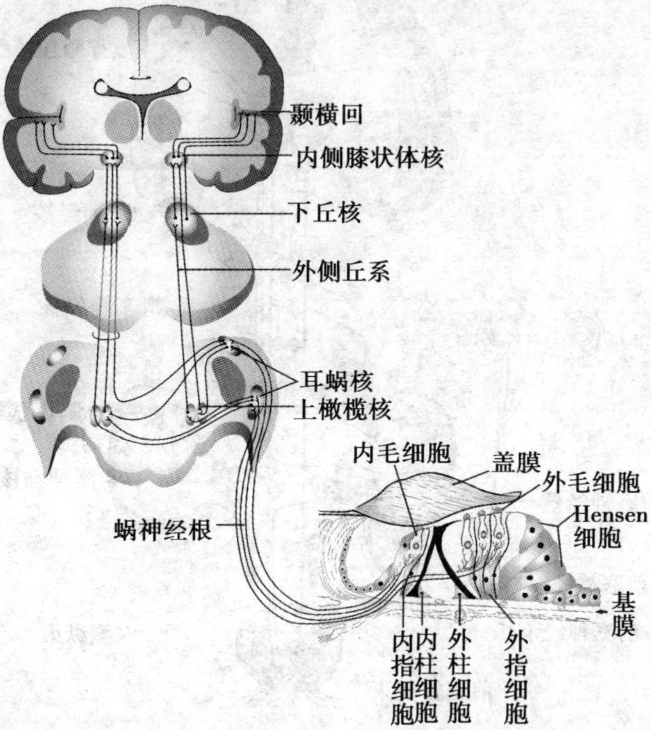

图 1-1-24 听传导路

六、前庭系统神经解剖

在形成头、眼及躯干平衡协调中，姿势维持的基础是来自视网膜、肌肉、关节、体表及内耳迷路的神经冲动。前庭神经传导来自内耳迷路的冲动，通过前庭神经的中枢联系，可引起一系列必要的姿势调整，以维持平衡。因此，前庭神经及其中枢联系是本体感觉系的基本部分。

前庭神经系统的第一级神经元位于前庭神经节内，其周围突终止于椭圆囊斑和球囊斑以及膜半规管壶腹嵴内的毛细胞周围。囊斑的冲动主要由直线运动或头部位置改变引起，来自膜半规管的冲动主要由旋转加速度或角加速度所产生。

第二级神经元位于脑干延髓的前庭神经复合核及小脑的某些核团，前庭神经节细胞的中枢突止于此。第二级神经纤维在内侧纵束和前庭网状束内沿脑干升降到达各眼外肌运动神经核团和其他内脏运动神经核团，是前庭眼反射、前庭内脏反射的组成部分。前庭脊髓内侧束和外侧束则降入脊髓，可完成前庭脊髓反射功能。有的二级纤维进入小脑，是前庭小脑反射的组成部分。另外一些二级纤维到达丘脑和某些脑神经运动核，特别是舌咽神经、迷走神经的核团。前庭的皮质中枢位于颞叶，此外顶叶也有前庭的代表区。

通过内侧纵束和前庭网状束，前庭冲动参与头眼协调运动；通过前庭脊髓束和网状脊髓束，脊髓运动神经元活动可被易化或抑制，以协调头颈躯干动作的协调（图 1-1-25）。

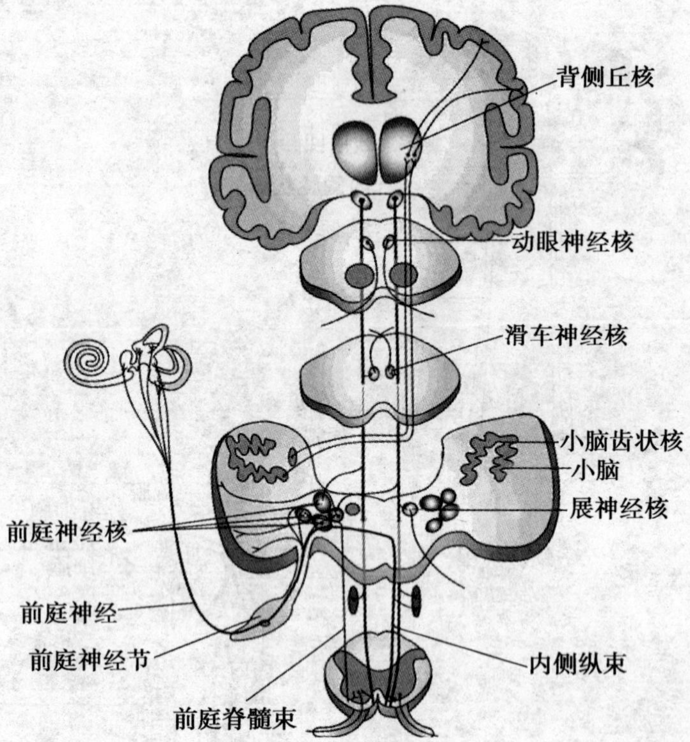

图 1-1-25 前庭传导路

（刘 莎）

第二节　耳的生理

一、听觉生理

听觉生理学是研究和解释听觉过程中各种生理现象和机理的科学。听觉过程可简单表述为：声波通过空气传到鼓膜，经听小骨传至内耳，耳蜗将声音的振动信号转换成生物电信号并对声音进行初步分析综合，此电活动通过听神经上传到听觉各级中枢再至皮层被感知。

（一）外耳与中耳的功能

外耳与中耳的功能主要表现为集声、传声和扩声。

耳廓有助于声音的定位，而且耳廓、外耳道和鼓膜组成复合声学共振腔，外耳集音可增加 5～10dB，外耳道共振可增加 10～20dB。

中耳的作用主要包括：阻抗匹配作用、共振作用和镫骨肌反射与咽鼓管气压平衡功能。其中阻抗匹配作用主要与三种因素有关：鼓膜与镫骨底板的面积比；锤骨柄与砧骨长突的长度比；锥状鼓膜的扣带样运动。鼓膜和底板的有效比值为 55/3.2＝17，锤骨柄与砧骨长突的长度比为 1.3∶1，二者的合力可使声波增加约 27dB。中耳共振频率在 500～2000Hz 之间。耳硬化症患者出现的卡哈尔切迹（Carhart notch），即因中耳传音结构共振特性改变所致。

中耳内肌的主要作用：防止噪声性内耳损伤；限制低频声强的输出；改变中耳的频响；减小低频声对高频声的掩蔽作用。正常人镫骨肌反射阈值为 70～80dB SL，同侧声刺激比对侧低 5dB，正常人镫骨肌反射半衰期大于 10s，蜗后病变小于 6s。

咽鼓管可随吞咽、打哈欠等动作开放，其主要作用是维持中耳内气压与外界大气压平衡，防止逆行感染，阻声和消声。

（二）内耳的生理功能

内耳又称迷路，包括两部分功能：一为听觉部分——耳蜗，二为平衡觉部分——前庭和半规管。

耳蜗将传入内耳的声音信号转换成听性生物电信号，并对声音频率、强度进行适时的初步分析综合。声音在内耳的生理过程表现为：镫骨振动后引起基底膜位移波，此波由蜗底向顶部运行，据此 Bekesy 于 1960 年提出行波学说，该学说是关于耳蜗被动机制的经典理论。然而在生理状态下，耳蜗具有更敏锐的调谐作用，这就是近代提出的耳蜗主动机制学说。主动机制易受耳蜗生理状态的影响，基底膜以及毛细胞的损伤均会影响基底膜的调谐作用。耳蜗的主动调谐与换能的过程是指声音刺激产生前庭阶内压力波动，引起基底膜振动，基底膜运动引起静纤毛的偏斜，使毛细胞顶膜或静纤毛上的离子通道开放，毛细胞去极化，释放神经递质，兴奋听神经。

（三）听神经与听觉中枢

1. 听神经与耳蜗核的功能　听神经具有一定速率的自发性放电活动。自发性活动高的纤维兴奋性高、阈值低；自发性活动低的纤维兴奋性低、阈值高。每一听神经纤维均具有相对应的特征频率，其中 70％的纤维为高自发性活动的低阈值纤维。

耳蜗前腹核的反应特性与听神经纤维特性非常相似，背核则具有复杂的反应特性，能对复杂信号进行分析。后腹核的反应特性介于两者之间。

2. 上橄榄核复合体功能　上橄榄核复合体接受双耳来的信号，与声音的定位感觉有关。由此发出的纤维经外侧丘系主要上行到下丘。

3. 下丘与内侧膝状体的功能　下丘的作用是将来自于上橄榄核复合体的空间编码信息与来自于耳蜗背核的复杂感觉分析结果相结合。下丘将特异性听觉系统和非特异性听觉系统分离传导，经内侧膝状体到听皮层。下丘还在许多听觉相关的反射中起重要作用。

内侧膝状体是重要的特异性听觉传导中继站，它接受下丘的输入纤维向大脑皮层投射。腹侧区是特异性听觉接续站，背侧区和内侧区属于非特异性听觉系统。

4. 听觉皮层的生理功能　听觉皮层内有多种类型的生理反应，只有一定数量的细胞对声刺激反应。其中许多神经元对耳间声音的相位和强度差极其敏感；另有多种对不同声音信号特征敏感的神经元。

（四）听觉传出通路

目前研究比较深入的听觉传出系统是起源于上橄榄核复合体至耳蜗部分的传出神经纤维。刺激橄榄耳蜗束（olivocochlear bundle，OCB）可减低持续性背景噪声的掩蔽作用，提高噪声环境下的听力；给予对侧耳声刺激可使作用于同侧耳的高强度纯音引起的听力损伤减轻，起到听力保护作用。

二、前庭生理

前庭生理学是研究前庭系统功能和正常活动规律的科学。前庭是感知头位和头位变化的器官，当头部和身体运动产生的加速度刺激到前庭感受器后，就可引起眼球、颈肌和四肢的肌反射运动来维持身体平衡。平衡就是使身体在空间保持适宜位置，这一切都是依靠前庭、视觉和本体感觉三个系统的协调，引起一系列反射性运动，纠正不适宜的位置，以维持身体平衡，有人将这三个系统统称为平衡三联。其中以前庭系统和视觉较为重要，尤以前庭系统最为重要，即前庭在维持身体平衡中起着先导作用。

（一）前庭系统的生理功能

前面已经谈及前庭感受器包括球囊和椭圆囊的囊斑结构以及三个膜半规管的壶腹嵴，日常生活中球囊和椭圆囊斑感受直线加速度，壶腹嵴则接受角加速度的刺激。此外前庭系统还具有信号综合加工功能，具有近似意识感受和记忆的作用。另一方面，它又有类似锥体外系统的功能，可以调节身体姿势和眼的位置，管理身体较细致的运动。前庭系统特有的保持身体姿势和眼球位置平衡的能力，可保证安全、定向和清晰的视力，尤其在运动中保持视觉的清晰度更要依靠于前庭作用。这种前庭调节作用有助于在人体或头部运动过程中保持前景清晰，保证运动的安全性。

（二）前庭中枢联系及其反射作用

前庭核群在第四脑室的底部，是前庭与各有关神经中枢联系的中继站，通过这些联系，使来自前庭感受器的冲动与眼外肌核团、小脑、自主神经系统、网状结构以及脊髓等处的冲动互相扩散，形成一系列比较复杂的反射。此外，双侧前庭核群之间也有纤维互相联系。

1. 前庭与眼外肌运动核及锥体外系统间的联系　前庭诸核发出的纤维进入同侧和对侧的内侧纵束，上行支依次与同侧和对侧的展神经核、滑车神经核和动眼神经核发生联系，有些纤维继续上行到中脑上部终止于中介核和后连合核。中介核和后连合核属锥体外系统，与眼球的联合运动有关，头部摇动时，眼球的反方向转动可能与此联系有关。前庭核与眼外肌运动核间联系所形成的反射弧，对临床前庭功能检查很重要，即前庭功能检查常以眼震为主要观察指标。

2. 前庭与脊髓间联系　前庭外侧核和前庭脊髓核发出的纤维主要联系躯干四肢的运动中枢，控制颈肌和四肢肌的肌肉运动。一般情况下，动物的翻正反射主要由视觉、躯干的压力觉和囊斑的位置觉共同完成。前庭姿势反射是指囊斑受加速度刺激后引起颈部及四肢肌张力的改变，从而调整身体的姿势。囊斑信号所引起的姿势反射，主要是保护性的，维持身体平衡使不跌倒。其中又以椭圆囊斑传入的信号对维持平衡最为重要。

3. 前庭与自主神经系统间的联系　前庭内侧核发出的纤维进入同侧和对侧的网状结构，并与迷走神经的运动背核、分泌核等有关纤维联系，两核交界处彼此的细胞互相交错，相互作用密切。当前庭感受器受刺激时，通过上述联系可引起自主神经系统反应，而自主神经受刺激时也可引起前庭系统的症状，这种现象在临床上相当常见。例如，晕动病发生的先决条件就是有前庭系统的输入，双侧前庭功能丧失后晕动病不再发生。

4. 前庭与小脑和大脑间的相互作用　除上述密切的中枢核间联系外，前庭与小脑、大脑间还存在非常密切的联系。所有脊椎动物都有初级和二级前庭神经纤维分布到绒球小结叶、蚓垂和小脑深部的核，古小脑与前庭系统关系密切，但尚未能从解剖学上证实与大脑间的神经通路，在这方面还有不少神经机制有待进一步探讨。

（三）前庭传出系统

前庭感受器受刺激后，前庭神经节的向心纤维把冲动传入前庭诸核及小脑等神经中枢，这些中枢也有传出纤维又把中枢的信息传给前庭感受器，形成前庭的反馈系统，此为交叉的负反馈，其生理意义在于使传入信号更有效。前庭传出系统主要起抑制末梢感受器的作用，调整传入信号，对机体起到保护作用。

（刘　博）

第三节　耳的临床检查

一、外耳道及鼓膜检查

1. 耳廓与外耳道检查　检查患者耳部时，重要的是保证充足的光源和保持患者头部不能移动。儿童和婴儿应当被紧紧抱住，防止其乱动。有时儿童需要被大人卡在怀里，使他们保持安静。首先观察耳廓，是否对称、触痛，是否有畸形、缺如、外伤、隆起、红肿、分泌物，耳周是否有瘘口、瘢痕或其他疾病。然后检查外耳道，检查时应将耳廓轻轻向后牵拉以使外耳道便于观察。根据外耳道的解剖特点，检查成人时宜将耳廓向后上牵拉，检查儿童则将耳廓向后下牵拉以使外耳道变直。外耳道检查可使用额镜加耳窥器或直接用电耳镜观察，主要观察外耳道皮肤是否红肿，外耳道内是否有耵聍栓塞、异物、肿胀、分泌物或其他疾病等。如有分泌物或堵塞应予清理。

电耳镜是一种特殊检查工具，有各种型号的窥视器，可通过它检查外耳道和鼓膜。检查时窥视器的头部由外耳道伸入一定距离以便观察，但不宜过深，避免弄疼患者或擦伤外耳道皮肤导致出血。此外，通常先检查健耳再检查患耳，以免感染相互传染。

2. 鼓膜检查 通常中耳问题大多可通过鼓膜的外观识别，常见的中耳问题一旦能准确识别就可以治疗，每种中耳问题都具有特别的鼓膜外观表象。初学者如不能看清鼓膜全部应调节头位或体位，或者调整光源与耳窥器以便看到鼓膜的全部。

鼓膜是分隔外耳道和中耳的一层薄膜。正常鼓膜表面是光滑、可活动的，而且是具有一定光泽且无穿孔的膜性结构。观察鼓膜时要注意鼓膜的位置、颜色、透明度、活动度以及完整性等；注意观察鼓膜是否红肿、内陷，鼓室内是否有液平面和气泡；特别要注意鼓膜有无穿孔，要注意穿孔的位置、形态和大小，鼓膜表面是否有分泌物以及分泌物的特性；是否为干穿孔等。通过穿孔还可以观察鼓室内黏膜是否充血、水肿，有无肉芽、胆脂瘤皮等。不同疾病的鼓膜特征详见中耳疾病各节。

二、咽鼓管功能检查

咽鼓管功能多与中耳疾病的发生与转归有关，因此咽鼓管功能检查是耳科基本检查之一，但由于检查方法繁多，本节仅介绍临床常用的三种简单易行的方法。此外临床常用的窥镜检查法和影像检查法请参考相关章节。

1. 咽鼓管吹张法 这是一组针对鼓膜无穿孔患者的检查方法，可用于咽鼓管评估也可用于咽鼓管堵塞的治疗。

（1）吞咽法：这是最简单的一种方法，只需受试者做闭口吞咽动作或捏鼻闭口鼓气动作，同时观察鼓膜向外突出的活动情况即可发现咽鼓管是否通畅。

（2）波氏球法：嘱受试者含一口水，将波氏球塞在被检查者前鼻孔同时将对侧鼻孔捏紧，嘱其快速将水咽下同时检查者捏紧皮球，如咽鼓管功能正常则被检查者可感觉向耳部方向明显的气流压力，否则可能异常。

（3）导管法：检查者左手将咽鼓管导管沿鼻腔缓缓伸入被检查者鼻咽部咽鼓管咽口处，固定后右手捏紧皮球吹张数次，根据鼓气后反应判断咽鼓管是否通畅。作此检查时动作应轻柔，鼓气压力要适度，注意在急性呼吸道感染、鼻出血或怀疑局部肿瘤时禁作此项检查。

2. 鼓室滴药法 此法用于鼓膜穿孔者，通过检查不仅可评估咽鼓管功能还可了解排出液体情况，也可兼作治疗之用。受试者侧卧或坐位将头侧平放于台面之上，检查者将药液滴入待检查侧外耳道，如果在咽部感觉到或观察到则说明咽鼓管通畅，如能配合压力表使用效果更好，此法常用于中耳手术前的咽鼓管功能检查。

3. 鼓室压力检查法 此法可用于完整鼓膜或有鼓膜穿孔者。如鼓膜完整时，利用声导抗设备的压力系统检查咽鼓管平衡时的正负压力变化，声顺图显示出异常负压则说明咽鼓管功能不良。如鼓膜穿孔时，可将药液滴入，再用压力表加压后观察数值变化的范围，如果药液不能流向咽部而且耳道气压增加则说明咽鼓管堵塞不畅。

三、听功能检查

听力检查的目的是测定听力是否正常，如有听力损失（hearing loss）应确定听力损失的部位、程度及性质。可用于听力检查的方法很多，常用的简易听力检查法包括：语声检查法、秒表检查法及音叉检查法，限于篇幅本文不作介绍。临床听功能检查主要分为主观听力评估和客观听力评估两大类。主观听力评估需要受试者对刺激声信号进行主观判断后作出某种行为反应；客观听力评估则不需要受试者的反应，其结果相对客观可靠，受试者对检查结果的影响较小。

（一）主观听力评估

根据受试者主观反应测试听力的方法称为主观听力评估，包括骨、气导纯音听阈测试，小儿行为测听及言语测听。

1. 纯音听阈测试　纯音是一种单一频率成分的声音；听阈是指在规定条件下，在特定给声条件测试中能察觉一半以上次数最小声压级的声音。它反映了受试者在安静环境下，通过耳机及骨导振子给声，能听到的各个频率最小声音的听力级。纯音听阈可记录在听力表上制成听力图。横轴表示频率，纵轴表示听力损失的分贝（dB）数。骨导与气导之间差异大于 10dB 且骨导在正常范围为传导性听力损失。气、骨导一致（或≤10dB）且都在正常范围之外为感音神经性听力损失。骨导与气导之间差异大于 10dB，但骨导在正常范围之外为混合性听力损失。

在纯音测试时有时需要掩蔽，其目的是为了去除非测试耳参与而得到真实的被检查耳阈值。掩蔽时机应根据测试耳的给声强度与耳间衰减的差值是否大于非测试耳的骨导阈值而定。通常采用 Hood 平台法，注意在测试时要避免掩蔽噪声强度太小（不能达到掩蔽的目的）和掩蔽噪声太大（传至测试耳产生过度掩蔽）。

2. 小儿行为测听　正常婴儿在生后就可对比较大的声音出现行为反应，因此可利用不同年龄的发育特点，设计相应的听觉行为测试方法。主要包括行为观察测听（BOA），或应用强化训练引出的测试：视觉强化测听（VRA）和游戏测听（PA）。

（1）行为观察测听：BOA 是用经过频率鉴定的发声玩具给声，观察孩子对声音反应的同时用声级计记录刺激声强度。观察内容包括：惊跳反应、吸吮动作变化、眨眼、皱眉、活动减少或增加、眼睛睁大、寻找或定位声源等。此结果完全依赖于特定条件下检查者对小儿反应的主观观察。

（2）视觉强化测听：VRA 适用于 6 个月到两岁半（以一岁半到两岁半为佳）的儿童。刺激音多选择孩子感兴趣的啭音或言语声，应当注意在声场中进行 VRA 测试只能获得较好耳的听力水平，如果使用耳机则可获得每只裸耳的听力情况。该测试的关键是要先建立声音与灯光间的条件化反应。当测试者给出声刺激时，孩子听到声音转向玩具后，立即用发光玩具给出奖励。测试开始时需要使用一些训练技术让孩子建立条件化反应。

（3）游戏测听：此法适用于两岁半以上儿童。测试开始前，要根据小儿的言语发育情况，用简单、明了的话告诉孩子一会儿要做的事，游戏方法可依条件选择。首先建立条件化反应，在给小儿演示如何做游戏时，不用说太多的话，丰富的面部表情、肢体语言、清楚的演示对于小儿来说都比说话更容易理解，或者可以边演示边对小儿讲解，然后利用听力计给声再评估儿童的听力。

3. 言语测听　由于纯音听力图仅表示听力障碍程度和范围，不能反映被测者的日常听力，而言语是人类特有的高级信号系统，因此言语测听是了解听功能的一种实用方法。常用的言语测听内容包括：言语识别阈（SRT）、言语察觉阈（SDT 或 SAT）、言语最舒适级（MCL）、不适阈（UCL）以及言语辨别测试和噪声中言语辨别测试。感音神经性听力损失临床表现的重要特征之一就是在噪声中言语辨别能力差，因此，对这些患者进行噪声中言语测试具有明确的临床意义。

（二）客观听力评估

客观听力评估是指受试者不需表示听觉反应的听力学检测方法。最常用的临床测试项目包括声导抗测试、听觉脑干诱发电位、多频稳态诱发电位、耳声发射检查等。

1. 声导抗测试 基本测试包括鼓室声顺图和声反射，是中耳功能的检查方法。

（1）鼓室声顺图：静态声顺检查是当外耳道压力从＋200daPa逐渐改变到－400daPa时，用226Hz探测音通过对鼓膜外侧声能传递过程变化的测量，了解中耳功能状态。当鼓膜两侧压力相等时，中耳的声顺最大，出现峰值。根据有无峰值及峰值出现时外耳道的压力，可将鼓室声顺图分为A、B、C三种类型。A型声顺图峰值多出现在0daPa（－100daPa～＋100daPa间），幅度为0.3～1.6cc。根据峰值的大小有Ad和As两个亚型，As型峰值幅度＜0.3cc，见于耳硬化、听骨固定和鼓膜明显增厚者；Ad型峰值幅度＞1.6cc，见于听骨链中断、鼓膜萎缩、愈合性穿孔以及咽鼓管异常开放者。B型鼓室声顺图平缓，峰值幅度＜0.3cc，多见于鼓室积液。C型鼓室声顺图形态正常，但偏负压，幅度在正常范围，多见于咽鼓管功能障碍。

（2）声反射：高强度声音刺激会引起镫骨肌收缩，镫骨足板离开前庭窗的现象，此即声反射。声反射阈是能引起声反射的最小声音强度，以dB HL表示。正常耳的声反射阈为70～95dB HL。声反射检查可应用于：听力损失的定位诊断、听敏度预估、伪聋鉴别、面神经功能测试等。

2. 听觉脑干诱发电位 听觉脑干诱发电位就是指听觉系统在接受声刺激后，耳蜗以及各级听觉中枢产生的一系列生物电活动。其中听性脑干反应（auditory brainstem response，ABR）为声刺激后10～15ms内出现的短潜伏期反应。此种诱发反应的五个波峰基本对应于从听神经到下丘脑的听觉通路。临床观测指标包括：波幅、各波的潜伏期及波间期的差值（Ⅰ～Ⅴ、Ⅰ～Ⅲ、Ⅲ～Ⅴ）以及两耳Ⅰ～Ⅴ波间期的比较和两耳Ⅴ波潜伏期差值。ABR主要用于新生儿及婴幼儿的听力筛查、不合作儿童与成人的客观听力评估、器质性与功能性耳聋的鉴别诊断、蜗后病变的鉴别诊断、术中监测等研究领域。

3. 多频稳态诱发电位 多频稳态诱发电位（steady-state evoked potential，SSEP）是一种中潜伏期反应，其记录的先决条件是：首先对刺激声进行调制，利用调制后的声音诱发听觉中枢神经系统产生诱发电位。由于SSEP在很大程度上取决于背景脑电活动的情况，通常要求测试在睡眠下完成。SSEP是由确定频率的纯音调制信号诱发产生，因此频率特性较好；而且SSEP听阈与纯音听阈间的相关性好，对重度、极重度听力损伤的相关性更明显；结果判定相对客观。相对来讲，SSEP可补充ABR与40Hz AERP（auditory event related potential，听相关电位）的不足，尤其对希望选配助听器或人工耳蜗术前的听力评估更为重要。

4. 耳声发射 耳声发射（otoacoustic emission，OAE）是一种客观的听觉反应。它是产生于耳蜗，经听骨链及鼓膜传导后，释放入外耳道的音频能量。目前认为耳声发射源于耳蜗外毛细胞，是耳蜗主动机制的表现，依据是否有外界刺激诱发以及由何种刺激诱发的反应，耳声发射可分为自发性耳声发射（spontaneous otoacoustic emission，SOAE）和诱发性耳声发射（evoked otoacoustic emission，EOAE）。在诱发性耳声发射中最常用的是瞬态声诱发性耳声发射（transient EOAE，TEOAE）和畸变产物耳声发射（distortion products OAE，DPOAE）。诱发性耳声发射反应强度低，在人耳多在－5～20dB SPL之间，其反应幅度和检出率随年龄增大而减小。耳声发射主要应用在：新生儿听力筛查、感音神经性聋的客观评估、动态听力学监测、定位诊断与鉴别诊断以及听觉传出神经系统功能检测等。由于耳声发射对听力损失的定量性较差，因此要结合其他听力学测试结果综合分析，才能最终得出正确的听力评估结果。

四、前庭功能检查

前庭功能检查主要通过自发性或诱发性体征观察，提供前庭系统的功能状况，可为疾病的定位诊断和职业选择提供依据。而且由于前庭系统与眼、脊髓、小脑、自主神经等系统间存在广泛联系，涉及多个科室的相关疾病，因此对疾病的鉴别诊断可提供有价值的帮助。检查内容应当包括自发性眼震、凝视性眼震、跟踪性眼震、视动性眼震、位置性眼震、前庭性眼震以及平衡能力评估。

（一）眼震检查

眼震（nystagmus），是一种不为受检者随意支配、反复来回的眼球运动。眼震是前庭功能检查中一项最客观的体征，眼病和前庭系统病变均可引起眼震。常用的眼震观察法包括裸眼观察法、Frenzel 眼镜检查法、眼震电图检查法或视频眼动检查法。

1. 自发性眼震（spontaneous nystagmus）检查　裸眼观察自发性眼震，宜在光照充足条件下进行。从受检者两眼原位前视检查者手指开始，依次向左、向右、向上和向下检查，注意避免端位性眼震的出现。自发性眼震既可由周围性病变也可由中枢性病变引起。

2. 诱发性眼震检查

(1) 位置性眼震（positional nystagmus）：受检者头部处于某种位置时出现的眼震。依次进行仰卧位、头右转 45°、头左转 45°、仰卧垂头位检查。每做完一侧扭转，嘱受检者头位恢复正中，再向另一侧扭转检查。每次变换位置时要缓慢进行，每个位置的观察时间不少于 30s。

(2) 变位性眼震（positioning nystagmus）：在头位迅速改变过程中或之后短时间内出现的眼震。受检者端坐于检查台上，检查者手扶其头，快速使其从端坐位转向仰卧位，检查眼震；然后，重新快速使受检查者从仰卧位转向端坐位，检查眼震。此后，同法依次进行头向右转 45°、头向左转 45°以及头仰过伸位检查。每次变位在 3s 内完成，变位后观察 20～30s。要注意鉴别眼震是否具有疲劳性。

(3) 前庭性眼震：见温度试验。

（二）温度试验及其临床意义

温度试验是一种利用冷热水或冷热气刺激半规管，使内淋巴液流动进而达到兴奋或抑制前庭终器的检查。冷热试验方法较多，临床上多用双侧双温试验作为常规的前庭功能检查法。

1. 交替性冷热水试验检查和分析方法　受检者取头前倾 30°平卧位，水温 30℃和 44℃（或气温 24℃和 50℃），灌水程序为右热、左热、右冷、左冷。眼震高峰期内的频率次数与最大慢相角速度能反映前庭终器的兴奋情况，以有无管麻痹（canal paresis，CP）和眼震优势偏向（directional preponderance，DP）判定。下图公式以眼震电图、水刺激温度为例。

$$\text{管麻痹（CP）}=\frac{(\text{右}30℃+\text{右}44℃)-(\text{左}30℃+\text{左}44℃)}{\text{右}30℃+\text{右}44℃+\text{左}30℃+\text{左}44℃}\times 100\%\quad（\text{小于}\pm 20\%）$$

$$\text{优势偏向（DP）}=\frac{(\text{右}44℃+\text{左}30℃)-(\text{右}30℃+\text{左}44℃)}{\text{右}30℃+\text{右}44℃+\text{左}30℃+\text{左}44℃}\times 100\%\quad（\text{小于}\pm 30\%）$$

2. 临床意义　单侧反应减弱或消失可见于梅尼埃病、迷路震荡、内耳血管性病变、听神经瘤、经迷路的颞骨骨折、前庭神经元炎、脑底性脑膜炎等周围性病变。两耳反应全部消失者较少见。中枢性病变可出现自发性眼震和眼震优势偏向，如脑炎、脑血管病变、肿瘤等。反应亢进多为单侧，可见于脑炎或其他颅内疾病。眼震节律异常多见于脑干或小脑的损害，但也可见于一些非器质性疾病患者。错性或错相眼震多见于脑干损伤。

3. 固视抑制试验　当眼震达高峰时，嘱受试者注视光靶，分析对眼震幅度的影响。正常者或前庭周围性病变者均可出现明显抑制；但中枢性病变时注视抑制不明显，若注视后眼震增强则多见于小脑绒球或结节叶疾病和脑干、垂体肿瘤等。

（三）平衡检查

前庭系统的主要功能是保持躯体肌肉张力，达到人体平衡，因此前庭系统病变可使姿势与步态受影响。检查平衡功能的方法很多，包括静态平衡和动态平衡检查。

1. 姿势检查

(1) 闭目直立检查法（Romberg test，昂白征）：观察受试者在直立、两脚并拢、睁眼和闭眼时有无身体倾倒现象。正常人可站立 60s 不倒，迷路或小脑病变者可有倾倒现象。

(2) 加强闭目直立检查法（Mann test，曼氏征）：受试者直立，两脚在一条直线上前后相抵，双手臂前平举。观察睁眼和闭眼时有无身体倾倒现象。正常人可站立 30s 不倒，迷路或小脑病变者可有倾倒现象。

2. 人体重心平衡仪检查　将人体摇动轨迹通过电子装置描记成图，即人体重心平衡仪检查，又称姿势图（posturography）检查，包括静态或动态检查。受试者双足站立，直立于仪器平台上，分别于睁眼和闭眼下测试 60s，两次的测试间隔约 1～2min。根据人体重心移动记录分析。

3. 过指试验　检查者与受试者相对而坐，检查者双手食指伸出，受试者抬高双手，以检查者食指目标，用自己双手食指同时触向检查者的食指。观察睁眼和闭眼时接触目标的准确程度，小脑或迷路病变时常出现过指现象。

4. 闭眼垂直写字检查　受试者端坐于桌前，右手悬腕握笔，左手扶膝。睁眼、闭眼分别书写一行 10～20cm 长度的文字或符号，比较两行文字或符号的偏离程度和偏离方向，超过 10°表示两侧前庭功能有差异。

5. 步态评估　行走试验是最简单的动态平衡检查方法。受试者蒙眼，向正前方走 5 步，再后退 5 步，重复往返。正常者能稳步完成试验，而有前庭系统病变者多出现方向偏差，表明两侧前庭功能具有显著差异。

（四）旋转试验

旋转试验属于生理性刺激，它使半规管感受角加速度刺激。旋转刺激是两侧迷路受刺激后的综合反应，不能对单侧迷路进行评估，且试验设备复杂、费用昂贵。常用刺激方法有角加速度旋转试验和正弦谐波加速度试验。其临床意义在于：在角加速度旋转下出现眼震向一侧的优势偏向，当角加速度增大时，优势偏向减弱或消失的现象称为前庭重振。主要反映前庭反应的活动度不足，提示前庭周围性病变所致。前庭减振是指只有在高强度刺激下才出现的优势偏向现象，多见于中枢性病变如脑血管性病变、后颅凹肿瘤等。

五、耳的影像学检查

颞骨 CT 是临床检查耳部疾病的常规方法，是一门重要的耳科疾病诊断技术，可为手术提供准确的参考指标。临床通常采用水平位和冠状位扫描，必要时可选择矢状位扫描。目前随着 CT 技术的不断发展和完善，对中、内耳结构的断面显示越来越清晰，特别是高分辨 CT 技术大大提高了临床疾病的检出率和正确率，其显像范围可包括骨性结构的细微部分，相对解剖关系明确，如可准确显示外耳道、鼓室、鼓窦、听小骨、面神经管、内耳道、前庭水管、乙状窦以及耳蜗、骨半规管等。近年发展的后成像技术更为疾病诊断提供了可行的方法。MRI 成像近年在耳科检查和疾病诊断中的作用越来越重要，其特征性的表现对内耳迷路、内耳道病变及判断神经发育等具有重要意义。因此，掌握 CT、MRI 等影像学解剖特点是诊断耳科疾病必不可少的条件之一，有关各种疾病的影像特点详见临床各章。

（刘　博）

第二章　耳先天性疾病及畸形

第一节　先天性耳前瘘管

先天性耳前瘘管是一种耳科常见疾病，其发生是由于胚胎期形成耳廓的第一、第二腮弓的小丘样结节融合不良或第一腮沟封闭不全所致。瘘管是一种可有分支而弯曲的盲管，其外口常位于耳轮脚前上方，深浅不一。长度通常可在数毫米至 3cm 以上，个别可伸至外耳道深部，甚至到达乳突表面。管腔内表面为复层鳞状上皮，具有皮肤附属结构。腔内含有鳞屑物，挤压瘘口周围，偶有少许黏稠皮脂腺样物自瘘口溢出。本病属外显不全的常染色体显性遗传性疾病。

【临床表现】 大多是位于耳轮脚前的盲管，多为双侧性，一般无症状。挤压时可有少许白色积存物或稀薄液体流出，轻微臭味，偶有局部瘙痒。有感染时局部出现红、肿、热、痛或形成脓肿。反复发生的感染会形成脓瘘或皮肤瘢痕。

【诊断】

1. 多在耳轮脚前发现瘘口。
2. 挤压瘘口周围可有少许白色积存物流出。
3. 感染时局部红、肿、热、痛或形成脓肿，或因反复感染在瘘口附近形成脓瘘或皮肤瘢痕。

【治疗】

1. 无症状者不需治疗。
2. 反复感染者，待炎症控制后行耳前瘘管摘除术。

第二节　耳畸形

耳畸形分为先天性耳畸形与后天获得性耳畸形。以胚胎发育过程中形成的先天性耳畸形最为常见，包括外耳畸形、中耳畸形及内耳畸形。外耳畸形常见有无耳症、小耳症、副耳、耳前瘘管及外耳道狭窄或闭锁。中耳畸形多伴有外耳结构异常，分为中耳腔、听骨链、面神经、前庭窗、咽鼓管、鼓窦及乳突畸形。内耳畸形包括四类：第一类是畸形仅限于蜗管及球囊，内耳其他部分发育正常；第二类为内耳全部未发育；第三类为骨、膜迷路发育不全，耳蜗仅有一周半，前庭结构也发育不良；第四类为膜迷路发育不良，而骨迷路发育良好。本节简单介绍耳廓畸形及中耳畸形。

一、耳廓畸形

【临床表现】 根据耳廓的发育异常程度、位置、形态大小等方面的不同，其表现差异很大。

1. 无耳　一侧或双侧无耳廓生长，临床上比较少见。

2. 招风耳　在形态上表现为舟状窝及耳轮过于向前下方倾斜，但外耳道及内耳无异常，听力亦正常。

3. 猿耳　耳廓上后缘交界处有一明显向后突起，类似于猿的耳尖，听力通常无异常。

4. 大耳　耳廓发育过于肥大，以耳垂肥大最为常见。

5. 副耳　于耳屏前方出现一耳廓样结构，个别可发生于颊部或颈部（彩图1-2-1）。

6. 小耳　耳廓发育不全，较正常小，临床常见，常伴有外耳道及中耳畸形。通常分为三级：第一级，耳廓小于正常，但形状基本正常，外耳道可部分闭锁或正常，鼓膜存在，听力正常；第二级：耳廓仅有条索状隆起，外耳道闭锁，鼓膜未发育，中耳听骨未发育或畸形（彩图1-2-2），常有传导性耳聋，伴面神经走行异常；第三级：耳廓未发育或仅有不规则突起，无外耳道及鼓膜，听骨严重畸形或未发育，内耳功能障碍。临床上以第二级最常见，第三级最少见。第二、三级常为 Treacher Collin 综合征的伴随症状。

【诊断】 根据典型的临床表现，诊断通常无困难。有时需要与后天因素造成的耳廓畸形相鉴别，详细询问病史对鉴别诊断非常重要。

【治疗】 以手术治疗为主，包括外耳整形、外耳道成形及鼓室成形术等。

二、中耳畸形

【临床表现】 先天性中耳畸形，与外耳畸形同时发生者多见。

1. 鼓室畸形　表现极为复杂，包括鼓室壁畸形如无鼓膜或鼓膜发育不良、鼓室各壁先天性缺损等；鼓室腔畸形如鼓室腔完全不发育或因发育不良形成小鼓室。个别病例可出现纵行骨隔及结缔组织将鼓室完整分为两个部分；鼓室传音装置的畸形如听骨链畸形或圆窗及卵圆窗畸形等。

2. 面神经颞骨段畸形　面神经的先天性畸形多发生于颞骨段，包括面神经水平部骨管缺损、面神经水平部与垂直部交接处高于外骨半规管、面神经垂直部向前或后移位及面神经垂直部分为数支等。此外，面神经有时可有发育不全，造成患者部分或完全面瘫。

3. 咽鼓管畸形　凡听器有严重畸形者，常伴有咽鼓管畸形，表现为咽鼓管骨质发育异常、圆枕扁平、发育不全、水平位移或完全未发育。

4. 鼓窦及乳突畸形　通常为非先天性畸形，如未气化或过度气化。

【诊断】 根据临床症状、体征及听力学检查、影像学检查很容易明确诊断。

【治疗】 先天性鼓室畸形属传导性耳聋，大多数病人可以通过各型鼓室成形术、前庭开窗术及内耳开窗术等进行治疗，以提高听力。对于严重畸形如鼓室完全未发育、两窗均未发育或固定及伴有咽鼓管闭锁、内耳畸形者，通常失去手术机会，可以试戴助听器提高听力。面神经颞骨段畸形及咽鼓管畸形通常不需治疗，面神经畸形在中耳手术时需要注意防止意外损伤。鼓室及乳突畸形在手术时需注意防止硬脑膜及乙状窦意外损伤。

（孙建军　李雪盛）

第三章　外耳疾病

第一节　耳廓假性囊肿

耳廓假性囊肿又称耳廓浆液性软骨膜炎、耳廓非化脓性软骨膜炎、耳廓软骨间积液等，是软骨膜的无菌性炎症反应。患者以男性居多，发病年龄一般在 30～40 岁，多发生于一侧耳廓。耳廓假性囊肿病因尚未明确，可能与外伤有关，耳廓可能受到某些机械刺激如硬枕压迫、无意触摸等，引起局部循环障碍所致。在显微镜下观察可见从皮肤到囊壁的组织层次为皮肤、皮下组织、软骨膜及与其密切相连的软骨层，该软骨层的厚薄依囊肿不同。积液在软骨内，而非软骨膜与软骨之间。

【临床表现】 多见于成年男性，常为单侧，逐渐增大。大者可有胀感、灼热感或痒感，常无痛感，小者可无症状。囊肿位于耳廓腹侧面，多呈半球形隆起，多位于舟状窝、三角窝或可波及耳甲腔，但不侵及耳廓后面。界限清楚，皮肤色泽正常，有弹性感，大者可有波动感。穿刺可抽出淡黄色或血水样液体，培养无细菌生长，常复发。

【诊断】

1. 多见于成年男性，常为单侧耳廓胀满感。

2. 囊肿多发生于耳廓腹侧面，呈半球形隆起，界限清楚，皮肤色泽正常，硬或有波动感。

3. 穿刺可抽出淡黄色或血水样液体，抽后不久又复发。

【治疗】

1. 理疗　早期可行超短波、热敷等物理治疗，以减少渗出及促进吸收。

2. 可于无菌操作下多次穿刺抽液，加压包扎，局部压迫防止复发或于抽液后注入硬化剂于腔内促使囊壁机化。

3. 抽液后注入 15％高渗氯化钠溶液（含 50％葡萄糖）约 0.5ml（或 1％碘酊），不加压包扎，24 小时后抽出注入液体若为血红色，即不再注药，否则可重复注射。

4. 手术治疗　在严格无菌操作下，在隆起突出部位切除全层囊壁，开一小窗，清除积液，通畅引流，轻压包扎，以促进囊壁塌陷、紧贴，直至伤口愈合。

第二节　耳廓化脓性软骨膜炎

耳廓化脓性软骨膜炎是耳廓软骨膜的化脓性炎症。多为耳廓损伤，如外伤、手术伤、耳针治疗或耳廓穿刺抽液等继发感染所致。致病菌以铜绿假单胞菌及金黄色葡萄球菌居多。化脓后，脓液积聚于软骨膜与软骨之间，引起软骨供血障碍，导致软骨坏死，可引起“菜花耳”样畸形，应予重视。

【临床表现】 患者可有局部耳廓红、肿、热、痛，伴体温升高、全身不适。脓肿形成后，皮肤表面为淡黄色，触之有波动感。脓肿破溃后形成瘘管、软骨坏死，耳廓萎缩畸形。

【诊断】

1. 耳廓有因外伤、手术等操作后继发感染病史。

2. 耳廓局部发热、剧痛，可伴体温上升，血常规检查发现中性粒细胞及分类增高。

3. 耳廓局部红肿，触痛明显。脓肿形成后可有波动感。脓肿破溃时，则形成局部脓瘘。

4. 耳后、颌下可有淋巴结肿大压痛。

5. 脓液培养致病菌多为铜绿假单胞菌，其次为金黄色葡萄球菌。

6. 如感染不能控制，软骨坏死，耳廓可皱缩变形。

【治疗】

1. 早期尚未形成脓肿时，应予足量有效的抗生素控制感染，如多黏菌素 B、庆大霉素或按细菌药物敏感试验选用。

2. 脓肿形成后就及时切开引流，彻底清除坏死软骨及肉芽等，术中以敏感抗生素液反复冲洗术腔，置引流条，适当加压包扎，勿留有死腔。隔日或每日换药，耳周局部可注射敏感抗生素。拔除引流条后，仍应继续加压包扎一段时间。

3. 耳廓畸形影响外貌者，可行耳廓整形术。

第三节　耵聍栓塞

外耳道软骨部皮肤具有耵聍腺，分泌淡黄色黏稠液体，称耵聍。有的耵聍状如黏液，俗称“油耳”。正常情况下耵聍可借咀嚼、张口等下颌运动以薄片形式自行排出。当耵聍腺分泌过多或排出受阻，如存在外耳道狭窄、外耳道异物、骨疣等情况时。各种原因导致的耵聍逐渐凝聚成团，阻塞外耳道，都称作耵聍栓塞。

【临床表现】 耵聍栓塞时，患者可出现听力减退、耳鸣、耳痛，甚至眩晕。当遇水后耵聍膨胀，可完全阻塞外耳道，使听力明显减退，并可刺激外耳道引起外耳道炎。若压迫刺激鼓膜，可致耳鸣，偶有因压迫中耳引起眩晕者。刺激外耳道迷走神经者可引起咳嗽。检查可见棕黑色或黄褐色块状物堵塞外耳道内（彩图 1-3-1）。

【治疗】 对于活动、未完全阻塞外耳道者，可用耳镊或耵聍钩取出耵聍团块，较大的团块可分次取出。若大而硬难以取出者，先滴入 5%碳酸氢钠或 1%～3%酚甘油，每日滴 4～6 次，待软化后可用上述器械取出或用冲洗法清除。对于已有外耳道炎者，应先控制炎症，再取耵聍。

附：外耳道冲洗法

病人或助手手扶弯盘放于耳垂下，拉直外耳道，用 20～50ml 注射器接钝粗针头或用特制外耳道冲洗器，吸温冲洗液，将冲洗器头放入外耳道内靠近后上壁，逐渐轻轻加压冲洗，使水流冲向外耳道后上壁，冲洗液进入深部并借回流力量将耵聍冲出。冲洗完后用干棉签拭净外耳道。

第四节　外耳道湿疹

湿疹是一种常见的皮肤病，发生于外耳道皮肤者，称为外耳道湿疹。好发于耳甲腔、耳廓后沟，也可蔓延到外耳道或耳周皮肤，是一种变态反应性疾病。过敏性物质及湿热、毛织品、化妆用品、发胶、动植物蛋白及其他物理和化学刺激是重要的诱因，通常分为急、慢性两类。

【临床表现】 急性湿疹极痒，伴有烧灼感，多见于婴幼儿。局部可见到红斑和米粒大小的丘疹，随后出现小水疱，如有继发感染则形成脓疱。如抓破则流出黄水样分泌物，并可形成黄褐色痂皮，痂皮脱落形成溃疡。以后转为慢性则表现为皲裂、脱屑、结痂、外耳道皮肤增厚，严重的可使外耳道变窄，出现耳鸣及听力障碍。有时鼓膜也可充血增厚。

【治疗】

1. 病因治疗　避免接触致敏因素。局部忌用肥皂或热水清洗。

2. 较干燥无渗出者，可用10%～15%氧化锌软膏、抗生素与可的松软膏外涂。有少量渗液者，可用龙胆紫水溶液或氧化锌糊剂等外用。

3. 渗液较多者要用硼酸水或生理盐水、依沙吖啶（雷夫奴尔）液湿敷，或用中药煎水湿敷，还可用艾卷炙治。待渗水液减少后，可用上述药物涂布。遇渗液过多，可同时静脉注射葡萄糖酸钙。感染明显者，要使用抗生素。

4. 要保持外耳道的清洁干燥，要给病儿勤剪指甲，以防搔抓外耳皮肤，引起继发感染。患化脓性中耳炎时要经常清除脓液，减少脓液对外耳道皮肤的刺激，以免诱发湿疹。

第五节　外耳道炎

外耳道炎可分为两类：一类为局限性外耳道炎，又称外耳道疖；另一类为外耳道皮肤的弥漫性炎症，又称弥漫性外耳道炎。外耳道疖是外耳道毛囊或皮脂腺化脓性感染，在外耳道皮肤外伤或局部抵抗力降低时易发病，主要致病菌是金黄色葡萄球菌，挖耳是常见诱因。弥漫性外耳道炎在外耳道皮肤外伤或局部抵抗力降低时易发病，挖耳、外耳道进水、化脓性中耳炎脓液刺激等是常见诱因。常见致病菌为金黄色葡萄球菌、链球菌、铜绿假单胞菌和变形杆菌等。

【临床表现】 外耳道疖发病时，早期即有剧烈耳痛，张口受限，并可放射至同侧头部。同时伴有全身不适或体温升高。当肿胀严重致外耳道堵塞时，可有耳鸣及听力下降。专科检查时发现有耳廓牵拉痛、耳屏压痛，伴有外耳道软骨部皮肤局限性红肿。脓肿成熟切开引流或自然破溃后，外耳道内有脓液流出，耳痛减轻。

外耳道后壁疖肿严重时可引起耳后沟及乳突区红肿，应注意与急性乳突炎鉴别。急性乳突炎者多有急性或慢性化脓性中耳炎病史，发热较明显，无耳廓牵拉痛，而有乳突部压痛；有鼓膜穿孔或鼓膜明显充血，脓液较多；X线乳突摄片示乳突气房混浊或有骨质破坏。

弥漫性外耳道炎急性者表现为耳痛，可流出分泌物。体格检查时可出现耳廓牵拉痛及耳屏压痛，外耳道皮肤弥漫性红肿，外耳道壁上可积聚脓性分泌物，耳道腔变窄，常伴有耳周淋巴结肿大、压痛。慢性者可有耳痒及少量渗出物。外耳道皮肤增厚、皲裂、脱屑，分泌物积存，严重者可造成外耳道狭窄。

坏死性外耳道炎是一种特殊的弥漫性外耳道炎，病人多数是老年人和糖尿病病人，常见致病菌是铜绿假单胞菌。其临床症状极重，常有耳道骨髓炎和广泛的进行性坏死，导致颞骨和颅骨骨髓炎，严重者可引起脑部并发症，导致病人死亡。

【治疗】

1. 理疗　早期局部热敷或作超短波透热等理疗。

2. 严重者应用抗生素控制感染。服用镇静、止痛剂。

3. 未化脓者局部可用1%～3%酚甘油或10%鱼石脂甘油滴耳，或用上述液纱条敷于患处，每日更换纱条2次。慢性者可用抗生素与类固醇激素类（如泼尼松龙、地塞米松等）合剂、糊剂或霜剂局部涂敷。外耳道脓液及分泌物可用3%过氧化氢溶液清洗。

4. 疖肿成熟后及时挑破脓头或切开引流。

5. 积极治疗感染病灶如化脓性中耳炎，诊治全身疾病如糖尿病等。

第六节　外耳道胆脂瘤

外耳道胆脂瘤是阻塞于外耳道骨段的含有胆固醇结晶的脱落上皮团块，又称外耳道阻塞性角化病。其组织学结构同中耳胆脂瘤但常混有耵聍碎屑。病因不明，可能与外耳道皮肤受到各种病变的长期刺激（如耵聍栓塞、炎症、异物、真菌感染等）而产生慢性充血，致使局部皮肤生发层中的基底细胞生长活跃，角化上皮细胞脱落异常增多，若其排出受阻，便堆积于外耳道内，形成团块。久之其中心腐败、分解、变性，产生胆固醇结晶。

【临床表现】　外耳道胆脂瘤多见于30岁以上的成年人，无继发感染的小胆脂瘤可无临床症状。主要表现为单侧慢性钝性耳痛，同时伴耳漏，分泌物有特殊臭味，个别可侵犯双耳。肉芽形成时，还可以有脓血性耳漏，听力多无明显减退。临床检查可见典型的灰白色的角蛋白碎屑，外耳道皮肤糜烂，有时有骨质暴露，或伴死骨形成，骨性外耳道下壁或后壁常有骨质缺损。病变部位可见肉芽组织和恶臭的脓性分泌物，但鼓膜完整。

组织病理学检查：外耳道胆脂瘤侵蚀骨性外耳道壁，形成腔状或袋状骨质缺损，腔内被覆复层鳞状角化上皮。病变周围有局限性充血和慢性炎性细胞浸润。外耳道深部充满角蛋白碎屑，排列松散无规则，内含死骨和脓性碎屑。鼓膜完整。

【治疗】

1. 无合并感染的小胆脂瘤可直接取出，或用耵聍滴耳液软化后取出。

2. 合并感染者，需要控制感染。

3. 手术治疗　手术显微镜下彻底切除胆脂瘤，刮除肉芽组织，清除死骨。有继发感染的病例，因触痛明显，可以在局麻或全麻下操作。手术后应用2%硼酸乙醇溶液滴耳，可以溶化角质，防止复发。骨性外耳道呈囊腔状扩大的病例，腔内容易积存上皮脱屑，应定期复查和清理。外耳道胆脂瘤如侵入乳突，应行乳突根治手术治疗。

第七节　外耳道异物

外耳道异物常见于儿童将豆粒、小珠粒、火柴棒头等各种小物塞入外耳道。成人可因外伤致弹片、泥土、木块等遗留耳内，或耳病治疗时误留棉花、小纱条于外耳道。其他如昆虫爬入或飞入外耳道内形成异物。

【临床表现】 因异物种类大小和部位而异。小而无阻塞、无刺激的异物，可长期存留无任何明显症状。较大异物或植物性异物可遇潮湿而膨胀，阻塞外耳道，影响听力及引起耳鸣等。个别可因外耳道异物导致外耳道炎，出现耳痛。当异物接近鼓膜时可压迫鼓膜引起耳鸣、眩晕。活动昆虫爬行骚动时可引起难以忍受的不适，触及鼓膜可致疼痛、耳鸣，甚至损伤鼓膜。检查可见不同大小的异物存留于外耳道不同的位置。

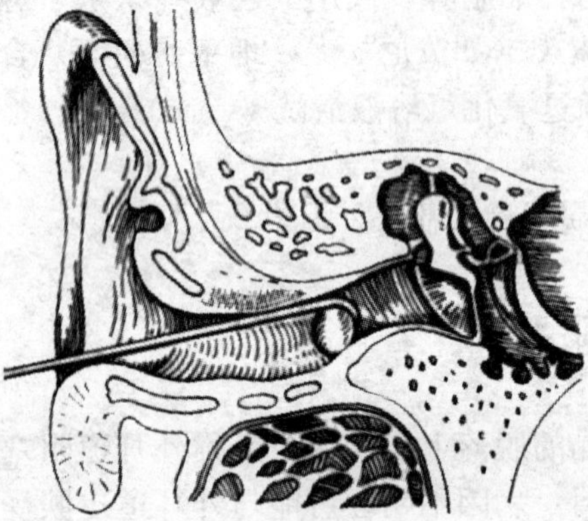
图 1-3-2　外耳道异物取出术

【治疗】 应根据异物大小、性质和部位，采用不同的取出方法。

1. 活动而不膨胀的小异物，如果位置不深，可直接用耵聍钩取出，或可用生理盐水将异物冲出，但外耳道、鼓膜有损伤或穿孔禁用（图 1-3-2）。

2. 植物性异物可在直视下用异物钩或耳刮匙取出，不宜用水冲洗，以免膨胀而取出困难。

3. 活动的昆虫类可先滴入油剂、乙醇或乙醚使其死后用镊、钩或冲洗取出。

4. 如果异物较大，并与外耳道发生嵌顿，可在麻醉后手术取出。小儿耳内异物宜在全麻下取出，防止将异物推入深部或误伤耳内结构。

第八节　外耳道真菌病

外耳道真菌病是外耳道的真菌感染性疾病。真菌易在温暖、潮湿环境中生长繁殖，因此在我国南方此病更常见。在外耳道进水或积存分泌物、常滴用抗生素液等情况下，较易受真菌感染，常见致病菌有青霉菌、曲霉菌及白念珠菌等。

【临床表现】 轻者常无症状，偶在体格检查时发现。通常有耳内发痒，有的感奇痒，以夜间为甚。检查见外耳道和鼓膜覆盖有黄色或白色粉末状或绒毛状苔膜，有时分泌物或痂皮呈筒状，除去后见患处略充血潮湿（彩图 1-3-3）。合并细菌感染时，可有耳痛、流脓。

将清除下的痂皮涂片，加 1～2 滴 10%氢氧化钠（钾）液，于显微镜下可查见菌丝和孢子。亦可作培养检查。

【治疗】 清除外耳道内的所有痂皮和分泌物，用 1%～2%水杨酸乙醇溶液或 1%～2%麝香草酚乙醇溶液或 1∶1000 苯扎溴铵乙醇溶液涂耳。也可用制霉菌素喷于外耳道或涂用达克宁霜剂，并尽量保持外耳道干燥。

第九节　鼓膜炎

鼓膜炎一般包括急性鼓膜炎、大疱性鼓膜炎及真菌性鼓膜炎，是鼓膜及其邻近外耳道的炎症，多为单侧性。一般认为系细菌、病毒及真菌感染所致。急性鼓膜炎及大疱性鼓膜炎可发生于上呼吸道其他病毒性感染之后，多与流行性感冒流行有关。

【临床表现】 急性鼓膜炎可有较严重耳痛，放射到咽部，轻微听力下降。检查可见鼓膜充血，标志不清。大疱性鼓膜炎可突感剧烈耳痛、耳闷胀感或轻度听力障碍。检查可见鼓膜及邻近外耳道皮肤充血，常于鼓膜后上方出现一个或多个红色或紫色的血疱。血疱破裂时可流出少许血性渗出液，形成薄痂而渐愈。轻者血疱内液体可被吸收而覆薄痂。真菌性鼓膜炎可有耳内痒感，检查可见鼓膜上真菌生长。

【治疗】

1. 一般治疗　①注意保持耳部卫生，忌用不干净的器械挖耳，洗头、游泳时，避免污水入耳。②积极治疗流行性感冒，防止继发鼓膜炎。③忌食辛辣刺激性食物。④可同时服用中药治疗。

2. 急性鼓膜炎　①局部给予热敷及理疗。②使用酚甘油或复方新霉素滴耳剂滴耳。③出现炎症时，可全身给予抗生素及磺胺类药物治疗。④并发外耳道炎、中耳炎，按照外耳道炎、中耳炎给予相应治疗。

3. 急性大疱性鼓膜炎　①疼痛剧烈者给予镇痛剂治疗。②大疱未破裂者，可使用消毒针头挑破，但要注意，不可刺破鼓膜全层，避免导致中耳急性感染。③外耳道局部滴入酚甘油；有分泌物者，使用硼酸乙醇溶液擦净。④全身使用抗生素药物防止出现继发感染。

4. 真菌性鼓膜炎　清除外耳道及鼓膜上的分泌物，使用水杨酸乙醇溶液、麝香草酚乙醇溶液或甘油滴耳。

（孙建军　李雪盛）

第四章　中耳炎性疾病

第一节　分泌性中耳炎

分泌性中耳炎（secretory otitis media）是以鼓室积液及听力下降为主要特征的中耳非化脓性炎性疾病。此处的鼓室积液为浆液性分泌液或渗出液，也可为黏液、浆液-黏液，但不包括血液和脑脊液。冬春季多发，小儿的发病率比成人高，是引起小儿听力下降最常见的原因之一。本病的命名较多，有非化脓性中耳炎、渗出性中耳炎、卡他性中耳炎、浆液性中耳炎、浆液-黏液性中耳炎、中耳积液、胶耳（glue ear）等诸多称谓。本病有急性、慢性之分，一般认为，病程长达 8 周以上者即为慢性。慢性分泌性中耳炎是因急性期未得到及时与恰当的治疗，或由急性分泌性中耳炎反复发作、迁延、转化而来。因急性和慢性分泌性中耳炎可视为同种疾病的不同发展阶段，其临床特点及治疗方法有许多相似之处，故在此一并叙述。

【病因】　病因复杂，目前认为主要与咽鼓管功能障碍、中耳局部感染和变态反应等有关。

1. 咽鼓管功能障碍　咽鼓管具有保持中耳内、外的气压平衡，清洁，防止逆行感染和隔声等功能。由各种原因引起的咽鼓管功能不良是本病的重要原因。

（1）咽鼓管阻塞：当咽鼓管因各种原因阻塞时，中耳腔逐渐形成负压，经过一系列病理变化，可导致鼓室积液。

1）机械性阻塞：①腺样体肥大：肥大的腺样体可堵塞咽鼓管咽口；再者，腺样体作为致病菌的潜藏处，可致本病反复发作。②慢性鼻窦炎：其脓性分泌物堵塞咽鼓管咽口，刺激咽鼓管咽口周围的黏膜和淋巴组织增生，导致咽口狭窄。另外，此类患者鼻咽部 SIgA 活性较低，细菌得以在此繁殖亦为引发本病原因之一。③鼻咽癌：鼻咽癌患者在放疗前后均常并发本病。除肿瘤的机械性压迫外，还与腭帆张肌、腭帆提肌、咽鼓管软骨及管腔上皮遭肿瘤破坏或放射性损伤，以及咽口的瘢痕性狭窄等因素有关。此外，长期鼻咽部填塞、鼻中隔偏曲、特殊性感染（如艾滋病等）等也可引发本病。

2）非机械性阻塞：①生理因素：小儿咽部肌肉薄弱，软骨弹性差，中耳容易产生负压；由于中耳负压的吸引，咽鼓管软骨段更向腔内下陷，管腔进一步狭窄甚至闭塞，如此形成恶性循环。②咽鼓管内表面活性物质减少：表面活性物质可以维持正常管腔的表面张力，由于细菌蛋白溶解酶的破坏，使其减少，从而提高了管腔内的表面张力，影响了管腔的正常开放。

（2）咽鼓管的清洁和防御功能障碍　咽鼓管由假复层纤毛柱状上皮覆盖，纤毛细胞与其上方的黏液毯共同组成“黏液纤毛输送系统”，借此不断向鼻咽部排出病原体及分泌物。细菌的外毒素或先天性纤毛运动不良综合征（immobile cilia syndrome）可致纤毛运动瘫痪；曾因中耳炎而滞留于中耳及咽鼓管内的分泌物也可影响纤毛的输送功能。

2. 中耳局部感染　过去对分泌性中耳炎是否为细菌性炎症存在争议。近年来的研究发现中耳积液中细菌培养阳性者约占30%～50%，以流感嗜血杆菌和肺炎链球菌为主，其次为乙型溶血性链球菌、金黄色葡萄球菌等。内毒素在病变迁延为慢性的过程中可能起到一定作用。近年有学者发现病毒也可能是本病的主要致病微生物之一。

3. 变态反应　随着炎性介质前列腺素、细菌的特异性抗体和免疫复合物，以及补体系统、溶酶体酶等在中耳积液中的检出，提示慢性分泌性中耳炎可能是一种抗体介导的免疫复合物疾病，即Ⅲ型变态反应。可溶性免疫复合物可造成中耳黏膜的损害，以致本病迁延不愈成为慢性。小儿免疫系统尚未完全发育成熟，这可能也是小儿分泌性中耳炎发病率较高的原因之一。

【病理】　咽鼓管功能障碍时，外界空气不能正常进入中耳，原有气体逐渐被黏膜吸收，腔内形成相对负压，引起中耳黏膜静脉扩张、淤血、血管壁通透性增强，鼓室内出现漏出液。如负压持续存在，中耳黏膜出现上皮增厚，上皮细胞化生，杯状细胞增多，分泌亢进，上皮下病理性腺体组织形成，固有层血管周围出现以淋巴细胞及浆细胞为主的圆形细胞浸润。疾病恢复期，腺体逐渐退化，分泌物减少，黏膜渐恢复正常。若病变未能得到控制，晚期可出现积液机化，或形成包裹性积液、肉芽组织等，可发展为粘连性中耳炎、胆固醇肉芽肿、鼓室硬化及胆脂瘤等后遗症。

中耳积液因病程不同而以其中某种成分为主。一般认为病程早期为浆液性，后期为黏液性。如中耳积液甚为黏稠，灰白或棕黄色，呈胶冻状，称之为胶耳。

【临床表现】

1. 听力减退　听力下降、自听增强。有时听力可出现一过性改善，是因头位变动时，鼓室积液离开蜗窗所致（变位性听力改善）；但积液黏稠时，变位性听力改善消失。慢性者起病隐匿，病人主诉无确切发病时间。小儿患者常因对声音反应迟钝，注意力不集中，由家长带领就医。如一耳患病，另一耳听力正常；可长期不被发觉。

2. 耳鸣　多为低调间歇性，如“噼啪”声、“嗡嗡”声及流水声等；当头部运动或打哈欠、擤鼻时，耳内可出现气过水声；如液体很黏稠或完全充满鼓室，此症状缺如。

3. 耳痛　急性者可有耳痛，可为持续性，也可为抽痛。慢性者耳痛不明显。

4. 耳内闭塞、闷胀感　为常见的主诉之一，按压耳屏后该症状可暂时减轻。

【检查】

1. 鼓膜　急性期，鼓膜松弛部充血，或全鼓膜轻度弥漫性充血。鼓膜内陷，表现为光锥缩短、变形或消失，锤骨柄向后、上移位，锤骨短突明显外突。鼓室积液时，鼓膜失去正常光泽，呈淡黄、橙红或琥珀色，光锥变形或移位；慢性者鼓膜可呈灰蓝或乳白色，紧张部有扩张的微血管，短突显白垩色，锤骨柄呈浮雕状。若液体为浆液性，且未充满鼓室，可透过鼓膜见到液平面。此液面状如弧形发丝，称发状线，凹面向上，头位变动时，其与地面平行的关系不变。有时尚可透过鼓膜见到气泡影，作咽鼓管吹张后气泡可增多、移位。积液甚多时，鼓膜向外隆凸。鼓气耳镜检查示鼓膜活动受限。

2. 听力测试

（1）音叉试验：Rinne试验（－），Weber试验偏向患侧。

（2）纯音听阈测试：示传导性聋，听阈可随鼓室积液量的变动而变化。听力下降的程度不一，重者可达40dB。听力损失一般以低频为主，但由于中耳传音结构及两窗阻抗的变化，高频气导及骨导听力也可下降；积液排除后听力即改善。

（3）声导抗测试：平坦型（B型）是分泌性中耳炎的典型曲线，负压型（C型）示鼓室负压，咽鼓管功能不良，部分有中耳积液。声导抗测试对诊断有重要价值。

3. 小儿可作X线头部侧位片或腺样体触诊，了解腺样体是否增生；成人特别是单侧发病者应常规作详细的鼻咽部检查，注意排除鼻咽部肿瘤。

【诊断】 根据病史和临床表现，结合听力学检查结果，诊断一般不难。

【鉴别诊断】

1. 鼻咽癌　本病可为鼻咽癌患者的首诊症状，故对成年病人，特别是一侧分泌性中耳炎者应予警惕。仔细的间接鼻咽镜或纤维鼻咽镜检查，血清中的EBV-VCA-IgA的测定应列为常规检查项目之一，必要时作鼻咽部CT扫描或MRI。

2. 脑脊液耳漏　颞骨骨折并脑脊液漏时，如鼓膜完整，脑脊液积聚于鼓室内，可产生类似分泌性中耳炎的临床表现。根据头部外伤史、鼓室积液的实验室检查结果及颞骨CT或X线片以资鉴别。

3. 外淋巴漏（瘘）　多继发于镫骨手术后，或有气压损伤史。瘘管好发于蜗窗及前庭窗，耳聋为感音性或混合性。内耳胚胎发育畸形与发育遗迹，可形成中耳系统顶壁与鼓室外侧壁的先天性骨缺损、瘘孔或微裂，导致先天性外淋巴漏。CT与同位素三维扫描多可确诊。

4. 胆固醇肉芽肿　也称特发性血鼓室。病因不明，中耳内有棕褐色液体，鼓室及乳突腔内有暗红色或棕褐色肉芽，内有含铁血黄素与胆固醇结晶溶解后形成的裂隙，伴有异物巨细胞反应。鼓膜呈蓝色或蓝黑色。颞骨CT示鼓室及乳突内有软组织影，少数有骨质破坏。可为分泌性中耳炎晚期的并发症。

5. 粘连性中耳炎　是慢性分泌性中耳炎的后遗症或终末期。两病症状相似，但粘连性中耳炎病程一般较长，咽鼓管吹张无效；鼓膜紧张部与鼓室内壁和/或听骨链粘连，听力损失较重，声导抗图为B型、C型或As型。

【预防】 增强体质，防止感冒。进行卫生宣教，提高家长及教师对本病的认识，有条件者对10岁以下儿童定期行筛选性声导抗检测。预防并积极治疗鼻、咽部的疾病。

【治疗】 治疗原则为消除病因，改善中耳通气引流，清除中耳积液，控制感染。

1. 非手术治疗

（1）保持鼻腔及咽鼓管通畅：可用1%麻黄碱与丙酸倍氯米松气雾剂交替滴（喷）鼻，每日3～4次。咽鼓管吹张（可采用捏鼻鼓气法、波氏球法或导管法）等。

（2）抗生素：急性期可选用青霉素类、红霉素、头孢呋辛、头孢噻肟、头孢哌酮、头孢唑肟、头孢拉啶等口服或静滴。

（3）糖皮质激素：如地塞米松或泼尼松等口服作短期治疗。

（4）稀化黏素类药物：有利于纤毛的排泄功能，降低咽鼓管的表面张力和咽鼓管开放的压力。

2. 手术治疗

（1）鼓膜穿刺术：成人用局麻。以针尖斜面较短的7号针头，在无菌操作下从鼓膜前下方刺入鼓室，抽吸积液。必要时可于1～2周后重复穿刺，亦可于抽液后注入糖皮质激素类药物（图1-4-1）。

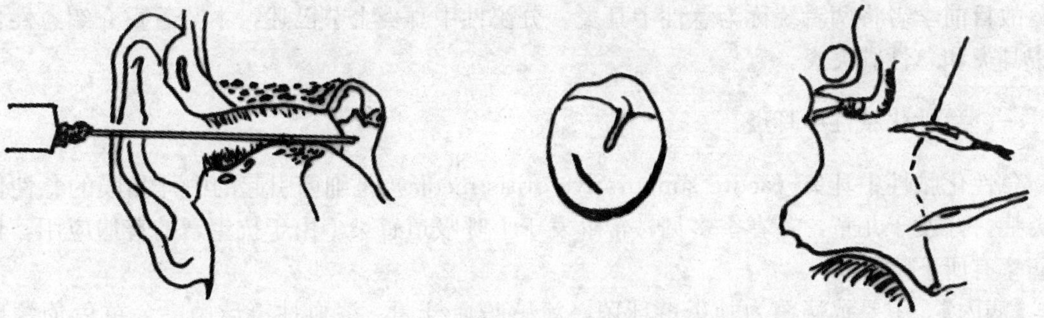

图 1-4-1　鼓膜穿刺术及切开位置示意图

（2）鼓膜切开术：液体较黏稠，鼓膜穿刺不能吸尽；小儿不合作，局麻下无法作鼓膜穿刺时，应作鼓膜切开术（图 1-4-1）。用鼓膜切开刀在鼓膜前下象限作放射状或弧形切口，注意勿伤及鼓室内黏膜及听骨等结构，并将鼓室内液体全部吸除。

（3）鼓室置管术：病情迁延不愈或反复发作者；中耳积液过于黏稠不易排出者；头部放疗后咽鼓管功能短期内难以恢复正常者等，均可考虑作鼓室置管术（图 1-4-2）。通气管留置时间一般为 6～8 周，最长可达半年至 2 年，不超过 3 年。咽鼓管功能恢复后取出通气管，大部分可自行脱出。不提倡激光造口。

图 1-4-2　鼓室置管术

（4）鼓室探查术、上鼓室开放术或单纯乳突开放术等：慢性分泌性中耳炎，特别是成年人经上述各种治疗无效，又未查出明显相关疾病时，宜作颞骨 CT 扫描，如发现鼓室或乳突内有肉芽或鼓室粘连时，视不同情况行上述手术，彻底清除病变组织。

（5）其他：积极治疗鼻咽或鼻部疾病，如腺样体切除术、功能性鼻内镜手术等。

第二节　急性中耳炎

急性中耳炎是中耳黏膜的急性普通性炎性疾病。多数由细菌的急性感染引起。小儿多发。可分为急性非化脓性中耳炎和急性化脓性中耳炎两大类。其中急性非化脓性中耳炎又按其病因不同而分为急性分泌性中耳炎和气压损伤性中耳炎。儿童的急性中耳炎，无论其为化脓性还是非化脓性，绝大多数均与细菌的急性感染有关，在疾病的早期，两者的表现极其相似，故目前学者将两者统称为急性中耳炎。分泌性中耳炎上节已述，本节着重介绍急性化脓性中耳炎和急性乳突炎。

一、急性化脓性中耳炎

急性化脓性中耳炎（acute suppurative otitis media）是细菌引起的中耳黏膜的急性化脓性炎症，好发于儿童，冬春季多见，常继发于上呼吸道感染。由于抗生素的普遍应用，目前发病率有所下降。

【病因】 主要致病菌为肺炎链球菌、流感嗜血杆菌、溶血性链球菌、金黄色葡萄球菌等。常见的感染途径有：

1. 咽鼓管途径

（1）在急性上呼吸道感染、急性呼吸道传染病时不当地捏鼻鼓气或擤鼻，在污水中游泳或跳水，不适当的咽鼓管吹张或鼻腔治疗等，细菌循咽鼓管侵入中耳。

（2）小儿咽鼓管的解剖特点为短、宽、直。咽部细菌或分泌物易经咽鼓管侵入鼓室，例如，平卧哺乳呛咳时，乳汁易经咽鼓管进入中耳。

2. 鼓膜途径　无菌操作不严格的鼓膜穿刺、鼓室置管，鼓膜外伤穿孔后等，致病菌由外耳道直接进入中耳。

【病理】 感染初期，鼓膜、中耳黏膜及咽鼓管咽口充血；鼓室负压，黏膜增厚，纤毛脱落，炎性渗出物聚集，逐渐转为脓性；随积脓增多，鼓膜受压贫血，局限性膨出，终致溃破穿孔，出现耳流脓。

【临床表现】

1. 耳痛　鼓膜穿孔前多数患者疼痛剧烈，夜不能寐；跳痛或刺痛可向同侧头部或牙齿放射。鼓膜穿孔后疼痛减轻。

2. 听力减退及耳鸣　发病初期患者常有明显耳闷、低调耳鸣和听力减退。鼓膜穿孔后上述症状减轻。有的患者可伴眩晕。

3. 流脓　鼓膜穿孔后耳内有液体流出，初可表现为血水脓样，以后变为脓性分泌物。

4. 全身症状　可有畏寒、发热、倦怠、纳差等症状，小儿较重。

【检查】

1. 耳镜检查　起病早期，鼓膜松弛部充血；继之呈弥漫性，鼓膜肿胀，向外膨出，正常标志消失；进一步发展，鼓膜局部破溃，脓液流出，表现为波动性亮点。

2. 耳部触诊　乳突部可有轻度压痛。

3. 听力检查　多为传导性聋，如耳蜗受累可出现混合性聋或感音神经性聋。

4. 实验室检查　血常规示白细胞总数增多，多形核白细胞增加，鼓膜穿孔后白细胞总数及分类计数渐趋正常。

【鉴别诊断】

1. 急性外耳道炎、疖肿　主要表现为耳内疼痛，耳屏按压或耳廓牵拉痛明显。外耳道口及耳道内肿胀，晚期局限成疖肿，鼓膜一般不受累或轻微累及。听力一般正常。

2. 急性鼓膜炎　大多并发于流行性感冒及耳带状疱疹，耳痛剧烈无耳漏，可有轻度听力下降。鼓膜充血可形成大疱，一般无穿孔。

【预防】

1. 普及有关正确擤鼻及哺乳的卫生知识。

2. 积极防治上呼吸道感染和呼吸道传染病。

3. 有鼓膜穿孔或鼓室置管者注意保持外耳道和鼓室洁净，防止进水。

4. 在进行鼓膜手术操作时，严格无菌操作。

5. 预防鼓膜外伤穿孔。

【治疗】 治疗原则为控制感染，通畅引流，去除病因。

1. 非手术治疗

（1）全身治疗：及早应用足量抗生素控制感染。一般可用青霉素、头孢菌素类药物。鼓膜穿孔后取脓液作细菌培养及药敏试验。全身症状重者应予补液等支持疗法。

（2）局部治疗：鼓膜穿孔前，可用2%酚甘油滴耳，消炎止痛；1%呋嘛液与地塞米松混合液滴鼻，改善咽鼓管通畅度，减轻局部炎症。鼓膜穿孔后，先以3%过氧化氢溶液彻底清洗外耳道脓液，之后用0.3%氧氟沙星（泰利必妥）滴耳液滴耳，不提倡使用粉剂，以免影响观察和引流。

2. 手术治疗　如疼痛较重，鼓膜明显膨出；或穿孔太小，引流不畅，应在无菌操作下行鼓膜切开术，以利通畅引流。如感染完全控制且已干耳，但鼓膜穿孔长期不愈者，可行鼓膜修补术。

3. 病因治疗　积极治疗鼻腔、鼻窦、咽部与鼻咽部慢性疾病，有助于防止中耳炎复发。

二、急性乳突炎

急性乳突炎（acute mastoiditis）是乳突气房黏膜及其骨壁的急性化脓性炎症。常见于儿童，多由急性化脓性中耳炎发展而来，故也称急性化脓性中耳乳突炎。

【病因及病理】 急性化脓性中耳炎如感染未能控制，脓液蓄积于乳突气房，形成急性化脓性乳突炎；进一步发展，气房骨壁受压坏死，气房融合形成较大的脓腔，称急性融合性乳突炎（acute coalescent mastoiditis）；另外，板障型乳突可表现为乳突骨髓炎；临床症状不明显者称隐性乳突炎（masked mastoiditis）。急性乳突炎如未被控制，炎症继续发展，可穿破乳突骨壁，引起颅内、外并发症。

【临床表现】

1. 耳痛　急性化脓性中耳炎鼓膜穿孔后耳痛不减轻或耳痛一度减轻后又逐日加重并耳流脓增多。

2. 听力减退及耳鸣　一般不重。

3. 消化道症状　如呕吐、腹泻等，以儿童常见。

【检查】

1. 乳突部皮肤轻度肿胀，乳突压痛明显，耳后沟红肿压痛。

2. 骨性外耳道后上壁红肿、塌陷。鼓膜充血，松弛部膨出。鼓膜穿孔较小，可见脓液波动，量较多。

3. 乳突X线片表现为乳突气房模糊，脓腔形成后融合为一透亮区。CT扫描见中耳乳突腔密度均匀性增高。

4. 血常规示白细胞增多，多形核白细胞增加。

【鉴别诊断】 应注意和急性鼓膜炎、外耳道疖、耳廓或耳道先天瘘管感染相鉴别。

【治疗】 早期，全身及局部治疗同急性化脓性中耳炎；如引流不畅、感染未能控制，或出现可疑并发症如头痛严重或恶心、呕吐等时，应立即行乳突切开术。

第三节　慢性中耳炎

慢性中耳炎（chronic otitis media）系指发生在中耳的慢性炎症性疾病，包括慢性非化脓性中耳炎和慢性化脓性中耳炎。慢性非化脓性中耳炎主要是以慢性分泌性中耳炎为代表，在前面章节已单独阐述。近年来，有些学者倾向于以“中耳胆脂瘤”来代替“胆脂瘤型中耳炎”的称谓，并独立于慢性化脓性中耳炎之外。作者认为现在尚未达成共识，故本节仍沿承习惯分类方法来叙述慢性化脓性中耳炎。

一、慢性化脓性中耳炎

慢性化脓性中耳炎（chronic suppurative otitis media）是中耳黏膜、骨膜或深达骨质的慢性化脓性炎症，常与慢性乳突炎合并存在。临床上以耳内长期间断或持续性流脓、鼓膜穿孔和听力下降为特点；重者可以引起颅内、外并发症。

【病因】

1. 急性化脓性中耳炎未获恰当而彻底的治疗，病程超过 8 周以上，或急性坏死性中耳炎病变深达骨质者迁延为本病。

2. 感染因素　常见致病菌为变形杆菌、铜绿假单胞菌、大肠杆菌、金黄色葡萄球菌等，其中革兰阴性杆菌较多，可有两种以上细菌混合感染。

3. 中耳系统的通风引流通道阻塞　在中耳炎病程中，中耳系统狭窄的通风引流通道（如鼓峡、鼓窦口等）很容易被水肿黏膜、包裹性积液、粘连或肉芽等炎性病变阻塞，使阻塞区域以上的结构如上鼓室、鼓窦、乳突气房等处的炎性渗出液发生潴留，是促使慢性化脓性中耳炎形成的一个重要病因。

4. 腺样体肥大、慢性扁桃体炎、慢性化脓性鼻窦炎等鼻、咽部疾病可能与本病的发生发展有关。

【病理及临床表现】 本病的主要病理变化为黏膜充血、增厚，有圆形细胞浸润，杯状细胞及腺体分泌活跃。病变可主要位于鼓室，也可侵犯中耳的其他部位。如黏膜上皮遭破坏，炎症侵入其下方的骨质，如听小骨、鼓室壁甚至面神经骨管，可发生慢性骨疡，局部有肉芽或息肉形成，少数有硬化灶或组织粘连并存。鼓膜边缘性穿孔或炎症持久不愈的大穿孔，黏膜破坏后可发生鳞状上皮化生，或继发胆脂瘤。

1. 单纯型　又称黏膜型，多见。病变主要局限于中耳鼓室黏膜，一般无肉芽或息肉形成。炎症初期，如及时适当的治疗，炎症可控制。鼓膜穿孔大者，锤骨柄也可见破坏。乳突气房可良好，无明显炎症，但也可为渗出液或肉芽组织充填。如自年幼发病，患者乳突多呈硬化型。

临床特点：间歇性耳流脓，量多少不等。上呼吸道感染时，脓量增多；脓液呈黏液性或黏脓性，一般无臭味；鼓膜穿孔位于紧张部，多呈中央性穿孔，大小不一（图 1-4-3A、B）。听觉损伤一般为轻度传导性聋。

2. 骨疡型　又称坏死型或肉芽型，病变超出黏膜组织，多有不同程度的听小骨坏死，伴鼓环、鼓窦或鼓室区域骨质破坏。可由急性坏死性中耳炎迁延而来。鼓膜缺损处可见听骨缺损，鼓室内有肉芽或息肉形成。外耳道或鼓室内脓不多，常有臭味。听力明显下降，有时可伴有头痛和眩晕，小儿患者乳突发育将严重受影响，呈硬化型。

临床特点：耳持续性流黏稠脓，常有臭味，如有肉芽或息肉出血，则脓内混有血丝或耳内出血。鼓膜边缘性穿孔（图 1-4-3C）、紧张部大穿孔（图 1-4-3B）或完全缺失。通过穿孔可见鼓室内有肉芽或息肉；有蒂的息肉从穿孔脱出，可堵塞于外耳道内，妨碍引流。病人多有较重的传导性聋。乳突 X 线片有边缘模糊不清的透光区。颞骨 CT 扫描示上鼓室、鼓窦及乳突内有软组织阴影，可伴部分骨质破坏。

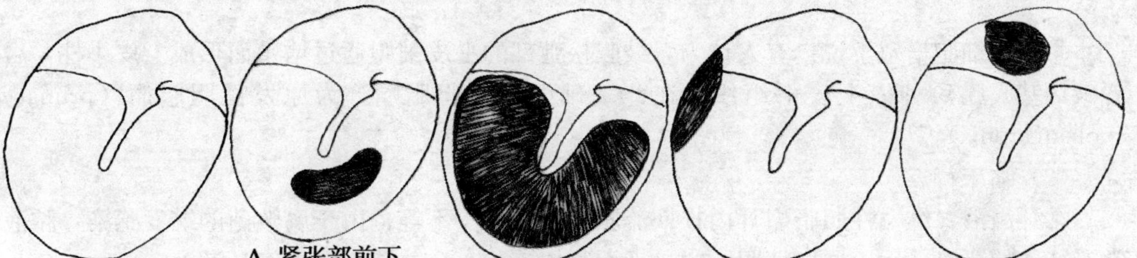

图 1-4-3　各种鼓膜穿孔示意图

3. 胆脂瘤型　胆脂瘤是由于鼓膜、外耳道的复层鳞状上皮经穿孔向中耳腔生长堆积成团块所致，其外层由纤维组织包围，内含脱落坏死上皮、角化物和胆固醇结晶，故称胆脂瘤，非真性肿瘤。胆脂瘤可对周围骨质产生破坏，炎症可由骨质破坏处向周围扩散，导致一系列颅内、外并发症。

（1）形成机制：胆脂瘤形成的确切机制尚不清楚，大致可分为原发性和继发性两类，主要的学说有：

①袋状内陷学说：由于咽鼓管通气功能不良，中耳腔长期处于负压状态，或中耳长期受到炎症的刺激，位于中、上鼓室间的鼓室隔处的黏膜、黏膜皱襞、韧带等组织增厚，甚至发生粘连，鼓前峡和鼓后峡因此而全部或部分闭锁。受上鼓室长期高负压的影响，鼓膜松弛部向鼓室内陷入，该处逐渐形成内陷囊袋。因囊袋的内壁系由鼓膜的表皮层组成，此表层上皮及角化物质可不断脱落；加之外耳道上皮因慢性炎症的影响而丧失其自洁能力，囊内角化物及上皮屑不能排出，囊腔的体积也渐扩大，最终形成胆脂瘤，即后天性原发性胆脂瘤（图 1-4-4）。这种胆脂瘤早期大多沿锤骨头颈、砧骨的外侧发展。

②上皮移行学说：具有鼓膜边缘性穿孔或大穿孔的慢性化脓性中耳炎，其外耳道及鼓膜的上皮沿边缘性穿孔的骨面向鼓室内移行生长，并逐渐伸达鼓室窦、鼓窦及乳突区，其上皮及角化物质脱落于该处而不能自洁，聚集成团，形成胆脂瘤，称为后天性继发性胆脂瘤。

③鳞状上皮化生学说：该学说认为，在慢性化脓性中耳炎时，听骨链区的炎性病变最严重，且多为顽固性病变，这些炎性病变长期浸润与刺激其相邻的鼓膜松弛部和鼓膜后上象限，引起外层鳞状上皮过度增生、角化、脱落而导致胆脂瘤形成。

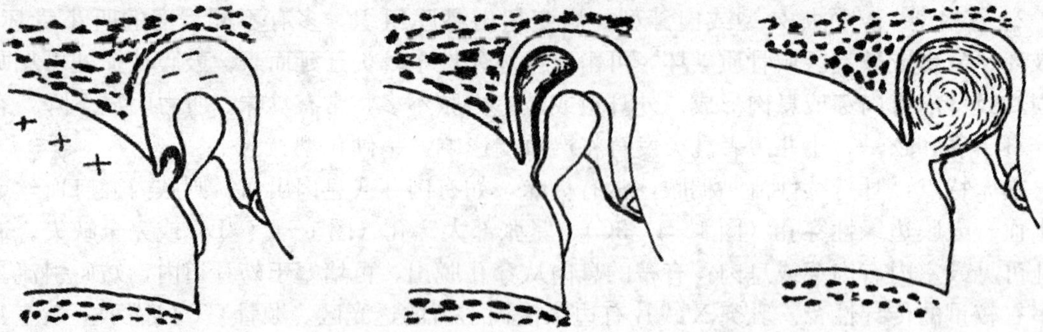

图 1-4-4　袋状内陷学说

④基底细胞增殖学说：有人认为，鼓膜松弛部的上皮细胞通过增殖而形成上皮小柱，后者破坏基底膜后伸入上皮下组织，在此基础上形成胆脂瘤，为原发性胆脂瘤（primary cholesteatoma）。

（2）临床特点

①耳溢液：继发性胆脂瘤耳内长期流脓，脓量多少不等，由于腐败菌的继发感染，脓液常有特殊的恶臭。后天原发性胆脂瘤早期无耳内流脓，合并感染时方有耳溢液。

②听力下降：原发性上鼓室内的早期局限性胆脂瘤可无任何症状，不引起明显的听力下降。如听骨链遭破坏，则可因听力下降而首诊。继发性胆脂瘤一般均有较重的传导性或混合性听力损失。

③耳鸣：可有高音调或低音调耳鸣。早期多不出现耳鸣。

（3）检查

①耳镜检查：鼓膜松弛部穿孔或紧张部后上方边缘性穿孔，或鼓膜大穿孔（图 1-4-3B、C、D），从穿孔处可见鼓室内有灰白色鳞片状或豆渣样无定形物质，奇臭。穿孔处可伴有肉芽组织。早期原发性胆脂瘤，松弛部穿孔可被一层痂皮覆盖，如不除痂深究，常致误诊。大的胆脂瘤可致上鼓室外侧壁或外耳道后上骨壁破坏，或可见外耳道后上壁塌陷。

②纯音测听：听力损失可轻可重，可为传导性或混合性，少数为感音性聋。

③颞骨高分辨率 CT 扫描：示上鼓室、鼓窦或乳突内软组织影，可见骨质破坏区，其边缘浓密、整齐。

【诊断】　根据病史及检查结果，诊断不难。

以上三型慢性化脓性中耳炎的鉴别要点见表 1-4-1。

表 1-4-1　三型慢性化脓性中耳炎鉴别要点

	单纯型	骨疡型	胆脂瘤型
耳流脓	多为间歇性	持续性	持续性；如穿孔被痂皮所堵则表现为间歇性；原发性者早期不流脓
分泌物性质	黏脓液，无臭	脓性或黏液脓性，间混血丝，或出血，臭	脓性，可含“豆渣样物”，恶臭

续表

	单纯型	骨疡型	胆脂瘤型
听力	一般为轻度传导性听力损失	听力损失较重，为传导性或混合性	听力损失可轻可重，为传导性或混合性
鼓膜及鼓室	紧张部中央性穿孔，鼓室黏膜光滑	紧张部大穿孔或边缘性穿孔，鼓室内有肉芽或息肉	松弛部穿孔或紧张部后上边缘性穿孔，少数为大穿孔，鼓室内有灰白色鳞片状或无定形物质，亦可伴有肉芽
颞骨 CT	无骨质破坏	鼓室、鼓窦或乳突内有软组织影或骨质破坏	骨质破坏，边缘浓密、整齐
并发症	一般无	可有	常有
治疗原则	局部用药为主，久治不愈者可行鼓室成形术	局部用药或行肉芽或息肉刮除术，无效者行乳突根治术	尽早行乳突根治术

【鉴别诊断】

1. 慢性鼓膜炎　耳内长期流脓，鼓膜上有较多肉芽，而颞骨 CT 示鼓室及乳突均正常。

2. 中耳癌　多为鳞状细胞癌，好发于中老年人。耳内有血性分泌物及肉芽，伴耳痛，可出现同侧周围性面瘫及张口困难，晚期有第Ⅵ、Ⅸ、Ⅹ、Ⅺ、Ⅻ脑神经症状。病人多有长期耳流脓史。检查见外耳道或鼓室内有新生物，触之易出血。影像学检查常可发现局部骨质破坏。新生物活检有助于确诊。

3. 结核性中耳乳突炎　多继发于肺结核或其他部位的结核。起病隐袭，耳内脓液稀薄，鼓膜可为紧张部中央或边缘性穿孔，有时可见苍白肉芽。听力损失明显。乳突 X 线拍片提示骨质破坏或死骨形成。对肉芽组织进行病理学检查，或取分泌物涂片、培养、动物接种，多数可确诊。

【治疗】　治疗原则为消除病因，控制感染，清除病灶，通畅引流，尽可能恢复听力。

1. 病因治疗　及时治愈急性化脓性中耳炎，并促使鼓膜愈合。积极治疗上呼吸道疾病，如慢性扁桃体炎、慢性腺样体炎、慢性鼻窦炎等。

2. 非手术治疗　引流通畅者，以局部用药为主，炎症急性发作时，宜全身应用抗生素。如有条件，用药前先取脓液作细菌培养及药敏试验，以指导用药。

（1）局部用药：通常用 3％过氧化氢溶液洗耳，棉签拭干或用吸引器吸净，再滴入抗生素药水。按不同病变情况选择局部用药：①鼓室黏膜充血、水肿，有脓或黏液脓时用抗生素水溶液或抗生素与糖皮质激素类药物混合液滴耳。如 0.3％氧氟沙星滴耳液、0.25％氯霉素液、3％洁霉素液、复方利福平滴耳液等，或根据中耳脓液的细菌培养及药敏试验结果，选择适当的抗生素药物。②对黏膜炎症逐渐消退，脓液减少，中耳潮湿者可用乙醇甘油制剂，如 3％硼酸乙醇、3％硼酸甘油等。

（2）局部用药注意事项：忌用耳毒性抗生素，如氨基糖苷类。一般不主张用粉剂，有堵塞鼓膜穿孔，甚至引起严重并发症之嫌。尽量避免滴用有色药物，以免妨碍局部观察。中耳腔内忌用含酚类、砷类腐蚀剂。

（3）滴耳法：病人取坐位或卧位，病耳朝上。将耳廓向后上方轻轻牵拉，向外耳道内滴入药液3～5滴。然后以手指轻轻按压耳屏数次，促使药液经鼓膜穿孔处流入中耳，5～10min后方可变换体位。使滴耳药液温度尽可能与体温接近，以免引起眩晕。抗生素水溶液不宜长期滴用。

3. 手术治疗

（1）中耳有肉芽或息肉，或耳镜下虽未见明显肉芽或息肉，而经正规药物治疗无效，CT示乳突病变明显者，应作乳突开放＋鼓室成形术。

（2）中耳炎症已完全吸收，遗留鼓膜紧张部中央性穿孔者，可行单纯鼓室成形术。

（3）对于胆脂瘤型中耳炎应及早手术。手术治疗的目的：①彻底清除病变组织：对乳突和上、中、下、后鼓室，咽鼓管内的胆脂瘤、肉芽及病变骨质等，应完全、彻底地加以清除；②重建传音结构：在彻底清除病变组织的基础上，应尽可能地保留与传音结构有关的健康组织，如听小骨、残余鼓膜、咽鼓管黏膜、鼓室黏膜，乃至完整的外耳道及鼓沟等，并在此基础上同期或次期重建传音结构；③求得一干耳；④预防并发症。

二、慢性中耳炎的手术治疗

（一）耳显微外科简介

由于耳部解剖结构精细、复杂、深邃，仅凭肉眼对这些特殊的结构进行手术操作受到很大的限制。20世纪40年代初期，第一台手术显微镜的问世开创了耳显微外科的先河。手术显微镜的应用使得术者视野更清晰，操作更精细，病变清除更彻底，耳科手术从此得到了迅速发展。如今，耳显微外科技术不仅应用于中耳的病灶清除术、鼓室成形术，而且还遍及其他的眩晕、面神经以及颅底外科和人工耳蜗植入等精细度要求极高的手术。

耳科手术显微镜、耳科电钻及相应的耳显微手术器械是耳显微外科的必备装置。手术显微镜应具备以下基本条件：①焦距≥20cm，耳科用手术显微镜的焦距为22.5～25cm；②物像可放大6～40倍；③术者和助手的视线需与照明光轴重合良好；④无论放大倍数和投射方向如何，物像始终清晰明亮；⑤机械构件性能良好，操作方便。耳科电钻基本可分为气动钻和电动钻两种。气动钻的转速可超过20 000转/分。除动力系统外，电钻手柄和钻头有各种型号，供使用时选择。电钻一般均有注水及吸水装置。手术者必须熟悉颞骨的详细解剖结构，具有双目手术显微镜下三维空间的定位能力，以及在显微镜下的狭小视野内熟练的操作技能等。

（二）手术方式

慢性中耳炎的手术方式较多，几种手术方式可以相互结合，在一期或分期手术中并用，也可单独施行，介绍如下：

1. 以清理中耳病灶为目的的各种乳突手术　如上鼓室切开术、单纯乳突开放术、乳突根治术等。

（1）上鼓室切开术：上鼓室切开术是指磨开上鼓室外侧壁，必要时包括部分鼓窦外侧壁，清除病灶，重建听骨链，并用软骨或骨片重建上鼓室外侧壁的手术。本手术适用于原发性上鼓室微小胆脂瘤而乳突正常者。

（2）乳突根治术：是通过开放乳突，切除外耳道后上骨壁，彻底清除中耳各部的病变组织，使鼓室、鼓窦、乳突腔和外耳道形成一永久向外开放的大腔的手术。其适应证为：①合并全聋或接近全聋的中耳胆脂瘤和保守治疗无效的伴肉芽或息肉的慢性化脓性中耳炎；②上述两种疾病和结核性中耳炎因病变广泛已无条件作鼓室成形术者；③慢性中耳炎引起颅内并发症者；④局限于中耳的早期恶性肿瘤以及面神经瘤等良性肿瘤。

2. 乳突根治并一期鼓室成形的手术　包括关闭式和开放式手术。

（1）关闭式手术：又称外耳道壁完整式乳突切开鼓室成形术，是经乳突及后鼓室切开、清除中耳及乳突腔的胆脂瘤等病变组织，保留外耳道的完整性，并同期进行听骨链重建及鼓膜成形术而关闭鼓室的手术。其适应证为：具备鼓室成形条件的胆脂瘤型中耳乳突炎，保守治疗无效的骨疡型中耳炎及胆固醇肉芽肿。

（2）开放式手术：是一种经过改良的乳突根治术，术中既要彻底清除中耳各部的所有病灶，切除外耳道后上骨壁，使乳突腔、鼓窦向外耳道开放；同时又保留中耳的传音结构，并在此基础上作鼓室成形术。其适应证为：具备鼓室成形术条件的中耳胆脂瘤及伴肉芽或息肉的慢性化脓性中耳炎。

3. 以重建中耳传音结构为目的的鼓室成形术　鼓室成形术包括鼓膜成形术和听骨链重建术。

（1）鼓膜成形术：又称鼓膜修补术，通过组织移植技术达到恢复鼓膜的完整性并提高听力的目的。是各种鼓室成形术的基本手术。修补鼓膜的材料很多，常用的有筋膜（多采用颞肌筋膜）、软骨膜、骨膜等。修补方法有：内置法、夹层法、外置法。

（2）听骨链重建术：听骨链重建术是恢复鼓膜和外淋巴液之间的稳定连接，达到恢复或改善中耳传声系统功能的手术。听骨链的修复材料包括自体和同种异体骨（常用的有听小骨、乳突皮质骨等），以及异质材料（如金属丝、钛质听骨、多孔高分子聚乙烯或生物陶瓷听鼓赝复物等）。塑料或生物陶瓷赝复物有全听骨赝复物（total ossicular replacement prosthesis，TORP）和部分听骨赝复物（partial ossicular replacement prosthesis，PORP）。术中根据听小骨的不同缺损情况进行重建，应用骨质进行重建时，则可在术中视不同情况，对骨质研磨加工后应用之。

总之，对每一位化脓性中耳炎患者手术方法的选择应个体化，要根据其病变性质、病损范围、并发症的有无、咽鼓管功能情况、乳突气化情况、患耳和对侧耳的听力水平，以及病人对手术的耐受能力、术者的操作熟练度等综合考虑来决定。

第四节　慢性化脓性中耳炎并发症

一、概　述

慢性化脓性中耳炎可发生多种颅内、外并发症，简称耳源性并发症（otogenic complication），重者危及生命，是耳鼻咽喉头颈外科常见的急重症之一。发病原因主要有中耳胆脂瘤或慢性化脓性中耳炎急性发作，导致乳突骨质破坏严重，脓液引流不畅；机体抵抗力差，致病菌毒力较强，或对抗生素不敏感、具抗药性等因素。主要传播途径有（图1－4－5）：

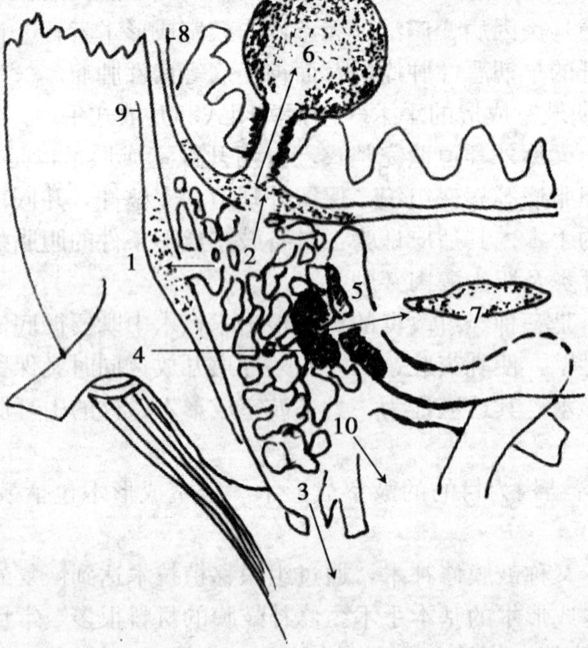

图 1-4-5　耳源性并发症扩散示意图

1. 耳后骨膜下脓肿　2. 硬脑膜外脓肿　3. 颈深部脓肿（二腹肌外）　4. 乙状窦周围脓肿
5. 乙状窦血栓性静脉炎　6. 颞叶脓肿　7. 小脑脓肿　8. 硬脑膜　9. 骨膜　10. 颈深部脓肿（二腹肌内）

1. 经破坏、缺损的骨壁　此途径最常见。脓液穿破乳突外侧壁骨质或乳突尖内侧骨壁，顺此进入耳后骨膜下或颈深部，在局部形成脓肿；骨半规管或面神经骨管遭到破坏，可导致迷路炎或面神经麻痹；胆脂瘤可破坏鼓室盖、乳突盖、乙状窦骨板，使中耳的化脓性炎症直接向颅内蔓延。

2. 经正常的解剖窗隙　化脓性中耳炎的感染物和毒素可经前庭窗、蜗窗侵犯内耳；化脓性迷路炎可循蜗小管、前庭小管、内耳道等途径向颅内播散。

3. 血行途径　中耳感染可直接通过血流或随血栓性静脉炎蔓延至颅内，或并发脓毒败血症引起远离脏器的化脓感染，如肺炎、肺脓肿等。

二、颅外并发症

（一）耳后骨膜下脓肿

慢性化脓性中耳乳突炎急性发作时，乳突腔内蓄积的脓液经乳突外侧骨皮质破坏处流入耳后骨膜下，形成耳后骨膜下脓肿（retroauricular subperiosteal abscess）。脓肿穿破骨膜及耳后皮肤则形成耳后瘘管，可长期不愈。

【临床表现】

1. 耳后皮肤红、肿、疼痛，耳廓后沟消失，耳廓被推向前、外方；可伴同侧头痛及发热等全身症状（图 1-4-6）。

2. 骨膜未穿破者，触诊时波动感不明显；脓肿诊断性穿刺，可抽出脓液。

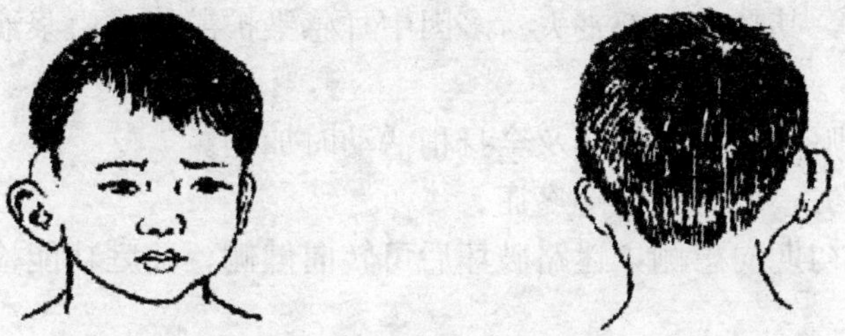

图 1-4-6　耳后骨膜下脓肿

【治疗】　在抗生素控制下，行乳突根治术、脓肿切开引流术。

（二）颈部贝佐尔德脓肿

乳突内蓄脓，可穿破乳突尖内侧的骨壁而流入胸锁乳突肌的内面，在耳下颈侧深部形成脓肿，称贝佐尔德脓肿（Bezold's abscess）。

【临床表现】

1. 患侧乳突尖至下颌角水平处肿胀，压痛明显，颈部运动受限。

2. 由于脓肿位于胸锁乳突肌深面，故波动感不明显；穿刺抽脓，即可确诊。

【治疗】　在抗生素控制下，乳突根治术的同时，颈部脓肿切开引流。

（三）迷路炎

迷路炎是化脓性中耳乳突炎较常见的并发症。按病变范围及病理变化可分为局限性迷路炎（circumscribed labyrinthitis）、浆液性迷路炎（serous labyrinthitis）及化脓性迷路炎（suppurative labyrinthitis）。

1. 局限性迷路炎　亦称迷路瘘管（fistula of labyrinth），多因胆脂瘤或慢性骨炎破坏迷路骨壁，形成瘘管，使中耳与迷路骨内膜或外淋巴隙相通。

【临床表现】

（1）阵发性眩晕，多在头或体位变动、压迫耳屏或耳内操作（如挖耳、洗耳等）时发作。

（2）听力有不同程度减退，多为传导性聋。

（3）瘘管试验诱发出眩晕和眼球偏斜，为瘘管试验阳性；前庭功能一般正常。

【治疗】

（1）药物治疗：发作期给予抗生素加适量地塞米松，静脉滴注。

（2）手术治疗：在足量抗生素控制下行乳突手术。

2. 浆液性迷路炎　是以浆液或浆液纤维素渗出为主的内耳弥漫性非化脓性炎症。

【临床表现】

（1）眩晕、恶心、呕吐、平衡失调。

（2）听力明显减退，为感音神经性聋。

（3）瘘管试验可为阳性；前庭功能有不同程度减退。

【治疗】

（1）对症治疗：如镇静药物、糖皮质激素类药物等。

（2）并发于慢性中耳炎者，在足量抗生素控制下行乳突手术，迷路无需开放。

3. 化脓性迷路炎　化脓菌侵入内耳，引起迷路弥漫性化脓病变，称化脓性迷路炎。本病内耳终器全被破坏，其功能全部丧失。多因中耳感染扩散，或由浆液性迷路炎发展而来。

【临床表现】

（1）严重眩晕，呕吐频繁，头部及全身稍活动时加剧。

（2）听力完全丧失，可有耳深部疼痛。

（3）自发性眼震初期向患侧，迷路破坏后可转向健侧；前庭功能检查、冷热试验患侧可无反应。

【治疗】

（1）非手术治疗：足量抗生素控制感染，适当应用镇静剂，如地西泮等，呕吐频繁可适当输液。

（2）手术治疗：行乳突根治术清除病变时，不宜扰动瘘管内的纤维结缔组织，瘘管口可覆盖颞肌筋膜。化脓性迷路炎疑有颅内并发症时，应立即行迷路切开术，以利通畅引流，防止感染向颅内扩展。

（四）耳源性面瘫

耳源性面瘫（otogenic facial paralysis）多由于急、慢性化脓性中耳炎或中耳胆脂瘤的炎症侵袭或直接压迫引起面神经水肿、损伤破坏所致。耳源性面瘫多为单侧性、周围性，一般为不完全性面瘫。

【临床表现】

1. 面瘫时，患侧面部运动障碍，致不能提额、皱眉，眼睑闭合不全，口歪向健侧，患侧口角下垂，鼻唇沟不显，不能作鼓腮及吹口哨等。

2. 面神经电图及肌电图检查可了解面神经变性、病损程度。

3. X线乳突摄片可见乳突骨质破坏。

【治疗】

1. 非手术治疗　急性化脓性中耳炎引起的面瘫，一般经保守治疗多能恢复。常用消炎药物、激素、神经营养药物、血管扩张药，并配合理疗。

2. 手术治疗　如属胆脂瘤或骨质破坏所引起者，应立即行乳突根治术，清除病变，并进行面神经探查、减压术或面神经移植术。

三、颅内并发症

（一）硬脑膜外脓肿

硬脑膜外脓肿（extradural abscess）是硬脑膜与颅骨之间或乙状窦与乙状窦骨板之间的感染化脓，后者又称乙状窦周围脓肿（peripheral abscess of sigmoid sinus）。

【临床表现】

1. 脓肿较小者多无明显症状，常在乳突手术中发现。

2. 脓肿增大，出现低热，患侧头痛，局部可有叩痛。

3. 如脓肿较大，可出现颅内压增高症状。

4. 颞骨CT可见乳突骨质破坏。

【治疗】　行乳突根治术，如在术中发现鼓窦天盖或乙状窦骨板骨质破坏、脓液溢出，应除去骨板至暴露正常脑膜，以利引流。

（二）乙状窦血栓性静脉炎

乙状窦血栓性静脉炎（thrombophlebitis of sigmoid sinus）是伴有血栓形成的乙状窦静脉炎，右侧较多见，为常见的耳源性颅内并发症。

【临床表现】

1. 全身症状　典型者先有畏寒、寒战，继之高热，体温可达40℃以上，数小时后大量出汗，体温骤降至正常。上述症状每日发作1～2次，由于大量抗生素的应用，此种体温变化可变得不典型，表现为低热。

2. 局部症状及体征　感染波及乳突导血管、颈内静脉及其周围淋巴结时，出现患侧耳后、枕后及颈部疼痛，乳突后方可有轻度水肿，同侧颈部可触及索状肿块，压痛明显。

3. 实验室检查　白细胞明显增多，多形核白细胞增多；寒战及高热时抽血作细菌培养，可为阳性。脑脊液常规检查多属正常。

4. Tobey-Ayer试验　腰椎穿刺，测脑脊液压力。压迫健侧颈内静脉，脑脊液压力迅速上升，可超出原压力的1～2倍。然后压迫患侧颈内静脉，若乙状窦内有闭塞性血栓形成，则脑脊液压力无明显改变或微升，此现象称Tobey-Ayer试验阳性。

5. 眼底检查　患侧视乳头可出现水肿，视网膜静脉扩张。压迫正常颈内静脉时，眼底静脉可有扩张，若压迫颈内静脉时眼底静脉无变化，表明颈内静脉有闭塞性血栓形成。此法称Crowe试验。

【治疗】

1. 非手术治疗　及早足量抗生素控制感染。对贫血患者，予输血等支持疗法。

2. 手术治疗　及时行乳突手术，探查乙状窦，清除病灶，通畅引流。窦内血栓一般不必取出。乳突术后症状不见减轻，患侧颈部压痛明显，或出现转移性脓肿时，应行患侧颈内静脉结扎术。

（三）耳源性脑膜炎

耳源性脑膜炎（otogenic meningitis）是急性或慢性化脓性中耳乳突炎所并发的软脑膜、蛛网膜急性化脓性炎症，是一种常见的颅内并发症。中耳感染可通过各种途径直接侵犯软脑膜和蛛网膜，亦可通过所引起的其他并发症而间接地引起软脑膜炎。

【临床表现】

1. 高热、头痛、呕吐　起病时可有寒战，继之发热，体温可高达40℃左右；头痛剧烈，为弥漫性全头痛，常以后枕部为重；呕吐呈喷射状，与饮食无关。

2. 可伴精神及神经症状　如烦躁不安、抽搐，重者谵妄、昏迷，以及相关的脑神经麻痹等。

3. 脑膜刺激征　颈项强直，甚者角弓反张。凯尔尼格（Kernig）征及布鲁津斯基（Brudzinski）征阳性。

4. 实验室检查　脑脊液压力增高、混浊，细胞数增多，以多形核白细胞为主，蛋白质含量增高，糖含量降低，氯化物减少。细菌培养可为阳性。血中白细胞增多，多形核白细胞增加。

【治疗】

1. 非手术治疗　足量抗生素及磺胺类药物控制感染，注意支持疗法及水、电解质平衡。必要时腰椎穿刺，注入适量抗生素。

2. 手术治疗　在控制下行乳突探查、根治术；对骨质破坏者，除去骨板至正常脑膜暴露。

（四）耳源性脑脓肿

耳源性脑脓肿（otogenic brain abscess）为化脓性中耳乳突炎所并发的脑组织内的脓液积聚。约占脑脓肿发病率的80%。是严重、危险的并发症。多见于青壮年。脓肿多位于大脑颞叶及小脑，多由于中耳胆脂瘤破坏鼓室盖、鼓窦盖、乳突盖或破坏乙状窦、窦脑膜角骨板，炎症直接侵入脑组织所致。

【临床表现】脑脓肿的临床表现可分为4期：

1. 起病期　约数天。有畏寒、发热、头痛、呕吐及轻度脑膜刺激征等早期局限性脑炎或脑膜炎的表现。

2. 潜伏期　持续10天至数周不等。多无明显症状，或有不规则头痛、低热，以及嗜睡、抑郁、烦躁、少语等精神症状。

3. 显症期　历时长短不一。脓肿形成，出现各种症状。

（1）中毒性症状：如发热，或体温正常或低于正常，食欲不振，全身无力等。

（2）颅内压增高症状：①头痛剧烈，多为持续性，常于夜间加剧；②意识障碍，如表情淡漠、嗜睡，甚至昏迷；③呕吐为喷射状，与饮食无关；④脉搏迟缓，与体温不一致；⑤可出现视乳头水肿；⑥其他：如打呵欠，频繁的无意识动作（挖鼻、触弄睾丸等），性格与行为改变等。

（3）局灶性症状：局灶性症状出现可早可晚，亦可不明显。

颞叶脓肿：①对侧肢体偏瘫；②对侧中枢性面瘫；③失语症；④对侧肢体强直性痉挛，同侧瞳孔散大或出现对侧锥体束征。

小脑脓肿：①中枢性眼震；②同侧肢体肌张力减弱或消失；③共济失调，如指鼻不准、错指物位、轮替运动障碍、步态蹒跚等。

4. 终期　常因脑疝形成或脑室炎、暴发性弥漫性脑膜炎死亡。

【诊断】慢性化脓性中耳炎急性发作病程中，病人出现剧烈头痛、呕吐、精神不振、表情淡漠、嗜睡、脉缓等表现，虽尚无定位体征，应考虑到脑脓肿的可能，抓紧进一步检查确诊，必要时请神经外科协同诊治。

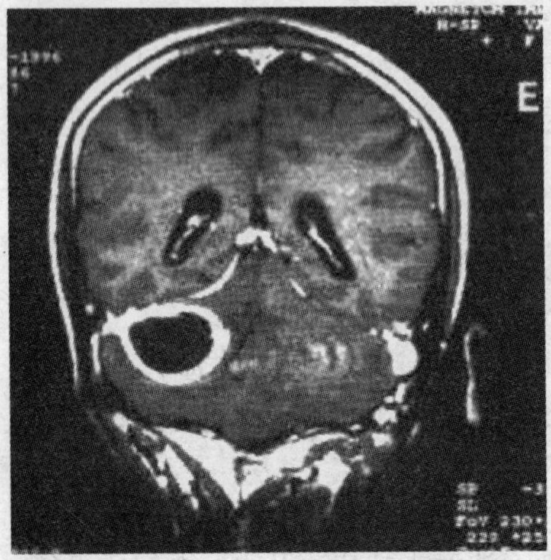

图1-4-7　颞叶脓肿 MRI

1. 头颅CT及MRI扫描　可显示脓肿大小、位置等情况，对脑脓肿早期定位诊断具有重要意义（图1-4-7）。

2. 脑超声波检查　幕上脓肿可出现脑中线波移位。

3. 经颈动脉脑血管造影　对大脑脓肿有诊断意义，但无助于小脑脓肿的诊断。

4. 脓肿诊断性穿刺　除颅底穿刺探查外，尚可经乳突术腔作诊断性穿刺。

5. 颅内压增高者，腰椎穿刺要慎重，以防诱发脑疝。

【治疗】

1. 非手术治疗　用足量、敏感的抗生素及磺胺类药物，开始可用大量广谱抗生素，如红霉素与氯霉素、羧苄西林与氨苄西林联合静脉滴注，以后参照细菌培养结果选用适当的抗生素。颅内压增高时，可用脱水疗法以降低颅内压，如用20％甘露醇与50％葡萄糖交替静脉注射。或用25％山梨醇、30％尿素，酌情应用类固醇激素类药物等。注意支持疗法及水、电解质平衡。

2. 手术治疗　及时行乳突探查术，清除乳突病灶，除去破坏的骨板至暴露正常脑膜，自乳突腔穿刺、切开排脓。若病情重笃，出现脑疝或脑疝危象者，应立即气管插管，给氧，紧急由神经外科行钻颅穿刺抽脓，或作侧脑室引流术，抢救生命。经反复穿刺抽脓无效或多房性脓肿等，宜请神经外科开颅摘除脓肿。

（王宁宇　辛忠海）

第五章　耳硬化症

耳硬化症（otosclerosis）是一种原因不明的原发于内耳骨迷路的局灶性病变，是以内耳骨迷路的密质骨出现灶性疏松，呈海绵状变性为特征的颞骨岩部病变，其以病理学为依据命名应称为耳海绵症，临床上沿用习称。临床上以双耳不对称性进行性传导性聋为特征，晚期可合并感音神经性聋。

【发病率】　临床耳硬化症的发病率随不同种族和地区而不同。据欧美文献报道，白种人发病率最高，为0.3%～0.5%，黄种人被认为是此病的低发种族。

关于患病年龄，20～40岁为高发年龄；性别差异各国报道不一致。国外报道白种人男女比例约为1∶2；而我国学者报道男女比例约为2∶1。

【病因】　尚未明确，归纳有以下几种可能因素：

1. 遗传学说　由于耳硬化症在不同种族及家系中发病率存在差异，因此被认为和遗传因素有关。有学者认为是常染色体显性或隐性遗传。近年来通过分子生物学研究发现，半数以上病例可以发现异常基因。

2. 内分泌学说　本病多见于青春发育期，以女性发病率高，且妊娠、分娩与绝经都可使病情进展、加重，因此推测与内分泌代谢紊乱有关。

3. 骨迷路成骨不全症　正常成人的骨迷路包裹存在窗前裂，它是前庭边缘的内生软骨层内遗留的发育和骨化过程中的缺陷，内有纤维结缔组织束及软骨组织。窗前裂作为一种正常结构可终身存在，而在某种因素的作用下，静止的前窗裂内的纤维结缔组织束及软骨组织可发生骨化而产生耳硬化病灶，临床及颞骨病理所见的耳硬化病灶，亦多由此处开始。

4. 自身免疫因素及其他　有学者发现耳硬化症病灶与类风湿性关节炎等病理变化相似，属于胶原性疾病或间质性疾病；还有人发现，酶代谢紊乱是使镫骨固定形成的原因；还有学者认为与流行性腮腺炎病毒、麻疹病毒、风疹病毒感染有关。

【病理】　骨迷路的骨壁由骨外膜层、内生软骨层和骨内膜层构成。耳硬化病灶常始于中间的内生软骨层，可波及内、外层。70%～90%发生于窗前裂，侵犯环韧带及镫骨足板致声音传导障碍，表现为传导性聋。40%病例在蜗窗或蜗管上有病灶，少数尚可见于内耳道壁中。

耳硬化症病理可人为划分为3个主要阶段：①充血阶段，内生软骨层内原有的正常骨质可能由于多种酶的作用，发生局灶性的分解和吸收，血管形成增多、充血。②海绵化阶段，为疾病的活动期，正常骨质被分解、吸收，代之以疏松的海绵状骨质，其特点为病灶内充满大量的血管腔隙，形成不成熟的网状骨。血管腔隙内含有大量的破骨细胞、成骨细胞和一些纤维组织；不成熟的网状骨为一种疏松的骨质，胶原纤维无规则地纵横交错穿行于其间，嗜碱性，在HE染色中呈深蓝色。③硬化阶段，血管间隙减少，骨质沉着，原纤维呈编织状结构，形成骨质致密、硬化的新骨。姜泗长将耳硬化症病灶的组织病理变化归纳为4种类型：活动型、中间型、静止型和混合型。

耳硬化症病变呈局灶性发展缓慢者多，也有进展较快者。临床上最常见的是镫骨性耳硬化症，病灶侵犯前庭窗龛、环韧带及镫骨，使镫骨活动受限至消失。耳蜗性或迷路性耳硬化症，是指病灶发生在蜗窗、蜗管、骨半规管及内耳道骨壁，病灶侵及内骨膜和骨层，可直接影响基底膜活动及内耳血液循环，并可向外淋巴液释放细胞毒酶等有毒物质，损伤血管纹及听觉毛细胞，产生眩晕及感音性听力下降。由于病灶有多发的可能，镫骨性耳硬化症与迷路性耳硬化症可以同时存在。

【临床表现】 耳聋最常见，耳鸣次之，眩晕少见。

1. 耳聋　无诱因双耳同时或先后出现缓慢进行性听力减退，起病隐袭，常不能说出明确的起病时间。

2. 耳鸣　耳鸣常与耳聋同时存在，可呈持续性或间歇性；一般以低音调为主，高音调耳鸣常提示耳蜗受侵。

3. 威利斯误听（Willis paracusis）　耳硬化症患者威利斯误听出现率为20%～80%。临床耳硬化症主要是传导性聋，在一般环境中听辨语言困难，在嘈杂环境中，病人的听觉反应较在安静环境中为佳，此现象称为威利斯误听。

4. 眩晕　若病灶侵犯前庭神经，可发生眩晕，可能与膜半规管受累或迷路水肿有关。前庭功能检查正常，多数患者手术后眩晕可消失。

【检查】

1. 耳部检查　耳道较宽大，皮肤薄而毛稀。鼓膜完整，位置及活动良好，光泽正常或略显菲薄，部分患者可见后上象限透红区，为鼓岬活动病灶区黏膜充血的反应，称为Schwartz征。

2. 听功能检查

（1）音叉检查：呈Bezold三征：即低频听阈提高，骨导延长及Rinne试验阴性；现在临床上常用256Hz或512Hz音叉进行检查。Gelle试验常被用来检查镫骨是否固定。音叉检查结果如下：

Weber试验：偏向听力较差侧。

Rinne试验：阴性，骨导大于气导（B.C>A.C）。

Schwabach试验：骨导延长。

Gelle试验：阴性，但须注意假阴性。

（2）纯音听力计检查：典型听力图可以分为上升型、平坦型和下降型。可出现特征性的卡哈切迹（Carhart notch），表现为0.5～2kHz不同程度下降，但4kHz接近正常（图1-5-1、1-5-2、1-5-3）。

3. 声导抗测试　①鼓室图：早期为A型，随着镫骨固定程度加重，可出现As型；有鼓膜萎缩者可表现为Ad型曲线。②声顺值：正常。③镫骨肌反射：早期病例，镫骨肌反射阈升高，可呈"起止"双曲线；而后即消失，不能引出。

4. 影像学检查　颞骨X线片无中耳乳突病变；多排螺旋CT（MDCT）及MDCT多平面重建（MPR）检查：在0.625mm薄层MDCT扫描片上，可以观察到耳硬化症病灶，包括前庭窗、蜗窗、耳蜗骨迷路的影像学改变，表现为前庭窗扩大或缩小，耳蜗骨迷路边缘不整，呈条片状密度减低或双环状改变。MPR可充分显示颞骨解剖及变异，有利于制定正确的手术方案。但是耳硬化症的CT表现并非特异性征象，还需与其他的疾病进行鉴别。前庭窗型耳硬化症需与耳囊内局限性低密度鉴别。后者是耳囊的先天性变异或耳囊骨化延迟所致，儿童常见，临床亦无耳硬化症表现。耳蜗型耳硬化症海绵化期要与其他累及双侧耳囊的对称性、弥漫性脱钙疾病如成骨不全、Paget 病、梅毒累及颞骨、双侧颞骨溶骨性转移相鉴别。

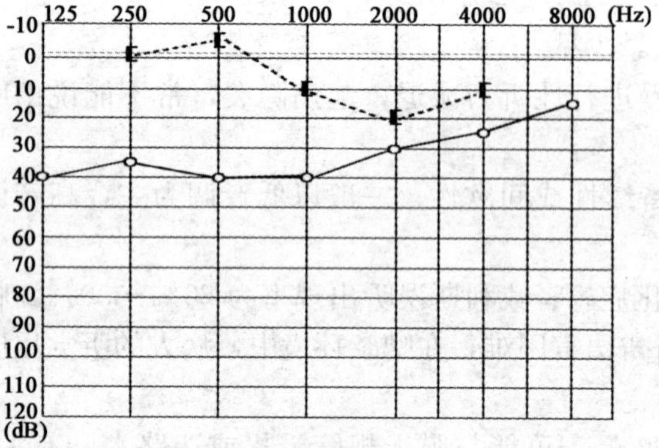

图 1-5-1　耳硬化症早期听力图

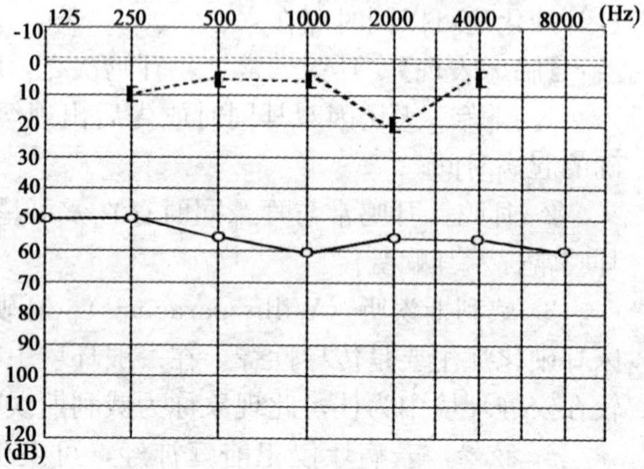

图 1-5-2　耳硬化症中期听力图

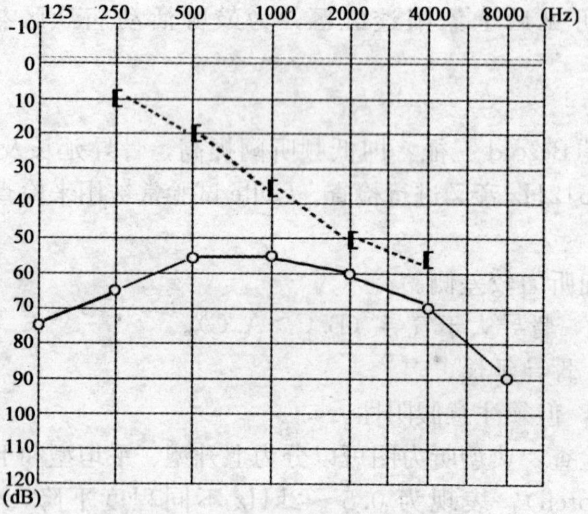

图 1-5-3　耳硬化症中晚期听力图

【诊断与鉴别诊断】　根据病史、家族史、症状及临床客观检查，对典型病例诊断不难。

病史中确认双耳原属正常，无诱因出现两耳不对称的进行性传导性聋及低频耳鸣，鼓膜正常，咽鼓管功能良好，音叉检查有 Bezold 三征，Gelle 试验阴性，纯音骨导听力曲线可有卡哈切迹，鼓室导抗图 A 型或 As 型，可诊断为镫骨性耳硬化症。

镫骨性耳硬化症需要与先天性中耳畸形、前庭窗闭锁、分泌性中耳炎、粘连性中耳炎、封闭型鼓室硬化症、后天原发性上鼓室胆脂瘤、van der Hoeve 综合征、Paget 病等鉴别。

无明显原因出现与年龄不一致的双耳进行性感音神经性聋，鼓膜完整，有 Schwartz 征，听力图气、骨导均下降但部分频率（主要是低频）骨、气导听阈有＞15～20dB HL 差距，鼓室导抗图A型，有家族性耳硬化症病史者，应考虑蜗性或晚期耳硬化症；经影像学检查，发现骨迷路或内耳道骨壁有骨质不均匀、骨腔变形等表现者，可确诊为迷路型耳硬化症。

迷路型耳硬化症需要与迟发性遗传性感音神经性聋、慢性耳中毒以及全身性疾病如糖尿病等因素所致的进行性耳聋相鉴别。

【治疗】

1. 保守治疗

（1）药物治疗：目前此方面的研究进展不大，主要试用于耳蜗型耳硬化症，氟化钠对耳硬化症的确切疗效尚需继续观察。具体方法如下：氟化钠8.3mg、碳酸钠364mg，口服，每日3次，持续半年后减量，维持量2年，同时使用维生素D，据称可使病变停止。

（2）配戴助听器：对有手术禁忌证或拒绝手术治疗患者，可配戴助听器。

2. 手术治疗 手术适应证是镫骨型耳硬化症，手术效果主要取决于临床分期、术式的选择。手术方式包括镫骨手术和内耳开窗术。

（1）镫骨手术：镫骨手术的原则是使固定的镫骨重新活动或使封闭的前庭窗重新开放，恢复前庭窗的传音功能；包括镫骨撼动术及各种类型镫骨切除术。

①镫骨撼动术：适用于早期耳硬化症，硬化病灶局限于镫骨足板前缘。1952年由Rosen倡导，分为直接撼动法和间接撼动法。近期有效率上升至80%以上，但远期疗效差，现已很少采用。

②镫骨切除术：适应证为：①耳硬化症患者，气导听力损失在30dB HL以上，骨气导间距在15dB HL以上，言语识别率在60%以上；②先天性镫骨畸形，或慢性中耳炎时出现镫骨固定。1892年，Blake首次完成了镫骨切除术；1956年Shea首创镫骨底板钻孔活塞术，并获得广泛应用。镫骨切除术术式繁多，根据处理镫骨的方式可以分为3类：①底板全切除术；②底板部分切除术；③底板钻孔活塞术。目前，镫骨手术中在底板开小窗，用活塞法重建足弓传音功能的方法得到广泛应用。

（2）内耳开窗术：适用于镫骨手术困难的耳硬化症患者，包括中耳解剖畸形，影响镫骨手术者；前庭窗广泛硬化灶；人工镫骨手术术后前庭窗再度骨封者。1938年由Lampert首创。此术式需要切除乳突气房，摒弃中耳传音结构，手术创伤大，不能消灭骨气导间距；骨导听阈大于30dB者不宜选用。因此，目前仅选择性地采用。

常见的手术并发症：

（1）中耳炎：急性细菌感染发生在数天内，少见。术后可给予预防性抗生素预防中耳炎发生。

（2）眩晕：术中或术后眩晕说明手术刺激反应较重，应对症治疗。

（3）修复性肉芽肿：症状通常出现在术后5～15天，表现为不稳感、耳鸣，及初期听力进步后又减退。检查见外耳道皮片水肿、充血，鼓膜后部发红。听力呈混合性聋，高频更重，语言辨别计分明显下降。应紧急切除肉芽肿，术后有一半患者听力恢复，另一半遗留不同程度感音神经性聋。

（4）鼓膜穿孔：通常因手术直接损伤，术后中耳炎也是原因之一。病情稳定后可行鼓膜成形术。

（5）迟发性面瘫：数天后发生，可能是反应性面神经水肿所致，用激素及神经营养剂可望在一至数周内痊愈。

（6）感音神经性聋：术后立即发生的原因有：①直接损伤膜迷路；②组织移植片退化，退变产物污染外淋巴；③修复性肉芽肿。

（7）传导性聋：原因为：①假体功能不好；②纤维粘连；③未查出的锤骨固定；④未查出的圆窗闭塞。应行鼓室探查术。

（8）外淋巴漏：是镫骨手术潜在的严重并发症，典型症状为轻至中度的波动性感音神经性聋和发作性不稳感，也可表现为突发性聋和严重眩晕，但少见。处理是组织修复和重换假体。

（9）砧骨吸收性骨炎：原因：①对假体的异物反应；②钢丝过紧导致吸收性骨炎，破坏连接远端的长突。长突完全中断可发生在打喷嚏、擤鼻及撞击头部时，也可逐渐缓慢发生，导致大的骨气导间距，应行鼓室探查，更换假体连接于砧骨长突残端或锤骨柄。

【预后】 耳硬化症为缓慢进行性侵犯骨迷路壁的内耳病变，可致传导性聋和/或感音神经性聋。目前尚无有效药物，手术只能改善中耳的传音功能，不能阻止病灶的发展，部分进展较快、多病灶者，最后有成为重度感音神经性聋的可能。

（孙建军　白文忠）

第六章　眩　晕

第一节　梅尼埃病

梅尼埃病（Ménière's disease）是一种原因不明的、特发性膜迷路积水为主的内耳病，表现为反复发作的旋转性眩晕，波动性感音神经性听力损失，耳鸣和/或耳胀满感。

文献报道该病发病率差异较大，约为（7.5～218）/10万人。发病年龄差异较大，约为4～90岁；多发于中年，发病高峰年龄为40～60岁；男女发病率的比例为（1～1.3）∶1。一般单耳发病，随着病程延长，可出现双耳受累。

【病因】　迄今不明。内淋巴由耳蜗血管纹及前庭暗细胞产生后，通过局部环流及纵流方式达内淋巴囊被吸收，借以维持其容量的恒定。梅尼埃病发生机制主要是内淋巴产生和吸收失衡。主要学说如下：

1. 内淋巴管机械阻塞与内淋巴吸收障碍　内淋巴纵流任何部位的狭窄或梗阻，如内淋巴囊发育不良、炎性纤维变性增厚等，都可能引起内淋巴管机械性阻塞或内淋巴吸收障碍，是膜迷路积水的主要原因。

2. 免疫反应学说　研究证实，内耳能接受抗原刺激并产生免疫应答，以不同方式进入内耳或由其本身产生的抗原，能刺激聚集在血管、内淋巴管和内淋巴囊周围的免疫活性细胞产生抗体。内耳局部产生的抗体，在血管纹中产生抗原-抗体反应，可引起膜迷路积水。

【病理】　基本病理表现为膜迷路积水膨大，膜蜗管和球囊较椭圆囊和壶腹明显。膜蜗管膨大，前庭膜被推向前庭阶，前庭膜内皮细胞增生。球囊膨大，充满前庭，向外抵达镫骨足板，向后上压挤椭圆囊使之扭曲移位。内淋巴压力极高时可使前庭膜破裂，内、外淋巴混合，尤其当膜迷路反复破裂或长期不愈时，血管纹、盖膜、耳蜗毛细胞及其支持细胞、传入神经纤维及其螺旋神经节细胞均可退变。前庭终器病变常较耳蜗为轻。

内、外淋巴混合导致离子平衡破坏、生化紊乱是梅尼埃病临床发病的病理基础。

【临床表现】　典型临床表现包括发作性眩晕，波动性、渐进性耳聋，耳鸣以及耳胀满感。

1. 眩晕　突发旋转性眩晕伴有恶心、呕吐等自主神经症状。睁眼转头时加剧，闭目静卧时减轻。神志清醒。眩晕持续短暂，通常2～3h转入缓解期，持续超过24h者较少见。

2. 耳聋　初期可无自觉耳聋，多次发作后始感明显。一般为单侧，发作期加重，间歇期减轻，呈明显波动性听力下降。听力丧失的程度随发作次数的增加而加重，但极少全聋。

3. 耳鸣　多出现在眩晕发作之前。初为持续性低调吹风声或流水声，后转为高音调蝉鸣声或汽笛声。耳鸣在眩晕发作时加剧，间歇期自然缓解，但常不消失。

4. 耳胀满感　发作期患耳内或头部有胀满、沉重感，有时感耳周灼痛。

【检查】

1. 耳镜检查鼓膜正常。鼓室导抗图正常。咽鼓管功能良好。

2. 前庭功能检查　冷热试验正常或异常，有优势偏向。镫骨足板与膨胀的球囊粘连时，增减外耳道气压诱发眩晕与眼震，称 Hennebert 征阳性。

3. 听力学检查　呈感音神经性聋表现，纯音听力图早期为上升型。晚期可呈平坦型或下降型。阈上功能检查有重振现象，音衰试验正常。耳蜗电图－SP 增大、SP-AP 复合波增宽，－SP/AP 比值增加（－SP/AP＞0.4），AP 的振幅-声强函数曲线异常陡峭。

4. 甘油脱水剂试验　目的是通过减少异常增加的内淋巴而检测听觉功能的变化，协助诊断。阳性率为 57%～75%。听力损害轻微或重度无波动者，结果可能为阴性；服用甘油后耳蜗电图中－SP 幅值减小，耳声发射由无到有，均可作为阳性结果的客观依据。

5. 颞骨 CT 偶显示前庭导水管周围气化差，导水管短而直。

6. 膜迷路 MRI 成像，部分患者可显示前庭导水管变直、变细。

【诊断与鉴别诊断】　梅尼埃病诊断主要依靠翔实的病史、全面的检查和仔细的鉴别诊断，在排除其他可引起眩晕的疾病后作出临床诊断。中华医学会耳鼻咽喉科学分会及《中华耳鼻咽喉科杂志》编委会 2006 年贵阳会议制定出梅尼埃病的诊断依据如下：

1. 诊断依据

（1）发作性旋转性眩晕 2 次或 2 次以上，每次持续 20min 至数小时。常伴自主神经功能紊乱和平衡障碍。无意识丧失。

（2）波动性听力损失，早期多为低频听力损失，随病情进展听力损失逐渐加重。至少 2 次纯音测听为感音神经性听力损失，可出现听觉重振现象。伴有耳鸣和/或耳胀满感。

（3）排除其他疾病引起的眩晕，如良性阵发性位置性眩晕、迷路炎、前庭神经元炎、药物中毒性眩晕、突发性聋、椎-基底动脉供血不足和颅内占位性病变等。

2. 临床分期

（1）早期　间歇期听力正常或有轻度低频听力损失。

（2）中期　间歇期低、高频率均有听力损失。

（3）晚期　全频听力损失达中重度以上，无听力波动。

3. 可疑诊断（梅尼埃病待诊）

（1）仅有 1 次眩晕发作，纯音测听为感音神经性听力损失，伴有耳鸣和耳胀满感。

（2）发作性眩晕 2 次或 2 次以上，每次持续 20min 至数小时。听力正常，不伴有耳鸣和耳胀满感。

（3）波动性低频感音神经性听力损失。可出现重振现象。无明显眩晕发作。

符合以上任何一条为可疑诊断。

对于可疑诊断者根据条件可进一步行甘油脱水剂试验、耳蜗电图、耳声发射及前庭功能检查。

4. 常见周围性眩晕疾病鉴别如下

（1）良性阵发性位置性眩晕（benign paroxysmal positional vertigo，BPPV）：系特定头位诱发的短暂（数秒钟）阵发性眩晕，伴有眼震。常由于内耳耳石器供血不足或头颅外伤、耳石微粒沉积于后膜半规管的嵴顶，称为嵴顶结石症。由于不具耳蜗症状而易与梅尼埃病相鉴别。

（2）前庭神经元炎（vestibular neuronitis）：常起于感冒后，因病毒感染所致。临床上以突发眩晕、向健侧的自发性眼震、恶心、呕吐为特征。前庭功能减弱而无耳鸣和耳聋。数天后症状逐渐缓解，但可转变为持续数月的位置性眩晕。痊愈后极少复发。该病无耳蜗症状是与梅尼埃病的主要鉴别点。

（3）前庭药物中毒：有应用耳毒性药物的病史，眩晕起病慢，程度轻，持续时间长，非发作性，可因逐渐被代偿而缓解，伴耳聋和耳鸣。

（4）突发性聋（sudden deafness）：约半数突发性聋患者伴眩晕，但极少反复发作。听力损失快而重，以高频为主，无波动（参见本书相关章节）。

（5）Hunt 综合征：有轻度眩晕、耳鸣和听力障碍，耳廓或其周围皮肤的带状疱疹及周围性面瘫有助于鉴别。

（6）Cogan 综合征：眩晕及双侧耳鸣、耳聋，非梅毒性角膜实质炎与脉管炎为其特点，糖皮质激素治疗效果显著，可资区别。

（7）外淋巴瘘（perilymph fistula）：蜗窗或前庭窗自发性或继发性（继手术、外伤等之后的）外淋巴瘘，除波动性听力减退外，可合并眩晕及平衡障碍。可疑者宜行窗膜探查证实并修补之。

（8）听神经瘤（acoustic neuroma）：早期可出现感音神经性耳聋、耳鸣和平衡障碍。听觉脑干诱发电位、前庭功能检查和内耳道、小脑脑桥角影像学检查可以鉴别。

【治疗】 目前多采用药物治疗、中耳压力治疗和手术治疗。

1. 药物治疗

（1）一般治疗：发作期应卧床休息、低盐饮食和心理治疗等。

（2）对症治疗：前庭神经抑制剂如地西泮、地芬尼多仅在急性发作期使用。抗胆碱能药如山莨菪碱和东莨菪碱；血管扩张药及钙离子拮抗剂如氟桂利嗪、尼莫地平等。利尿脱水药如氯噻酮等。依他尼酸和呋塞米等因有耳毒性而不宜采用。

2. 中耳压力治疗 低压脉冲发生器是一种便携式装置，通过鼓膜通气管将低频、低振幅压力脉冲传输到鼓室并作用于蜗窗，从而产生外淋巴液的位移运动，引起内淋巴液向内淋巴管、内淋巴囊的纵流和吸收以及局部环流和吸收，减少内淋巴液，改善膜迷路积水；同时使内耳淋巴液动态平衡，达到治疗梅尼埃病的目的。

3. 手术治疗 凡眩晕发作频繁、剧烈，长期治疗无效，耳鸣且耳聋严重者可考虑手术治疗。手术方法较多，宜先选用破坏性较小又能保存听力的术式。

（1）听力保存手术：可按是否保存前庭功能而分两个亚类：

前庭功能保存类：包括：①内淋巴囊减压术；②内淋巴分流术等。

前庭功能破坏类：①经过电凝、冷冻或超声破坏前庭或半规管的膜迷路；②化学药物前庭破坏术；③各种进路的前庭神经切除术等。

（2）非听力保存手术：即迷路切除术。

4. 前庭康复 中华医学会耳鼻咽喉科学分会及《中华耳鼻咽喉科杂志》编委会 2006 年贵阳会议制定梅尼埃病疗效评定标准如下：

（1）眩晕的评定：采用治疗后 18～24 个月之间眩晕发作次数与治疗前 6 个月眩晕发作次数进行比较，按分值计。

分值＝（治疗后 18～24 个月间发作次数/治疗前 6 个月发作次数）×100

眩晕程度分为5级，即：

A级：0分（完全控制，不可理解为“治愈”）；

B级：1～40分（基本控制）；

C级：41～80分（部分控制）；

D级：81～120分（未控制）；

E级：>120分（加重）。

（2）听力评定：以治疗前6个月内最差一次的0.25、0.5、1、2和3kHz听阈（听力级）平均值减去治疗后18～24个月最差的一次相应频率听阈平均值进行评定。听力改善分为4级，即：

A级：改善>30dB或各频率听阈<20dB；

B级：改善15～30dB；

C级：改善0～14dB（无效）；

D级：改善<0dB（恶化）。

如诊断为双侧梅尼埃病，应分别评定。

（3）活动能力评定：采用治疗后18～24个月之间活动受限日与治疗前6个月活动受限日进行比较，按：所得分值＝（治疗后18～24个月间活动受限日/治疗前6个月活动受限日）×100

活动能力分为5级，即：

A级：0分（完全改善）；

B级：1～40分（基本改善）；

C级：41～80分（部分改善）；

D级：81～120分（未改善）；

E级：>120分（加重）。

附：活动受限日是指当日活动评分为3分、4分的天数。

活动评分：①0分：任何活动不受影响；②1分：活动轻度受影响；③2分：活动中度受影响，但无活动受限；④3分：活动受限，无法工作，必须在家中休息；⑤4分：活动严重受限，整日卧床或绝大多数活动不能进行。

（黄魏宁）

第二节　眩晕的鉴别诊断

眩晕（vertigo）是因机体对空间定位障碍而产生的一种运动性或位置性错觉。

人体的平衡是由前庭系统、本体感觉系统（包括皮肤浅感受器和颈、躯体的深部感受器）和视觉系统这三个系统互相作用，以及周围与中枢神经系统之间的复杂联系和整合而维持的。前庭系统在维持机体平衡中起主导作用。前庭系统及其与中枢联系过程中的任何部位受生理性刺激或病理性因素的影响，都可能使这种信息发送的两侧对称性或均衡性遭到破坏，其结果在客观上将表现为平衡障碍，主观感觉则为眩晕。因此，除耳鼻咽喉科疾病可致眩晕外，其与内科、神经内科、骨科、眼科及精神科的关系都极为密切。

【分类】 眩晕的分类包括耳源性与非耳源性眩晕；真性（旋转性）与假性（非旋转性）

眩晕；周围性眩晕与中枢性眩晕等。

按病变部位及病因分类：

（一）前庭性眩晕

1. 前庭周围性眩晕

（1）耳蜗前庭疾患：①迷路内：如梅尼埃病；②迷路外：如氨基糖苷类耳中毒。

（2）前庭疾患：①迷路内：如良性阵发性位置性眩晕；②迷路外：如前庭神经元炎。

2. 前庭中枢性眩晕 ①血管性；②肿瘤、外伤。

（二）非前庭性眩晕

包括：①眼性眩晕；②颈性眩晕；③循环系统疾病；④血液病；⑤内分泌及代谢性疾病；⑥精神性眩晕。

【检查】 应进行下列各项检查，以明确眩晕的病因及病变部位。

1. 全身一般检查。

2. 耳鼻咽喉专科检查。

3. 神经系统检查 ①脑神经功能检查；②感觉系统检查；③运动系统检查。

4. 精神心理状态评估 应包括精神状态及心理应激状态评估。

5. 听力学检查 可协助对眩晕进行定位诊断。

6. 前庭功能检查 眼震电图和姿势描记图是诊断的主要客观依据。

7. 眼科检查 有助于判断是否为眼性眩晕。

8. 颈部检查 对疑为颈性眩晕者，应进行颈部检查。

9. 影像学检查 有助于了解中耳、内耳道及颅内情况，如CT、MRI、TCD、SPECT等检查。

【诊断】 眩晕的诊断应做到定位、定性、定因，方可有利于指导治疗。

（一）病史的采集与分析

1. 发作的形式

（1）运动错觉性眩晕：①旋转性眩晕（rotatory vertigo）；②移位性眩晕（translational vertigo）。

（2）平衡失调或平衡障碍：表现为姿势及步态平衡障碍。

（3）头晕、头昏、头沉重压迫感、眼前发黑等：多为中枢性前庭疾患如脑血管缺血性疾病所致，或为过度换气综合征，全身性疾患累及前庭系统等所致。

2. 眩晕发作的时间与发作频率

（1）眩晕持续数分钟至数小时：如梅尼埃病、迟发性膜迷路积水。

（2）眩晕持续数秒钟：如良性阵发性位置性眩晕。

（3）眩晕持续数天至数周：如前庭神经元炎。

（4）眩晕病程不定：①迷路瘘管；②内耳损伤：如迷路震荡，颞骨横行骨折波及内耳；③双侧前庭缺损。

3. 眩晕发作时情况 眩晕在何种情况下或体位下发生。

4. 眩晕的伴发症状 如耳蜗症状、神经系统症状、自主神经症状。

5. 发病前的诱因 应了解眩晕发作前一天或数天内有无上呼吸道感染病史、情绪激动史及重体力活动史。

6. 既往史　包括各系统病史。

（二）眩晕患者的精神心理学评价

利于分析症状及制订治疗方案。

（三）眩晕的临床检查评价

1. 周围性眩晕的一般特征

（1）眩晕为突发旋转性，持续时间短暂，可自然缓解或恢复，常反复发作。

（2）眩晕程度剧烈，伴耳聋、耳鸣及恶心、呕吐等自主神经症状，无意识障碍和其他神经系统症状。

（3）自发性眼震为旋转性或旋转水平性，Ⅰ～Ⅱ度，发病初期眼震向患侧，稍后转向健侧。各项前庭反应协调，眼震与眩晕的方向一致，倾倒与自示偏斜方向一致，前、后两者方向相反。自发反应与诱发反应以及自主神经反应的程度大体相仿。

（4）温度试验可出现前庭重振现象（一侧前庭功能减弱，增强刺激则反应正常）。

2. 中枢性眩晕的一般特征

（1）眩晕可为非旋转性，持续时间较长（数天、数周或数月），程度不定，一般较轻，有时可进行性加重，与头和身体的位置变动无关。

（2）可无耳部症状；自主神经反应的程度与眩晕不相协调。

（3）多伴有其他脑神经、大脑或小脑症状。眩晕发作时有意识丧失。

（4）自发性眼震粗大，为垂直性或斜行性，也可为无快慢相的摆动性，持续久，程度不一，方向多变，甚至呈双相性。

（5）前庭反应分离现象，自发与诱发不一致，可出现前庭减振现象（弱刺激引起强反应，强刺激引起弱反应）。

（6）温度试验有向患侧的优势偏向。

【眩晕的鉴别诊断】　根据周围性眩晕与中枢性眩晕的一般特征鉴别，见表1-6-1。

表1-6-1　眩晕的鉴别诊断

鉴别要点	周围性眩晕	中枢性眩晕
眩晕类型	突发旋转性	旋转或非旋转性
眩晕程度	较剧烈	程度不定
伴发耳部症状	伴耳胀满感、耳鸣、耳聋	多无耳部症状
伴发前庭神经症状	常与前庭反应协调	常与前庭反应分离
体位及头位影响	头位或体位变动时眩晕加重	与变动体位或头位无关
发作持续时间	持续数小时到数天，可自然缓解或恢复	持续时间长，数天到数月
意识状态	无意识障碍	可有意识丧失
中枢神经系统症状	无	常有
自发性眼震	水平旋转或旋转性眩晕方向一致	粗大，垂直或斜行，方向多变
温度试验	可出现前庭重振现象	可出现前庭减振或反应分离

（黄魏宁）

第七章 耳 聋

第一节 耳聋概述

耳聋为人耳听觉功能损失的总称。听觉在人类进行社会活动和日常生活中具有不可替代的重要作用。听觉在言语形成中起着接受语声刺激，进行模仿以及监测和校正自身发声的双重作用。因此，听觉丧失不仅阻碍了患者学习和正常的社交，同时还伴有精神心理的创伤。

据世界卫生组织 2001 年统计，全世界约 2.5 亿听力残疾人。我国卫生部 2000 年公布的调查结果显示：我国听力言语残疾人口已达到 2057 万，居我国五类残疾人之首。虽然，目前出现了助听器、人工听骨、人工耳蜗和脑干植入装置等听力辅助装置，但其价格昂贵，而我国是发展中国家，大部分耳聋患者因经济原因无法诊治，因此，防聋和治聋问题，必须从社会-心理-医学的高度来认识，遵照循证医学的方法，动员科学技术及社会组织的力量，互相协作，共同解决。

【耳聋分级】 标准的正常人耳，能听到频率为 20～20 000Hz、声强为 0dB 的声音，人类的言语频率通常在 500～2000Hz 之间。临床上常以纯音测听所得言语频率听阈的平均值为标准。言语频率听阈平均值各国计算方法不完全一致。我国法定以 500Hz、1000Hz、2000Hz 3 个频率为准，有的国家还将 3000Hz 或 4000Hz 列入统计范围。

耳聋分级，以单耳听力损失为准，分为 5 级：①轻度耳聋：听低声谈话有困难，语频平均听阈 26～40dB 之间；②中度耳聋：听一般谈话有困难，语频平均听阈在 41～55dB 之间；③中重度耳聋：要大声说话才能听清，语频平均听阈在 56～70dB 之间；④重度耳聋：需要耳旁大声说话才能听到，语频平均听阈在 71～90dB 之间；⑤极度耳聋：耳旁大声呼唤都听不清，语频平均听阈＞90dB。1986 年 10 月 7 日，我国公布了听力“残疾标准”，与 WHO/ISO 规定的标准对照如表 1-7-1。

表 1-7-1 我国听力“残疾标准”（1986）与国际标准（1980）比较表

我国标准		好耳的平均听阈（dB）	国际标准		备注
类别	等级	（0.5，1，2kHz）	听力困难程度	等级	（耳聋程度）
		～25	无重要意义	A	正常
		26～40	稍感困难	B	轻度聋
重听	二级重听	41～55	轻度困难	C	中度聋
	一级重听	56～70	明显困难	D	中重度聋
聋	二级聋	71～90	严重困难	E	重度聋
	一级聋	＞90	极度困难	F	极度聋

注：①聋与重听均指双耳；若双耳听力损失程度不同，则以听力损失较轻的一耳为准。②若一耳系聋或重听，而另一耳的听力损失等于或小于 40dB 者，则不属于听力残疾范围

【耳聋分类】 按病变性质和部位分类，可分为器质性聋和功能性聋两大类。器质性聋可按病变部位分为传导性聋、感音神经性聋和混合性聋3种。感音神经性聋可细分为感音性聋，其病变部位在耳蜗，又称耳蜗性聋；神经性聋，因其病变部位在耳蜗以后的诸部位，又称蜗后性聋。功能性聋无明显器质性变化，又称精神性聋或癔症性聋。

按发病时间分类，可以按出生前后划分为先天性聋和后天性聋。以语言功能发育程度划分为语前聋和语后聋。先天性聋按病因不同可分为遗传性聋和非遗传性聋两类。

【耳聋概述】

1. 传导性聋　耳的传音结构和功能障碍，使声波到达内耳的声能减弱，导致不同程度的听力减退称为传导性聋。其病因包括发育畸形、炎症、外伤和肿瘤。发育畸形包括先天性耳畸形、听骨链畸形、鼓膜缺失、前庭窗和蜗窗发育不全等；炎症性疾病包括外耳道炎和外耳道疖、慢性化脓性中耳炎及其并发症、分泌性中耳炎等；外伤包括耳廓外伤、颞骨骨折等；肿瘤包括耳廓、外耳道、中耳、颅底和侧颅底肿瘤等。

2. 感音神经性聋　是指由于内耳毛细胞、血管纹、螺旋神经节、听神经或听觉中枢的器质性病变阻碍声音的感受与分析或影响声音信息的传递而引起的听力减退或丧失。分为3个部分，概述如下：

（1）先天性遗传性聋：包括先天性遗传性综合征性聋和先天性遗传性非综合征性聋，是指由于染色体或基因异常等遗传缺陷导致听觉器官发育缺陷而形成的听力障碍。

（2）先天性非遗传性聋：指由于妊娠期母体因素或分娩因素引起的听力障碍。主要因素有妊娠期母亲病毒感染或大量应用耳毒性药物、产伤、新生儿核黄疸等。

（3）后天非遗传性获得性感音神经性聋：发病率占临床确诊的感音神经性聋的90%以上，较为常见的主要有突发性聋、药物性聋、老年性聋、噪声性聋、创伤性聋、病毒或细菌感染性聋、全身疾病相关性聋等。其中突发性聋、药物性聋、老年性聋见相关章节，其他分述如下：

①噪声性聋：是指由于急性或慢性强声刺激损伤听觉器官而引起的听力障碍。患者有噪声接触史，临床上表现为双耳持续性高调耳鸣、渐进性听力减退和其他系统受累症状。

②创伤性聋：是指由头颅外伤、耳气压伤等损伤内耳而引起的听觉障碍。患者多因头颅创伤等伤及颞骨和内耳及中枢神经系统，引起创伤性聋。

③病毒或细菌感染性聋：各种病毒或细菌感染性疾病如病损累及听觉系统，均可引起单侧或双侧非波动性感音神经性聋。临床上较常见的致聋性感染有流行性脑脊髓膜炎、流行性腮腺炎、流行性感冒、耳带状疱疹、艾滋病、梅毒等。

④全身疾病相关性聋：全身性疾病如高血压病、糖尿病、系统性红斑狼疮、多发性硬化、血液系统疾病等皆可损伤内耳，导致感音神经性聋。

【耳聋的诊断】

1. 病史　围绕主诉询问病史，以及全身性疾病病史。耳聋、耳鸣和眩晕是耳科疾病的常见症状，常常伴随出现。

2. 查体　包括必要的全身查体和专科查体。专科查体要全面，注意耳鼻咽喉头颈外科的器官-结构-功能和症状的关联性。

3. 听力学检查包括纯音测听、声导抗测试、耳声发射等。

4. 前庭功能检查和咽鼓管功能检查。

5. 影像学检查　包括乳突 X 线片、颞骨 CT 和 MRI 等。

【耳聋的治疗】

1. 传导性聋的外科治疗　耳整形外科和耳显微外科技术是治疗传导性聋的主要方法。适应证包括先天性耳畸形（包括小耳畸形、外耳道闭锁及中耳畸形）、慢性化脓性中耳炎。耳蜗显微内镜可以直接观察耳蜗内部，为耳蜗微创外科铺平了道路，将显著促进耳显微外科的发展。

2. 感音神经性聋　目前主要是应用听力辅助装置，包括助听器、人工听骨、人工耳蜗和脑干植入装置等。在助听器方面，有气导式助听器、骨导式助听器和振动式助听器（但产量仍然明显不足）。人工耳蜗植入术已成为双耳极重度感音神经性聋听觉康复的重要手段，但国内大部分地区尤其是内陆地区开展受限，主要原因是进口人工耳蜗价格昂贵。随着人工耳蜗产品国产化的临近，人工耳蜗植入术的开展很快将进入快速普及阶段。听觉脑干植入适用于双侧听神经瘤、耳蜗明显骨化和听神经发育不全的病例，但目前尚处于起步阶段。

在感音神经性聋的治疗方面，随着耳聋基因不断被发现及分子生物学技术的迅速发展，基因治疗和细胞治疗成为另外一个重要的治疗途径。目前处于动物实验研究，有望不久应用于临床治疗，并取得突破性进展。

【耳聋的预防】　耳聋防治仍然要贯彻预防为主、早期发现、早期干预的指导方针。同时，耳聋预防也是一项需要多方面参与的社会化工程，通过全社会的努力，让人人都较深入认知耳聋防治的重要性，真正使大家共同参与耳聋的群防群治；在医学领域，也要耳科学、听力学、儿科学、产科学、遗传学、分子生物学等多学科通力协作，才能不断提高耳聋的防治水平。

第二节　突发性聋

突发性聋是指突然发生的（可在数分钟、数小时或 3 天以内发生），原因不明的感音神经性听力损失，至少在相连的 2 个频率听力下降 20dB 以上。

发病无明显性别差异，年发病率约为 5～20/10 万。任何年龄都可能患病，但患病的高峰年龄为 50～60 岁，近年来有发病年龄向年轻偏移的趋势。

【病因】　主要的学说有病毒感染和内耳供血障碍学说。

1. 病毒感染学说　临床上观察到，大约 1/5～1/3 的病人在发病前 1 个月内有上呼吸道感染史，致病病毒种类甚多，其中腮腺炎病毒是最重要的致病因素。

2. 内耳供血障碍学说　内耳血管功能障碍与突发性聋关系密切。临床上应用实验结果证实，血管疾病可以引起突发性聋。由于内耳迷路动脉为终末动脉，故内耳血供障碍学说受到重视。然而，内耳血供障碍学说至今尚有争议。

【临床表现】

1. 听力下降　听力一般在数分钟或数小时内下降至最低点，少数病人听力下降较为缓慢，在 3 天内方达到最低点。听力损失为感音神经性。

2. 耳鸣　可为首发症状。突然发生，音调很高，同时或相继出现听力迅速下降。

3. 眩晕　约半数病人在听力下降前或听力下降发生后出现眩晕。

4. 其他症状　部分病人有患耳耳内堵塞、压迫感，以及耳周麻木或沉重感。

【诊断】

1. 突然发生的，可在数分钟、数小时或 3 天以内发生。

2. 非波动性感音神经性听力损失，可为轻、中或重度，甚至全聋。至少在相连的 2 个频率听力下降 20dB 以上。多为单侧，偶有双侧同时或先后发生。

3. 病因不明（未发现明确原因包括全身或局部因素）。

4. 伴耳鸣、耳堵塞感。

5. 伴眩晕、恶心、呕吐，但不反复发作。

6. 除第Ⅷ脑神经外，无其他脑神经受损症状。

【治疗】 由于病因未明，突发性聋的治疗乃经验性治疗。

1. 一般治疗　注意休息，适当镇静，积极治疗相关疾病，如高血压、糖尿病等。

2. 改善内耳微循环药物。

3. 糖皮质激素类药物。

4. 降低血液黏稠度和抗凝药物。

5. 神经营养类药物。

6. 其他治疗，如混合氧、高压氧等治疗。

【疗效分级】

1. 痊愈　受损频率听阈恢复至正常，或达健耳水平，或达此次患病前水平。

2. 显效　受损频率平均听力提高 30dB 以上。

3. 有效　受损频率平均听力提高 15～30dB。

4. 无效　受损频率平均听力改善不足 15dB。

第三节　药物性聋

某些药物和化学物质对听觉感受器或听觉神经通路有毒性作用，在人体内超过一定的累积剂量常常引起内耳和听觉系统中毒，从而导致听力障碍称为药物性聋。此外，有一些敏感个体，尽管在药物安全剂量范围之内应用耳毒性药物，也会导致药物性聋。

目前已知的耳毒性药物有近百余种，常见的有氨基糖苷类抗生素（链霉素、卡那霉素、新霉素、庆大霉素、小诺米星、阿霉素等）；非氨基糖苷类抗生素（万古霉素、多黏菌素 B 等）；抗肿瘤制剂（长春新碱、2-硝基咪唑、顺铂等）；水杨酸盐类制剂；局部麻醉药（丁卡因、利多卡因、可卡因、普鲁卡因等）；髓袢利尿剂（依他尼酸、呋塞米）；重金属类制剂；抗疟药（奎宁、卡铂、氯喹）；化学物质（铅、磷、砷、苯、一氧化碳、二氧化碳、四氯化碳）；乙醇、烟等。

【发病机制】 药物性聋的发病机制尚不清楚，一般认为，药物性聋取决于药物种类、剂量、时间、途径，以及个体因素。不同药物及化学物质选择性地损伤内耳或听觉通路，其机制不同。

1. 耳毒性药物及化学物质可通过血液循环、脑脊液、鼓室蜗窗膜进入内耳，并在内耳蓄积引起内耳损伤，或使听觉通路中毒。孕妇用药可经胎盘进入胎儿体内造成听觉受损。

2. 损伤机制　耳毒性药物和物质均经肾排出，且均对肾有毒性作用，故肾功能不良时更容易造成药物性聋。

氨基糖苷类抗生素应用广泛，因而其致聋机制受到重视。不同的氨基糖苷类抗生素进入内耳后损伤的部位不同，有的药物作用于内耳听觉感受器，有的则作用于前庭感受器。氨基糖苷类抗生素在体内药代动力学呈二房性，常常为体循环内的药物已排完，而内耳中的药物浓度却很高，排出很慢，造成内耳药物蓄积，可导致停药后一段时间内听觉毛细胞一直处在受损状态，听力一直处于下降趋势，形成延迟性发病的特点。一般认为是该类药物直接作用于毛细胞的膜性结构，与膜上的膜蛋白和磷脂类蛋白相结合，破坏了线粒体 DNA 的结构，导致细胞变性、坏死。

化学物质中毒致聋机制各不相同，受损部位多为听觉神经通路。

【临床表现】

1. 常常表现为双耳听力受损。

2. 早期听力曲线为下降型，之后为平坦型，有重振现象。

3. 前庭功能下降症状　眩晕。

4. 常伴耳鸣和重振现象。

5. 早期治疗效果好。

【治疗】

1. 预防为主　一旦发病应早期诊断、早期治疗。对孕妇、婴幼儿、肾病患者、噪声工作环境的人慎用一切耳毒性药物。

2. 治疗原则　停用耳毒性药物；促进药物从内耳排出；应用改善微循环、营养神经及毛细胞的药物。如耳聋不能恢复者可选配助听器或人工耳蜗植入。

第四节　老年性聋

老年性聋是伴随老化过程中主要由于听觉系统的退行性改变引起的自然的听力损失。一般是 40 岁开始出现症状，60～70 岁老人听力减退者约占 30%～40%，是老年人群中第三个最常见的慢性病。

【病因】

1. 外部环境因素　人体在生命过程中各种噪声长期损伤的积累。

2. 人体内稳态的改变

（1）血管病变：人体衰老的基本表现之一动脉硬化也会影响听觉系统的血管，影响其氧的交换，引起代谢障碍。

（2）血液流变学：在老年过程中，血液黏滞性、红细胞僵硬度和红细胞滤过能力的改变与老年感音神经性聋有关。

（3）机械性原因：听骨链变性，基底膜僵硬，螺旋孔骨质肥大，耳蜗导水管阻塞。

3. 分子生物学机制

（1）神经递质和神经活性物质的改变：表现为谷氨酸盐的过度释放和 GABA（γ-氨基丁酸）含量的下降。谷氨酸盐是中枢神经系统兴奋性突触递质，其兴奋毒性可能直接或间接作用于突触后神经元受体，导致细胞死亡。在老年性聋动物模型中发现下丘和耳蜗核内 GABA 免疫反应神经元减少，推测可能由于 GABA 介导的抑制作用下降或丧失而发生老年性感音神经性聋。

（2）基因水平的机制：随着分子生物学的迅速发展，研究人员正在不断地发现与老年性聋相关的致病基因来揭示听觉衰老的本质，寻求早期有效的干预治疗方法。目前关注于常染色体基因组、线粒体基因组。

【病理】 听觉系统的老化过程包括外耳、中耳和内耳。

外耳：随年龄增长，出现耵聍腺萎缩，耵聍变干。另外，外耳道自洁功能下降，有助于耵聍栓塞的形成。

中耳：老化过程中，中耳最常受累的部位是听骨链，表现为关节囊内炎性改变，关节囊钙化，关节腔融合或消失。其次，中耳内结缔组织退行性改变，还可以引起肌肉萎缩，韧带弹性减退，影响听骨链的活动和对声音的传递，导致传导性聋。

内耳：老化累及所有的耳蜗结构，表现为基底膜增厚、钙化、透明变性；内、外毛细胞变性、萎缩，支持细胞变性；螺旋韧带和血管纹萎缩；螺旋神经节细胞退变，蜗神经纤维变性。

听觉中枢神经：在老化过程中听觉中枢通路和核团也发生改变，如细胞萎缩、减少，核团体积减小等。

Schuknecht 根据发病的机制不同将老年聋分为 4 型：Ⅰ型感音性老年性聋：以 Corti 器外毛细胞损失为主；Ⅱ型神经性老年性聋：蜗神经通路及听觉系统神经元变性；Ⅲ型代谢性或血管纹性老年性聋：以血管纹萎缩为主，引起内淋巴代谢和生化特性紊乱；Ⅳ型机械性老年性聋：基底膜物理结构和特性改变。

【症状】

1. 隐袭性、渐进性的双耳听力下降，多以高频为主，言语识别能力明显降低。

2. 耳鸣　多数人有高调耳鸣，呈间歇性或持续性。

【检查】

1. 耳镜检查　鼓膜无特征性改变，可有钙化斑。

2. 纯音测听　纯音测听为感音神经性听力损失，多先有高频听力下降，纯音听力图多为高频缓降型、高频陡降型或平坦型。

3. 阈上功能测试　约 1/2 患者有重振现象。

4. 耳声发射　耳声发射有助于鉴别耳蜗性聋和蜗后性聋。

5. 言语测听　老年性耳聋言语识别率多降低。

【诊断和鉴别诊断】 根据病史、体征和听力学检查，对 60 岁以上的老年人双耳渐进性听力损失者可初步诊断为老年性聋。需要与噪声性聋、药物中毒性聋、梅尼埃病、全身疾病相关性聋等相鉴别。

【治疗】 老年性聋是衰老过程中的一个自然现象，迄今尚无法使其逆转。目前对于老年性聋的治疗，临床上主张配戴助听器，改善老年人交流能力，提高生活质量。

（孙建军　白文忠）

第八章 耳外伤

第一节 外耳外伤

耳廓为头部的显露部位，易单独遭受各种直接外伤，在外耳外伤中最为常见；而外耳道位置深在，单独受伤机会较少，常伴发于颜面或颅脑外伤。

一、耳廓外伤

耳廓外伤（auricle trauma）可单独发生，亦可伴发于头面部的外伤。其中以挫伤及撕裂伤多见。

1. 挫伤（contusion） 多因钝物撞击所致，常见于交通事故、跌伤、挫伤、钝器击打伤等。因暴力使耳部血管破裂，血液淤积在软骨与软骨膜之间。病人主要表现为耳部疼痛。轻者仅耳廓皮肤擦伤或局部红肿，多可自愈。重者软骨膜下或皮下积血，形成半圆形紫红色血肿，触之柔软有波动感，血肿可波及外耳道。因耳廓皮下组织少，软骨无内在营养血管，其营养主要来自软骨膜，故血肿不易自行吸收，如未及时处理，血肿机化可致耳廓增厚变形。若血肿继发感染，可引起软骨坏死，导致耳廓畸形。耳廓血肿小者，应在严格无菌操作下用粗针头抽出积血，加压包扎 48 小时，必要时可再抽吸。如仍有渗血或血肿较大者，应行手术切开，吸净积血，清除血凝块，视情况局部用碘仿纱条填塞或缝合切口后加压包扎。同时应用抗生素等药物，严防感染。

2. 撕裂伤（laceration） 常见于交通事故、跌伤、割伤、刺伤、咬伤、火器伤等。轻者受伤耳廓仅为一裂口，重者有组织缺损，甚至耳廓部分或完全断离。可继发感染导致耳廓增厚、瘘管或畸形。外伤后未发生感染者应早期清创缝合，认真清除伤口内的异物，尽量保留皮肤，对位准确后用小针细线缝合，缝合时不应贯穿软骨，缝线采用无创伤性缝线更佳。然后松松地包扎，术后应用抗生素及破伤风抗毒素防治感染，可配合理疗及高压氧治疗以促进局部血液循环。如皮肤大块缺损，软骨尚完整，可用耳后带蒂皮瓣或游离皮瓣修复。如皮肤及软骨同时小面积缺损，可作边缘楔形切除再对位缝合。局部已感染者，伤口处可用生理盐水稀释后的抗生素溶液、1%～3%的过氧化氢溶液等清洗后再作对位缝合。对完全断离的耳廓应及时将其浸泡于含适量肝素的生理盐水中，再在抗生素溶液中浸泡 15min，尽早对位缝合。术中用肝素溶液冲洗断裂的耳动脉后，在手术显微镜下吻合颞浅动脉耳前支或耳后动脉，术后若发现水肿或血泡，及时切开排液，可望断耳再植成功。术后应用抗生素等药物，严防感染。

二、耳廓化脓性软骨膜炎

耳廓化脓性软骨膜炎（suppurative perichondritis of auricle）是耳廓损伤后在软骨和软骨膜间有脓液形成，常引起较严重的疼痛，并能造成耳廓软骨坏死、瘘管及畸形。

【病因】 常因外伤、手术、冻伤、烧伤、耳针感染以及耳廓血肿继发感染所致。铜绿假单胞菌为最常见的致病菌，其次为金黄色葡萄球菌。感染化脓后，脓液积聚于软骨膜与软骨之间，软骨因血供障碍而逐渐坏死，影响耳廓正常形态和生理功能。

【临床表现】 先有耳廓肿痛感，继而红、肿、热、痛加重，范围增大，病人疼痛不安。检查可见整个耳廓除耳垂外明显红肿、触痛，若有脓肿形成则有波动感，有的破溃出脓。

【治疗】 早期尚未形成脓肿时，全身应用足量有效抗生素控制感染。早期可作局部理疗，外用抗生素软膏或鱼石脂软膏，促进局部炎症消退。如已形成脓肿，可在麻醉下，沿耳轮内侧的舟状窝作半圆形切开，充分暴露脓腔，清除脓液，刮除肉芽组织，切除坏死软骨。如能保存耳轮部位的软骨，则对避免日后耳廓畸形大有益处。术中用敏感的抗生素溶液彻底冲洗术腔。术毕将皮肤贴回创面，放置橡皮片引流，不予缝合，以防术后出血形成血肿或日后机化收缩。然后用抖散的纱布，适当加压包扎，隔日或每日换药。可于耳周局部注射敏感抗生素。如无继续流脓，拔去引流条，稍加压包扎。后遗严重畸形有碍外貌时，可作整形修复术。

【预防】 在耳廓处进行如耳针治疗、耳部手术等操作时，应严格消毒，避免损伤软骨。应及时处理耳廓外伤，彻底清创，严防感染。

第二节　中耳外伤

中耳外伤分为鼓膜外伤和听骨链中断，其中前者最为常见。常见原因有：①直接外伤：如外耳道异物或取异物时的外伤、挖耳、冲洗外耳道耵聍时用力过猛，使用抽吸法吸取外耳道脏物时负压过低，或矿渣溅入外耳道或误滴腐蚀剂等。颞骨骨折累及中耳者，也可引起中耳外伤。②间接外伤：多发生于空气压力急剧改变之时，如炮震、爆炸、掌击耳部均可使中耳外伤。咽鼓管吹张或擤鼻时用力过猛、分娩时用力屏气、跳水时耳部先着水面也能引起中耳外伤。

一、鼓膜外伤

【临床表现】

1. 出血　单纯鼓膜外伤一般出血不多，片刻即止，外耳道有或无鲜血流出。如合并有外耳道皮肤裂伤或颞骨骨折、颅底骨折脑脊液漏，则血样液量较多。血液也可经咽鼓管流入鼻咽部而从口中吐出。

2. 耳聋　耳聋程度与鼓膜破裂大小、有无并发听骨链损伤、有无并发内耳损伤等有关。直接外伤引起的单纯鼓膜破裂，听力损失较轻；间接外伤（如爆炸）常招致内耳受损而呈混合性聋；如迷路同时受震荡，则可发生严重耳聋。

3. 耳鸣　程度不一，持续时间不一，偶伴短暂眩晕。

4. 耳痛　各种原因引起的鼓膜破裂，伤时或伤后常感耳痛，但一般不剧烈。如合并有外耳道皮肤损伤或感染，疼痛会较明显。

【检查】 外耳道可有血迹或血痂，无感染时鼓膜多呈不规则形或裂隙状穿孔，边缘锐利，上皮卷曲，穿孔边缘可见少量血迹。如因发生感染而化脓，则穿孔变为圆形。若出血量多或有水样液流出，示有颞骨骨折或颅底骨折所致脑脊液耳漏。听力学检查显示耳聋呈轻中度传导性耳聋，合并内耳损伤时呈混合性聋。

【治疗】

1. 采用干燥疗法。清除外耳道内存留的异物、泥土、血凝块等，用乙醇消毒外耳道及耳廓，外耳道口可用消毒棉球堵塞。

2. 避免感冒，切勿用力擤鼻，以防来自鼻咽的感染。如无感染征象，不必应用抗生素。

3. 禁用外耳道冲洗或滴药。穿孔愈合前，禁游泳或任何水液入耳。

绝大多数的外伤性穿孔可于 3～4 周内自愈。较大而不能自愈的穿孔或并发感染者，感染得到控制后可行鼓膜修补术。

【预防】 加强卫生宣教，戒除挖耳习惯。取外耳道异物或耵聍时要细心，避免伤及鼓膜。遇及爆破情况如炸山、打炮、放鞭炮等，可用棉花或手指塞耳，如戴防护耳塞效果更佳。

二、听骨链中断

听骨链位置深在，单独受伤的机会不多，常与鼓膜外伤或颞骨骨折并发。最常见的是砧镫关节分离。

【临床表现】

1. 鼓膜有或没有外伤的表现。

2. 听力学检查示中度传导性耳聋，骨气导间距大于 50dB；鼓膜完整者鼓室导抗图呈 Ad 型，镫骨肌反射消失。

3. 利用高分辨率 CT 对听骨链进行三维重建，可获得听骨链的损伤情况。

【治疗】 可在耳内镜或耳显微镜下行听骨链重建术。

第三节　内耳外伤

内耳外伤最常见于颞骨外伤所致的颞骨骨折，并可伴有不同程度的颅内或胸、腹部等组织和器官损伤，约 1/3 的颅底骨折侵及颞骨岩部。根据骨折线与颞骨岩部长轴的关系，将颞骨骨折分为纵行骨折、横行骨折、混合性骨折、岩尖骨折 4 种类型（图 1－8－1）。此外剧烈的压力变化、先天性蜗水管发育不良也是内耳外伤的重要原因。

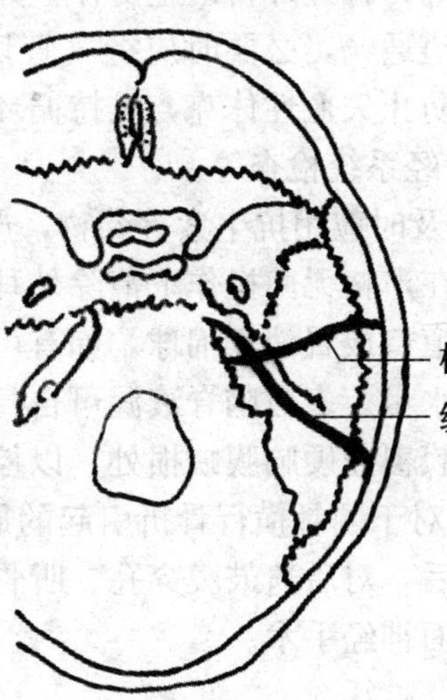

图 1－8－1　颞骨骨折

【临床表现】

1. 纵行骨折（longitudinal fracture） 最常见，占 70%～80%，多由颞部和顶部受到撞击所致。骨折线与岩部长轴平行，常起自颞骨鳞部，通过外耳道后上壁、鼓室天盖，沿颈动脉管到颅中窝底的棘孔或破裂孔附近。因骨折线多从骨迷路前方或外侧穿过，故极少伤及内耳。常伴有中耳结构受损。可表现为耳出血、传导性聋或混合性聋，偶有低频耳鸣。约 20%的病例发生面瘫，多可逐渐恢复。纵行骨折可两侧同时发生。偶可累及颞颌关节。

2. 横行骨折（transverse fracture）　较少见，约占15%～20%，主要由枕部受到暴力所致。骨折线与岩骨长轴垂直，常起自颅后窝的枕骨大孔，横过岩锥到颅中窝。有的经过舌下神经孔及岩部的管孔（如颈静脉孔），个别可经内耳道和迷路到破裂孔或棘孔附近。因其骨折线可通过内耳道或骨迷路，可将鼓室内壁、前庭窗、蜗窗折裂，故常有耳蜗、前庭及面神经受损症状。如感音性聋、眩晕、自发性眼震、面瘫和血鼓室等。面瘫发生率约占50%，且不易恢复。

3. 混合性骨折（mixed fracture）　更少见，常由于颅骨多发性骨折，可同时发生颞骨纵行与横行骨折，引起鼓室-迷路骨折（tympanolabyrinthine fracture），出现中耳与内耳症状。

4. 岩尖骨折（petrous apex fracture）　很少见，可损伤第Ⅱ～Ⅵ脑神经，发生视力减退、眼裂变小、上睑下垂、瞳孔扩大、眼球运动障碍、复视、斜视等眼部症状以及三叉神经痛或面部感觉障碍。岩尖骨折可损伤颈内动脉，导致致命性大出血。

上述各型颞骨骨折可同时伴有脑膜损伤，发生脑脊液漏。脑脊液从上鼓室经破裂的鼓膜从外耳道流出称脑脊液耳漏；如鼓膜完整，脑脊液经咽鼓管从鼻部流出，则可出现脑脊液鼻漏；如脑脊液同时从外耳道、鼻腔流出，称脑脊液耳鼻漏。脑脊液漏初期因混有血液呈浅红色，以后逐渐变为清亮液体，化验检查为含糖液体即可确诊。颞骨骨折后第1～2天内危险性较大，持续昏迷者危险性更大。病情许可时，可行颅底影像学检查。

此外，在发生颞骨骨折时往往伴有不同程度的颅脑外伤（脑挫伤、脑水肿、颅内出血）等神经系统症状，严重者可出现昏迷、休克等。

【预后】　纵行骨折预后最好。传导性耳聋多可经鼓室成形术或鼓膜修补术等得到恢复，横行骨折预后差，感音神经性聋常难改善。前庭功能丧失者尚可逐渐代偿。头颅外伤愈合后，骨折缝隙仍可存在，日后中耳感染时，有引起脑膜炎之虞。儿童病人的预后较成人为佳。

【治疗】

1. 颞骨骨折常发生于颅脑外伤，如出现颅内压增高症状、脑神经受累症状或耳鼻大出血等，应与神经外科医生协作，共同抢救病人。首先应注意危及病人生命的主要问题。如保持呼吸道通畅，必要时应行气管切开术，以改善颅内缺氧状态。控制出血，及时补液或输血，以防止失血性休克，维持循环系统的正常功能。如病情允许，应作详细检查，包括头颅CT、神经系统检查等。

2. 及时应用抗生素等药物，严防颅内或耳部感染，注意耳部消毒。若病人全身情况允许，应在严格无菌操作下清除外耳道积血或污物。若有脑脊液耳漏，不可作外耳道填塞，仅于外耳道口放置消毒棉球。如有可能，病人宜取坐位或半坐位，以降低脑脊液的压力，适当限制入水量。多数脑脊液漏可自行停止。如超过2～3周仍未停止者，可经耳部径路采用颞肌或筋膜覆盖硬脑膜缺损处，以控制脑脊液漏。

3. 对于颞骨横行骨折引起的周围性面瘫，只要病情许可，手术减压越早越好。病情完全稳定后，对后遗鼓膜穿孔、听骨断离、传导性聋或面神经麻痹等病症，可于后期行鼓室成形术或面神经手术。

（高永平）

第九章　耳部肿瘤

第一节　外耳良性肿瘤

一、外耳道乳头状瘤

【临床表现】 外耳道乳头状瘤（papilloma of external canal）好发于20～25岁男性。外耳道炎症、反复挖耳等造成的乳头状瘤病毒感染。早期症状为挖耳时易出血；当肿瘤充满外耳道时耳内发痒、阻塞感或听力减退。外耳道有多发或单发、带蒂或无蒂、大小不等、棕褐色、桑葚样实质肿物，触之较硬。

【治疗】

1. 激光治疗　在局部麻醉下用YAG激光气化肿瘤。

2. 冷冻治疗　液氮冷冻具有切除肿瘤创伤小的优点。

3. 手术治疗　切除的范围应包括肿瘤边缘正常皮肤1mm以上，切除肿瘤所在部位的骨膜，可以防止肿瘤的复发。

二、耳廓和外耳道血管瘤

【临床表现】 主要位于耳廓，少见于外耳道。

1. 毛细血管瘤　系毛细血管网组成，扁平，色如红葡萄酒，或似蜘蛛痣状，皮温高。

2. 海绵状血管瘤　是含血内皮腔隆起肿物，毛细血管排列紊乱，又名草莓瘤，表面呈结节状，微红或紫红色，有搏动。

3. 蔓状血管瘤　使耳廓变形增大，局部温度高，有搏动，可延及头皮。

【治疗】

1. 非手术治疗　冷冻、放射、激光、局部注射硬化剂（如5%鱼肝油酸钠、平阳霉素等）。

2. 手术治疗　对于局限性的血管瘤，局部切除并植皮。对有动静脉瘘的血管瘤，先将瘤体外围作环形缝扎，阻断血供，同时分段环形缝扎，分区切除。

三、耳廓和外耳道囊肿

位于耳廓者多见。

【临床表现】

1. 皮脂腺囊肿　最常见，好发在耳垂背面、乳突上表皮或耳道软骨后下方。囊肿内衬上皮，为柔软、张力不大的肿物。

2. 耳前囊肿（或瘘管）　属先天性，表现为耳轮前方皮肤的瘘口。瘘口内有分支管道循入耳轮和耳屏之间的皮下。管道常呈囊性扩大，易感染。

3. 腮裂囊肿　与耳前囊肿的鉴别主要是除了耳轮脚前有瘘口外，常常在外耳道、耳后、颈部有第二瘘口，瘘口阻塞也可出现囊性变。

【治疗原则】 感染期抗感染治疗，控制感染后手术切除。

四、耵聍腺瘤

【临床表现】 耵聍腺瘤好发于外耳道软骨部后下部的耵聍腺分布区，常见的为腺瘤和混合瘤。耵聍腺瘤发病缓慢，肿瘤较大时阻塞外耳道，可引起听力障碍。

耳部检查见外耳道后下方局限性的隆起，约为黄豆大小，表面皮肤正常，无压痛，质韧。X线检查外耳道骨质无破坏。

【治疗】 易恶变，应作手术彻底摘除。切除范围包括肿瘤周边至少 0.5cm，切除肿瘤区的骨膜，并予植皮。

第二节　外耳道恶性肿瘤

外耳道恶性肿瘤以低度恶性的腺样囊性癌常见，腺癌和恶性耵聍腺瘤均少见。在此着重介绍外耳道耵聍腺来源的恶性肿瘤。

【临床表现】 反复挖耳等刺激情况下，耵聍腺瘤容易恶变。耵聍腺癌的主要临床表现是无痛性外耳道少量出血或者挖耳易出血。有时耳部有疼痛。外耳道肿块呈肉芽形，红色，由于肿块突破皮肤，表面粗糙不平。耵聍腺癌突破外耳道软骨部侵犯到腮腺，引起耳垂周围腮腺区肿块；有时向前侵犯到颞颌关节，出现张口困难。影像学检查：CT 可显示外耳道或者乳突部的骨性损害，MRI 可显示肿块向腮腺侵犯。

该病特点是发病缓慢，经常在发病数年后才有症状。无论是手术还是放射治疗，均容易复发，其复发率达到 40%～70%，有报道同一患者复发多达 12 次。

【治疗】 手术切除为主，辅以放疗。肿瘤侵犯腮腺较大者，应作腮腺浅叶或者全腮腺切除，术中应保护面神经。术后放疗可以减少肿瘤的复发率。

第三节　中耳癌

中耳癌（carcinoma of middle ear）占全身癌的 0.06%，占耳部肿瘤的 1.5%。中耳癌以鳞状上皮癌最多见，40～60 岁为好发年龄。发病率男女间无显著差别。

【病因】 约 80%的中耳癌病人有慢性化脓性中耳炎病史，中耳炎的病程一般在 10 年以上，故认为其发生可能与炎症有关。中耳乳头状瘤亦可发生癌变。外耳道癌可以侵犯至中耳乳突腔，临床上常常无法分辨原发部位。

【临床表现】

1. 耳道无痛性出血　外耳道自发性出血或挖耳后耳道出血；慢性化脓性中耳炎有血性分泌物时，应考虑中耳癌的可能性。

2. 耳部疼痛　早期无明显疼痛。病情重者可出现明显耳痛，以夜间疼痛为主，表现为耳部的刺痛或者跳痛，可向耳后及咽部放射。

3. 同侧周围性面瘫　肿瘤侵犯面神经可出现周围性面瘫。

4. 听力障碍　多数患者表现为传导性耳聋。

5. 张口困难　晚期中耳癌侵犯到颞颌关节或翼肌，造成张口困难。

6. 眩晕　内耳受到侵犯时可出现眩晕。

7. 其他脑神经受累症状　除第Ⅴ、Ⅶ脑神经易受累外，第Ⅵ、Ⅸ、Ⅹ、Ⅺ、Ⅻ脑神经也可受累出现相应症状。

8. 外耳道或者中耳腔新生物　多有鼓膜穿孔，通过穿孔可见中耳腔红色肉芽，触之易出血。当肿瘤破坏骨性外耳道，在耳道内也可以看到肉芽组织，红色，质软、脆，易出血。

【诊断】

1. 影像学检查

(1) CT：表现为中耳腔或乳突有不规则的软组织病灶，中耳乳突有不规则的大面积的骨质破坏，边缘不齐。尤其当中耳炎伴外耳道骨壁的破坏，形成外耳道软组织肿块，要高度怀疑中耳癌。

(2) MRI：中耳癌的组织含水量与脑组织相仿，其信号与脑组织近似。

2. 病理检查　中耳腔肉芽或者外耳道肉芽摘除后作病理检查可以明确诊断。取材时尽量不要牵拉中耳腔肉芽，防止误伤面神经。

【临床分期】国际抗癌协会（UICC）对于中耳癌并无明确的分期标准。目前临床采用的是Stell等（1985）制定的初步方案：

T_1：肿瘤局限于中耳乳突腔，无骨质破坏。

T_2：肿瘤破坏中耳乳突腔骨质，出现面神经管破坏，但病变未超出颞骨范围。

T_3：肿瘤突破颞骨范围，侵犯周围结构，如硬脑膜、腮膜、颞颌关节等。

T_x：无法进行分期。

【治疗原则】中耳乳突癌起病隐袭，早期治疗效果较好，早期患者多采用先手术后放疗，对晚期患者则采用先放疗缩小病灶，再进行手术切除等综合治疗。

1. 手术治疗

(1) 乳突切除术：适用于病灶局限在中耳腔或乳突腔，无面神经管、内耳、颞骨外侵犯。

(2) 颞骨次全切除术：肿瘤累及中耳和乳突诸壁。切除岩部颈内动脉外侧部分。

(3) 颞骨全切除术：颞骨次全切除术加上颈内动脉切除。

2. 放射治疗　由于中耳肿瘤被颞骨包裹，放疗难以彻底根治，因此手术加放疗可以明显提高疗效。对肿瘤侵犯到颈动脉管，无法清除时，可考虑先行放疗，缩小肿瘤范围，再行手术治疗。

3. 化学治疗　仅作为手术和放射治疗的辅助方法，对于无手术指征的晚期病例具有缓解症状的作用。

（黄魏宁）

第十章　面神经疾病

面神经疾病涉及多个学科，包括耳鼻咽喉头颈外科、神经内科、神经外科以及颌面外科等。但是，随着对面神经疾病认识的不断加深，发现越来越多的面神经疾病与颞骨内病变有关。加之耳鼻咽喉头颈外科的治疗领域不断扩大，面神经疾病逐渐成为耳鼻咽喉头颈外科的一个重要领域。本章将重点介绍面神经的颞骨段解剖，以及来源于颞骨内病变的面神经疾病的诊断和治疗原则。

第一节　面神经应用解剖

一、面神经的组成

面神经是人体内走行于骨管中最长的脑神经，与中耳、内耳有着密切的关系。它由运动神经纤维、副交感神经纤维、味觉纤维以及少数感觉神经纤维共同组成，以运动功能为主。其中运动神经纤维可以支配除提上睑肌以外的所有面部表情肌，以及颊肌、茎突舌骨肌、二腹肌和镫骨肌等。副交感神经纤维支配泪腺、鼻腔黏液腺、颌下腺和舌下腺的分泌。味觉纤维可以接受舌前 2/3 的味觉。感觉纤维司外耳道和耳廓的一小部分皮肤感觉。

1. 按面神经的行程，临床中把面神经分 8 段（图 1－10－1）：

（1）运动神经核上段：运动神经核上段（supranuclear segment）面神经起自额叶中央前回下端的面神经皮层中枢，下达脑桥下部的面神经运动核。其纤维经放射冠、内囊膝部、大脑脚内侧部分而到达脑桥，大部分交叉到对侧，支配对侧面神经核下部；也有一小部分不交叉而支配同侧面神经核上半部。所以，面部下 1/2～2/3 的肌肉只接受对侧交叉过来的皮质延髓束纤维；而面部上 1/3～1/2 肌肉受双侧皮质支配，因此，一侧的核上性通路受损害时，只发生对侧面部下 1/2～2/3 的肌肉瘫痪。面神经核也接受皮质锥体外系运动区与基底节的支配，可能还有下丘脑的支配。这些支配与面部肌肉张力的维持及情感运动有关。因此，皮质运动区发生病变时，引起面部随意运动麻痹，而情感反应的面部运动仍可存在；下丘脑及锥体外系病变时，面部的随意运动正常而对侧情感反应性肌肉运动则发生障碍。如为面神经的核性或核下性损害，则随意运动和情感运动均麻痹。

（2）运动神经核段：运动神经核段（nuclear segment）面神经在脑桥中离开面神经核后，绕过展神经核至脑桥下缘穿出。一侧核性或核下性的面神经损害，将引起同侧全部肌肉麻痹。

（3）小脑脑桥角段：小脑脑桥角段（cerebellopontine segment）面神经离开脑桥后，跨过小脑脑桥角，会同听神经抵达内耳门。此段虽不长，但可被迫扩展到 5cm 而不发生面瘫。

（4）内耳道段：内耳道段（internal auditory canal segment）面神经由内耳门进入内耳道，连同听神经到达内耳道底。

（5）迷路段：迷路段（labyrinthine segment）面神经由内耳道底的前上方进入面神经

管，向外经过前庭与耳蜗之间到达膝状神经节。此段是各段中最短的一部分，长约2.25～3mm。

(6) 鼓室段：鼓室段（tympanic segment）又名水平段，自膝状神经节起向后并微向下，经鼓室内壁的骨管，达前庭窗上方、外骨半规管下方，到达鼓室后壁锥隆起平面。此处骨管最薄，易遭病变侵蚀或手术损伤。

(7) 乳突段：乳突段（mastoid segment）又称垂直段，自鼓室后壁锥隆起高度向下达茎乳孔。此段部位较深，在成人距乳突表面大多超过 2cm。颞骨内面神经全长约为 30mm，其中自膝神经节到锥隆起长约 11mm，自锥隆起到茎乳孔长约 16mm。成人乳突段加鼓室段面神经，平均长约 27mm，而从膝状神经节到茎乳孔之间的直线距离是 22mm，因此，如面神经鼓室段和乳突段受伤缺损小于 3mm 时，可行鼓室内面神经改道吻合术。

(8) 颞骨外段：颞骨外段（extratemporal segment）面神经出茎乳孔后，即发出耳后神经、面神经二腹肌支、茎突舌骨肌支等小分支。面神经的终末支在茎突的外侧向外、前走行进入腮腺。主干在腮腺内分为上支与下支，二者弧形绕过腮腺峡部后又分为 5 支，各分支间的纤维相互吻合，最后分布于面部表情肌群。

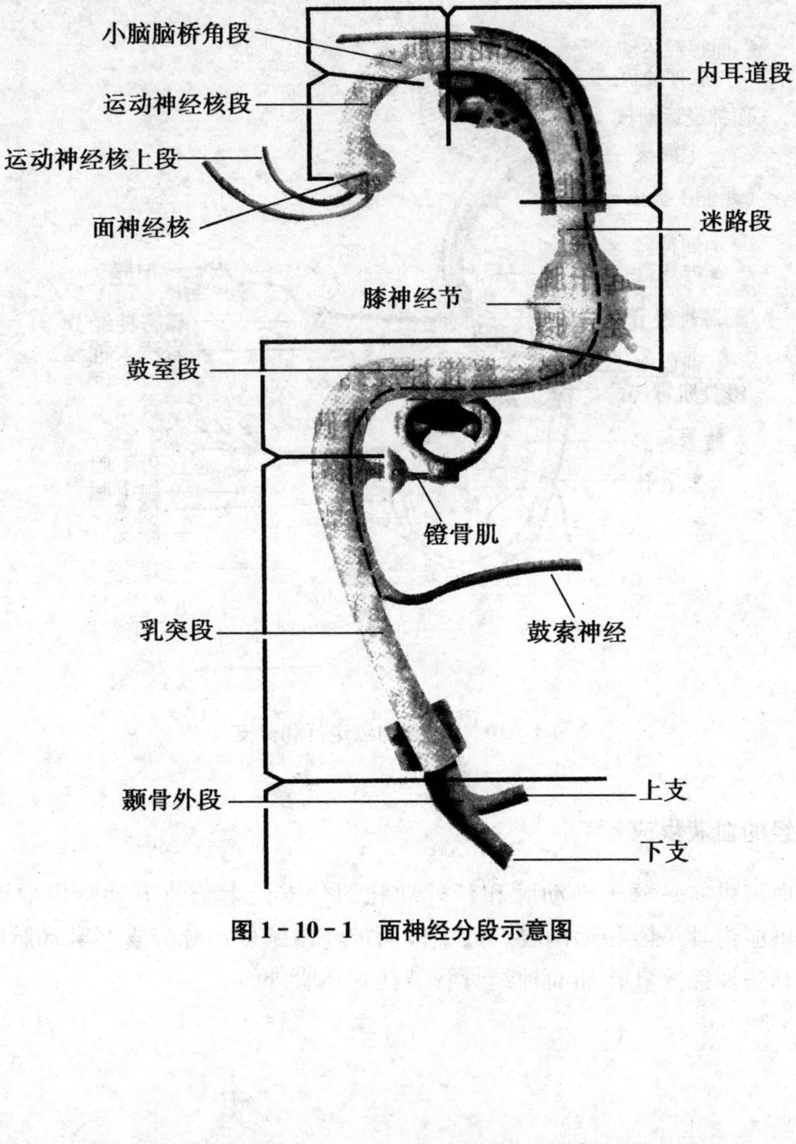

图 1-10-1　面神经分段示意图

2. 面神经自上而下的分支有（图 1－10－2）：

（1）岩浅大神经：岩浅大神经自膝神经节的前方分出，经翼管神经到蝶腭神经节，分布到泪腺及鼻腔腺体。

（2）镫骨肌神经：镫骨肌神经自锥隆起后方由面神经分出一支，经锥隆起内的小管到镫骨肌。

（3）鼓索神经：鼓索神经从镫骨肌神经以下到茎乳孔之间的面神经任一部位分出，进入并穿过鼓室，然后并入舌神经中。其感觉纤维司舌前 2/3 的味觉；其副交感纤维达下颌下神经节，节后纤维司颌下腺与舌下腺的分泌。

（4）面神经出茎乳孔后发出分支，分别支配茎突舌骨肌（茎突舌骨肌支）、二腹肌、耳后肌、部分耳上肌、耳廓内肌（耳后神经耳支）以及枕肌（耳后神经枕支）。

（5）面部分支：从面神经的上支（颞面支）与下支（颈面支）分出 5 支。上支发出：①颞支，支配额肌、耳前肌、耳上肌、眼轮匝肌及皱眉肌；②颧支，支配上唇方肌与颧肌。下支发出：①颊支，支配口轮匝肌与颊肌；②下颌缘支，支配下唇方肌、三角肌与额肌；③颈支，支配颈阔肌。

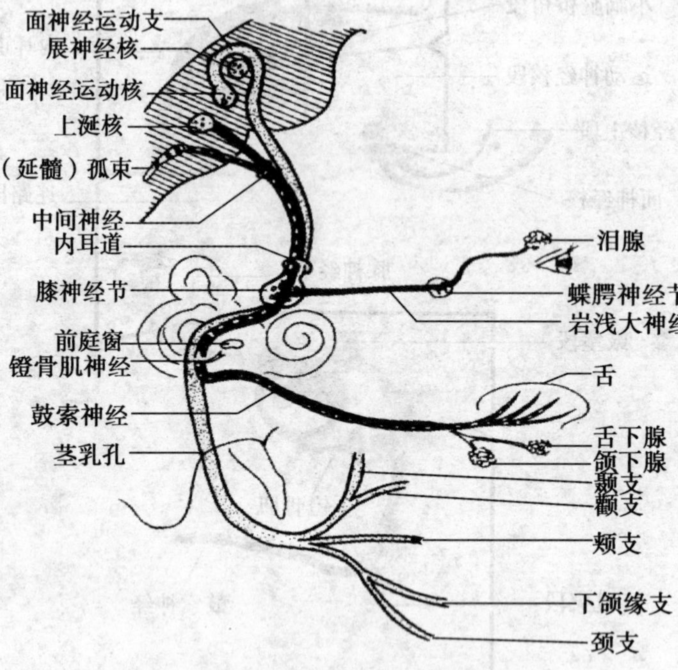

图 1－10－2　面神经走行和分支

二、面神经的血液供应

面神经的血液供应来源于椎动脉和颈外动脉的分支。小脑前下动脉供应面神经的近侧段，迷路动脉供应内耳道段和远侧段。鼓室段面神经由颈外动脉分支茎乳动脉和脑膜中动脉供应。输出静脉主要经茎乳孔和面神经骨管裂孔到达管外。

第二节　面神经功能检查法

面神经包含多种纤维成分，因此面神经功能的检查也包括多种功能的测试。包括：运动、味觉、分泌以及多种反射的测试。通过这些测试可以明确面神经病变发生的部位和病变程度，对于指导治疗有重要的意义。

一、运动功能测试

观察受试者在静止、言语和作面部表情时面肌的运动能力和对称程度，常用闭眼、皱眉、示齿、撅嘴等动作来衡量面肌的运动能力。目前临床中常以 House-Brackmann 面肌评分标准为评价面肌麻痹的标准。

二、味　觉

用具有酸、甜、苦、咸味觉的化学物质涂于舌前 2/3 处，对比双侧的差异。为了提高检查的精确性，可以应用电味觉测试仪检查，当患侧较健侧大 50％以上为阳性。通过味觉试验可以判断鼓索神经的功能。

三、分泌检查

包括唾液腺和泪液分泌试验，其中 Schirmer 检测法是临床中常用的泪液分泌试验。患侧泪液分泌较健侧减少 25％以上为阳性。通过流泪试验可以判断岩浅大神经的功能。

四、镫骨肌反射

利用听觉通路和面神经之间的联系，判断面神经镫骨肌支的功能（见听功能检查法）。

五、电生理检查

面神经的电生理检查种类繁多，主要包括神经兴奋性试验、面肌电图、神经传导速度、面神经电图（ENoG)、瞬目反射等检查，其中面神经电图检查、面肌电图检查应用较为广泛。在不同的病程选取不同的电生理检查可以对面神经的变性以及再生情况作出相对准确的评价，指导治疗。

在耳科手术中，面神经的监测已经广泛应用，大大提高了手术的安全性，减少了手术并发症的发生。

第三节　贝尔麻痹

贝尔（Bell）麻痹又称特发性面瘫，是一种原因不明的急性周围性面神经麻痹。是面神经疾病中最多见的一种。

【病因】 发病的外在原因尚未明了。有人推测可能因面神经的营养微血管痉挛，引起局部组织缺血、缺氧所致。由于在部分患者面神经中可以分离出单纯疱疹病毒，因此也有人认为与单纯疱疹病毒感染有关。近年来也有人认为可能是一种免疫反应。

【病理】 病变初期，面神经主要表现为充血、肿胀，肿胀的面神经在骨管的压迫下逐渐出现静脉和淋巴回流障碍，并形成恶性循环。早期面神经病变为传导阻滞，随着病情的加重，逐渐出现神经变性。组织切片可见面神经肿胀，不同程度的脱髓鞘病变伴有炎性细胞浸润。

【症状】 本病可见于任何年龄，无性别差异，多为单侧。通常急性起病，可于数小时内达到高峰，表现为完全性或不完全性周围性面瘫。有的患者病前1～3天患侧外耳道、耳后乳突区疼痛，数日后消失。部分病人夜间发病，常于清晨洗漱时发现或被他人发现口角歪斜。若病变波及鼓索神经，除上述症状外，尚可有同侧舌前2/3味觉减退或消失。镫骨肌支以上部位受累时，因镫骨肌瘫痪，同时还可出现同侧听觉过敏。膝状神经节受累时还有同侧泪腺分泌障碍。

【诊断和鉴别诊断】 由于本病的症状典型，根据病人症状大多可以确诊。但是，有很多疾病也可以表现为突发面瘫，如胆脂瘤型中耳炎、面神经肿瘤、腮腺肿瘤等，甚至有报道面瘫可以是白血病等肿瘤的初发症状。因此，贝尔面瘫的诊断需要在排除其他疾病的前提下才能确诊。另外，经过6个月的恢复，仍然没有好转的面瘫应该警惕面神经肿瘤的可能。

【预后】 贝尔麻痹一般预后良好，通常于起病1～2周后开始恢复，2～3个月内痊愈。大约有71%的病人不经过任何治疗可以达到完全恢复，84%接近完全恢复，但6个月以上未见恢复者则预后较差，有的可遗有面肌痉挛或面肌抽搐。少数病侧还可出现“鳄泪征”，即进食时病侧眼流泪。肌电图检查及面神经电图测定对判断面神经受损的程度及其可能恢复的程度有很高的价值，可在起病两周后进行检查。

【治疗】 贝尔麻痹的治疗早期以改善局部血液循环，消除面神经的炎症和水肿为主，后期则以促进神经功能恢复为主。

1. 非手术治疗

（1）药物治疗：药物治疗应尽早实施，其中激素治疗是贝尔麻痹早期治疗的首选治疗方法。其次有抗病毒药物、血管扩张剂、B族维生素和其他促进神经再生和髓鞘形成的药物等。

（2）物理治疗：超短波、红外线照射可以促进炎症消散。针灸对于面瘫的治疗有比较好的疗效，但是其确切效果仍需要更多的临床数据来证实。

（3）保护角膜：因眼睑不能闭合，局部用药以及眼罩等可以防止继发性角膜损伤。

2. 手术治疗　如患者为完全性面瘫，而且经面神经电图检查面神经变性大于90%，病程不超过2周，可以考虑面神经减压治疗。对于病程较长的患者一般不建议行面神经减压治疗。

第四节　Hunt综合征

本病于1907年由Ramsay Hunt最先描述，故被称为Hunt综合征，是周围性面神经麻痹的常见原因。

【病因】 是由耳带状疱疹病毒感染所致，因此又称为耳带状疱疹。

【病理】 病变多位于膝状神经节，半月神经节、螺旋神经节以及迷走神经根也常被侵及。神经感染后出现水肿变性，进而在面神经骨管的压迫下形成恶性循环，最终导致面瘫。

【临床表现】 患者在面瘫前后出现明显的耳部疼痛，伴有耳部疱疹的形成。疱疹最常出现的部位为耳甲腔和外耳道。部分患者可以伴发其他脑神经感染引发相应症状。如伴有三叉神经感染，可以出现三叉神经分布区的疱疹；伴有前庭神经病变时可以引发眩晕以及平衡失调等。

【诊断和鉴别诊断】 根据病史和局部检查，多数患者容易诊断。但是对于症状不典型者，由于贝尔面瘫也常有耳部疼痛的表现，此时两者很难鉴别。

【治疗】 治疗原则基本同贝尔麻痹。但是由于本病病毒感染的病因明确，在治疗中推荐常规应用大剂量的抗病毒药物。有文献报道，激素与抗病毒药物的联合应用将明显改善治疗效果。在手术减压的选择上争议较大，多数认为减压的意义不大。

Hunt 综合征的预后较贝尔麻痹差，约有 40%的患者可能遗留有较严重的后遗症。

第五节　半面痉挛

半面痉挛又称面肌阵挛，为半侧面部肌肉阵发性的不自主抽搐。中年以上的女性较为多见。

【病因】 关于本病发生的原因迄今不明。大多学者和临床医师认为系面神经在小脑脑桥角附近受小脑前下动脉分支压迫所致。

【病理】 通常没有明显的组织学改变，偶尔可见面神经水肿、轴突的扭曲变性等表现。

【临床表现】 患者表现为阵发性一侧面部肌肉不自主地抽搐。常始发于一侧眼部或口角，随病情的缓慢发展，逐渐扩展到同侧半面肌肉，但额肌较少受累。每次抽搐时间由数秒至数分钟不等。疲劳、情绪激动可诱发或使之加重，频繁发作可影响视力、言语或咀嚼功能。若镫骨肌受累，可以产生听觉过敏和耳鸣。

【诊断和鉴别诊断】 根据临床表现本病诊断较易，但应进行耳鼻咽喉及神经科检查，力求追查可能的病因。CT 以及 MRI 检查有助于排除面神经肿瘤、听神经瘤等疾病。此外，还应该与特发性眼睑痉挛、面瘫后遗症等相鉴别。

【治疗】 对半面痉挛的治疗，因病因不明，多缺乏特效疗法。目前临床常用的方法有：

1. 初期联合应用镇静药、弱安定类药及抗癫痫药，同时配合针灸、物理疗法有望缓解轻度患者的症状。

2. 面神经阻滞　用 80%的乙醇阻滞面神经干，或局部注射肉毒素来解除局部肌肉的痉挛。

3. 手术治疗　主要有面神经微血管减压术、面神经梳理术等术式。其中面神经微血管减压术疗效较好。

第六节　外伤性面神经麻痹

面神经周围支较表浅，易遭受各种损害，而由于面神经骨管狭窄，颞骨骨折时往往会伤及面神经，造成面瘫，因此外伤性面神经麻痹是周围性面瘫的一大病因。

【病因】

1. 机械性损伤　常见于颌面部外伤所引起的损伤，其损伤形式有急慢性挤压伤、牵拉性损伤、压榨性损伤、撕裂伤、锐器切割伤及钝器摩擦伤等。

2. 物理性损伤　包括冷冻损伤、热损伤、电灼损伤、放射线损伤以及超声损伤和激光损伤等。

3. 化学性损伤　指有毒物质对神经的损伤，包括长期接触有毒物，以及面神经分布区神经毒性药物的注射，如乙醇、青霉素及溴化钙等药物。

4. 医源性损伤　是一种复合性损伤，几乎包括了以上各种损伤形式。在临床中常见的面神经损伤为机械性损伤和医源性损伤，因此，我们在此也着重介绍这两种面瘫。

【临床表现】 外伤性面瘫患者在面瘫前有典型的外伤病史，但是，各种面瘫的特点各不相同，而其发病特点与面瘫的诊断和治疗密切相关。临床中，面瘫可以在外伤后立刻出现，也可以在外伤后逐渐出现；面瘫可以在出现时就表现为完全性面瘫，也可以表现为不完全性面瘫，随着病情的进展减轻或者加重；面瘫发生部位可以为单侧或双侧。单侧面瘫表现典型，可以看到面部的不对称，但是双侧面瘫时往往没有明显的面部不对称，因此容易漏诊。

【诊断】 根据面神经损伤的临床表现及病史询问，临床不难作出面瘫的诊断。但在创伤性面瘫的诊断中，判断面神经损伤的程度和预后则显得更加重要。颞骨薄层 CT 可以协助确定颞骨内病变的部位，通过面神经电图的检查和其他的面神经功能检查可以判断面神经变性的程度。

【治疗】 在这里我们把外伤性面神经麻痹分为三种：一是探查伤口或行面神经相关手术时发现面神经损伤，并在术中出现面瘫；另一种是探查或手术中未发现面神经损伤，但是手术后发现完全性面瘫；第三种是探查或手术中未发现面神经损伤，但是手术后发现不完全性面瘫。

第一种情况：当手术中术者发现面神经损伤，应该在手术中及时修复。第二种情况：一般患者出现面神经麻痹后可以观察 24 小时。如果面神经麻痹在术后 24 小时后仍然没有恢复，下一步需要对面神经功能进行评估。常用的方法仍然是 ENoG 检查。如果在术后 5 天内 ENoG 下降，低于健侧的 10%，应该尽早重新手术探查。第三种情况：涉及面神经的手术往往会在术后出现轻微的面神经不全麻痹，如果面神经麻痹没有进一步进展甚至出现完全性面神经麻痹，一般可以获得满意的恢复。如果面神经麻痹进一步进展达到完全性面神经麻痹，则需要进行电生理测试来了解面神经变性程度。但是即使 ENoG 检查少于健侧的 10%，多数情况下病人的面神经功能也能在 2～4 个月内开始恢复，因此，主张扩血管、营养神经治疗，大致同贝尔面瘫。

（王宁宇　王　辉）

第二篇　鼻科学

第一章　鼻科学基础

第一节　鼻及鼻窦的应用解剖

鼻（nose）由外鼻、鼻腔、鼻窦3部分构成。外鼻位于面部中央，鼻腔是位于两侧面颅之间的腔隙，鼻窦是两侧面颅骨内的空腔，共4对，分别居于鼻腔的上方、后方和两侧。鼻窦开口于鼻腔，两者黏膜互相移行连为一整体。

鼻及鼻窦与颅前窝、颅中窝、口腔和眼眶紧密相邻，仅由一层薄骨板相互隔开，故严重的鼻外伤可伴发其周围结构的损伤，鼻疾病亦可向邻近器官扩散。

一、外　鼻

外鼻（external nose）由骨、软骨构成支架，外覆软组织和皮肤，略似锥体形，由鼻根（nasal root）、鼻尖（nasal apex）、鼻梁（nasal bridge）、鼻翼（nasal alae）、前鼻孔（anterior nares，nostril）、鼻小柱（nasal columella）等几个部分组成。鼻翼和面颊相交处为鼻唇沟（彩图2-1-1）。

1. 外鼻支架　由骨性支架和软骨支架构成。

骨性支架由鼻骨、额骨鼻突、上颌骨额突和上颌骨腭突组成。鼻骨左右成对，中线相接，上接额骨鼻突，两侧与上颌骨额突相连。鼻骨下缘、上颌骨额突内缘及上颌骨腭突游离缘共同构成梨状孔（彩图2-1-2）。

外鼻软骨支架由鼻中隔软骨、侧鼻软骨、大翼软骨等组成，各软骨之间为结缔组织所联系。大翼软骨左、右各一，底面呈马蹄形，各有内、外两脚，外侧脚构成鼻翼的支架，两内侧脚夹鼻中隔软骨的前下构成鼻小柱的主要支架。

2. 皮肤　鼻尖、鼻翼及鼻前庭皮肤较厚，且与皮下组织及软骨膜粘连紧密，并富有皮脂腺、汗腺，为粉刺、痤疮和酒渣鼻的好发部位，当疖肿炎症时，稍有肿胀，疼痛即较剧烈。

3. 动脉　外鼻动脉血供主要由鼻背动脉、筛前动脉的外支、内眦动脉、上唇动脉等供应。

4. 静脉　外鼻的静脉经内眦静脉及面静脉汇入颈内、颈外静脉，内眦静脉与眼上静脉、眼下静脉相通，最后汇入颅内海绵窦。面静脉无瓣膜，血液可以正、逆向流动，当鼻或上唇（称危险三角区）患疖肿处理不当或随意挤压，则有可能引起海绵窦血栓性静脉炎等严重颅内并发症。

5. 淋巴　主要汇入下颌下淋巴结和腮腺淋巴结。

6. 神经　运动神经为面神经。感觉神经为筛前神经、滑车上神经、滑车下神经和眶下神经，分别来自眼神经和上颌神经。

二、鼻　腔

鼻腔（nasal cavity）为一顶窄底宽的狭长腔隙，前起前鼻孔，后止于后鼻孔，与鼻咽部相通。鼻腔被鼻中隔分隔为左、右两侧，每侧鼻腔包括位于最前部的鼻前庭及位于其后占鼻腔绝大部分的固有鼻腔。

1. 鼻前庭（nasal vestibule）　位于鼻腔最前部，由皮肤覆盖，富有皮脂腺和汗腺，并长有鼻毛，前界为前鼻孔，由鼻翼的游离缘、鼻小柱和上唇围绕而成。鼻前庭皮肤与固有鼻腔黏膜交界处称为鼻阈，是鼻前庭最窄处。

2. 固有鼻腔　简称鼻腔，前起自于鼻阈，后止于后鼻孔，有内、外、顶、底 4 壁。

（1）内壁：即鼻中隔（nasal septum），由鼻中隔软骨、筛骨正中板（又称筛骨垂直板）及犁骨组成鼻中隔。软骨膜及骨膜外覆有黏膜，其前下部黏膜内血管丰富，由鼻腭动脉、筛前动脉与筛后动脉的鼻中隔支、上唇动脉及腭大动脉密切吻合形成毛细血管网称为利特尔区（Little's area）。此处黏膜较薄，血管表浅，黏膜与软骨膜相接紧密，血管破裂后不易收缩，且位置又靠前，易受外界刺激，是鼻出血最易发生的部位。

（2）外壁：鼻腔外壁表面极不规则，有突出于鼻腔的 3 个骨质鼻甲，分别称上、中、下鼻甲。各鼻甲下方的空隙称为鼻道，即上、中、下鼻道（彩图 2－1－3）。中鼻甲游离缘水平以下的空间称为总鼻道（common meatus）。中鼻甲与鼻中隔之间的腔隙称嗅裂或嗅沟。

①上鼻甲（superior turbinate）：位于鼻腔外壁的后上部，位置最高、最小，因前下方有中鼻甲遮挡，前鼻镜检查不易窥见。上鼻甲后上方为蝶筛隐窝（sphenoethmoidal recess），蝶窦开口于此。

②上鼻道（superior meatus）：内有后组筛窦开口。

③中鼻甲（middle turbinate）：是筛骨的一个结构，分为水平部（附着部）和垂直部（悬垂于鼻腔）。水平部前翼附着于筛窦顶壁和筛骨水平板的连接处，水平部后翼向外侧行走附着于纸样板，即中鼻甲基板，为前、后筛窦的分界。中鼻甲尾端的鼻腔外侧壁上有蝶腭孔，是蝶腭神经及同名血管出入鼻腔之处，向后通向翼腭窝（彩图 2－1－4）。

④中鼻道（middle meatus）：外壁上有两个隆起，后上方为筛窦的大气房名筛泡（ethmoid bulla ），筛泡前下方有一弧形嵴状隆起名钩突（uncinate process），筛泡、钩突之间有一半月形裂隙，称为半月裂孔（semilunar hiatus），其外方有一弧形沟称筛漏斗（ethmoid infundibulum），额窦多开口于半月裂孔的前上部，其后为前组筛窦开口，最后为上颌窦开口。以中鼻甲为中心的邻近区域结构如钩突、筛泡、筛漏斗、上颌窦自然口等被称为“窦口鼻道复合体”（ostiomeatal complex，OMC），窦口鼻道复合体是慢性鼻窦炎鼻内镜外科技术中的重要概念。

⑤下鼻甲（inferior turbinate）：为一独立骨片，附着于上颌骨内壁，前端接近于鼻前庭，后端距咽鼓管口约 1～1.5cm，为鼻甲中最大者，约与鼻底同长，故下鼻甲肿大时易致鼻塞或影响咽鼓管的通气引流。

⑥下鼻道（inferior meatus）：下鼻道前上方有鼻泪管开口，前部外侧近下鼻甲附着处骨壁较薄，是上颌窦穿刺的最佳进针部位。老年人下鼻道外侧壁后部近鼻咽处有表浅扩张的鼻

后侧静脉丛，称为吴氏鼻-鼻咽静脉丛。

(3) 顶壁：呈狭小的拱形，前部由额骨鼻突及鼻骨构成，中部是分隔颅前窝与鼻腔的筛骨水平板（cribriform plate），后部倾斜向下，即蝶窦前壁。筛骨水平板薄而脆，并有多数细孔，呈筛状，嗅神经经此穿过进入颅前窝，外伤或手术时易骨折致脑脊液鼻漏，成为感染入颅的途径。

(4) 底壁：即硬腭，与口腔相隔，前 3/4 由上颌骨腭突，后 1/4 由腭骨水平部构成，两侧部于中线相接，形成上颌骨鼻嵴，与犁骨下缘相接，底壁前方近鼻中隔处，各有一切牙管开口，腭大动、静脉及腭前神经由此通过。

3. 血管

(1) 筛前动脉和筛后动脉：均来自眼动脉。前者供应鼻腔外侧壁前上部和鼻中隔的前上部，后者则供应鼻腔外侧壁后上部和鼻中隔的后上部。

(2) 蝶腭动脉：是鼻腔血供的主要动脉。来自于颌内动脉，经蝶腭孔进入鼻腔后分为鼻后外侧动脉和鼻后中隔动脉，前者供应鼻腔外侧壁后部、下部和鼻腔底，后者供应鼻中隔后部、下部。

(3) 眶下动脉和腭大动脉：均来自于颌内动脉，前者经眶底的眶下管出眶下孔后供应鼻腔外侧壁前段；后者出腭大孔后，经硬腭向前进入切牙管供应鼻中隔的前下部。

4. 淋巴　鼻腔前 1/3 的淋巴管与外鼻淋巴管相接，汇入耳前淋巴结、腮腺淋巴结及颌下淋巴结。鼻腔后 2/3 的淋巴汇入咽后淋巴结及颈深淋巴结上群。

5. 神经　包括嗅神经、感觉神经和自主神经。嗅神经穿筛孔达嗅球。感觉神经来自于三叉神经的分支（眼神经和上颌神经），主要有筛前神经、筛后神经、蝶腭神经、眶下神经等。

三、鼻　窦

鼻窦（nasal sinus）为鼻腔周围颅骨含气空腔，按其所在颅骨命名为额窦、筛窦、上颌窦及蝶窦，左右成对，共 4 对。各鼻窦的发育进度不一致，初生儿只有上颌窦和筛窦，到 3 岁时额窦和蝶窦才开始出现，各鼻窦形状、大小随着年龄、性别和发育状况而有所不同。

临床上按其解剖部位及窦口所在位置，将鼻窦分为前、后两组，前组鼻窦包括上颌窦、前组筛窦和额窦，其窦口均在中鼻道。后组鼻窦包括后组筛窦和蝶窦，前者窦口在上鼻道，后者窦口在蝶筛隐窝。

1. 上颌窦（maxillary sinus）　在上颌骨体内，为鼻窦中最大者，窦腔容积约 15～30ml，15 岁时上颌窦的大小几乎与成人相同。上颌窦形似横置的锥体，锥体之底即鼻腔外侧壁，锥体尖部在上颌骨颧突处，有 5 个壁（彩图 2-1-5）。

(1) 顶壁：即眶底，毗邻眶内容物，故眶内与窦内疾病可相互影响。

(2) 前壁：即面壁，中央最薄并略凹陷称“尖牙窝”，上颌窦手术多经此进入，尖牙窝上方有眶下孔，为眶下神经及血管通过之处。

(3) 后外壁：与翼腭窝相隔，上颌窦肿瘤破坏此壁侵及翼内肌时可致张口困难。

(4) 内壁：为鼻腔外侧壁的一部分，后上方有上颌窦窦口通入中鼻道，下鼻甲附着处骨质薄，经此行上颌窦穿刺术。

(5) 底壁：为牙槽突，常低于鼻腔底部，与上颌第二前磨牙及第一、二磨牙根部以菲薄骨板相隔，有的磨牙牙根直接埋藏于窦内黏膜下，故牙根感染可引起牙源性上颌窦炎，上颌窦炎症或肿瘤的侵犯亦常引起牙痛、牙松动等症状。

2. 筛窦（ethmoid sinus）　位于鼻腔外上方和眼眶内壁之间的筛骨内、蝶窦之前和前颅窝之下。筛窦呈蜂房状结构，成人筛窦约含有 4～17 个气房，多数含有 7～11 个气房，发育良好者可达 18～30 个，气房大小、排列及伸展范围极不规则，两侧常不对称，有筛迷路（ethmoid labyrinth）之称。筛窦以中鼻甲基板为界，位于其前下者为前组筛窦，开口于中鼻道，中鼻甲基板后上者为后组筛窦，开口于上鼻道。筛窦前窄后宽，有 6 个壁（彩图 2-1-6）。

（1）外侧壁：即眼眶内侧壁，由泪骨和纸样板构成。外侧壁与眼眶内结构毗邻，特别是与视神经和眼内直肌关系密切。当后组筛窦气化良好时，视神经管可突出于筛房内形成隆凸或压迹，筛窦手术中应避免损伤。

（2）内侧壁：鼻腔外侧壁的上部，有上鼻甲和中鼻甲附着。

（3）顶壁：即额骨眶板的内侧部分，参与构成前颅底，其内侧与筛骨水平板相连，外侧与额骨眶板的外侧部分相接。顶壁毗邻前颅窝，是脑脊液鼻漏和颅鼻交界肿瘤的好发部位。

（4）下壁：即中鼻道外侧壁的结构，包括钩突、筛泡和筛漏斗等。

（5）前壁：与上颌骨额突和额窦相接。

（6）后壁：为蝶筛板，与后方的蝶窦毗邻。

3. 额窦（frontal sinus）　位于额骨内，出生时尚未形成，一般至 3 岁开始出现，成年后发育完成，但其大小、形状极不一致，有时可一侧或两侧未发育。额窦形似横置的三棱锥体，锥体的基底即两侧额窦的隔板，锥顶朝向外侧。分为 4 个壁（彩图 2-1-7）。

（1）前（外）壁：为额骨外板，较坚厚，内含骨髓。

（2）后（内）壁：为额骨内板，较薄，与额叶硬脑膜相邻，有导血管穿过此壁入硬脑膜下腔，故额窦感染可经此引起鼻源性颅内并发症。

（3）底壁：为眶顶及前组筛窦之顶，其内侧相当于眶顶的内上角，骨质甚薄，急性额窦炎时该处有明显压痛，额窦囊肿破坏此壁可使眼球向外、向下方移位。额窦开口于窦底内侧，经鼻额管（nasofrontal duct）通入中鼻道前端。

（4）内壁：为分隔两侧额窦的额窦中隔，此中隔常偏曲向一侧。

4. 蝶窦（sphenoid sinus）　位于蝶骨体内，一般 3 岁才出现，成年发育完成，形状大小不一。由蝶窦中隔分为左、右两侧，两侧常不对称。蝶窦开口于蝶筛隐窝，引流于上鼻道。蝶窦有 6 个壁（彩图 2-1-8）。

（1）顶壁：与颅中窝相隔，蝶窦发育良好时，其顶壁凹陷形成蝶鞍底部，故可通过蝶窦行垂体肿瘤摘除术。

（2）下壁：即后鼻孔上缘与鼻咽顶，翼管神经孔位于下壁外侧的翼突根部。

（3）外侧壁：与颅中窝、颈内动脉、视神经和海绵窦关系密切。气化良好的蝶窦外侧壁较薄，视神经管和颈内动脉管可能形成压迹或隆凸，视神经管隆凸或压迹位于前上方，颈内动脉管压迹或隆凸位于其后下方。

（4）内壁：为蝶窦中隔，其变异较大。

（5）前壁：与筛骨垂直板及犁骨后缘相接，参与构成鼻腔顶壁的后段，骨质较薄。

（6）后壁：骨质较厚，其后为枕骨斜坡，毗邻脑桥。

5. 血管　上颌窦由鼻后外侧动脉、上颌牙槽后动脉和眶下动脉等供应，静脉回流至蝶腭静脉。筛窦由筛前动脉、筛后动脉、眶上动脉和鼻后外侧动脉等供应，静脉回流入筛前和筛后静脉，也可回流到硬脑膜的静脉和嗅球、额叶的静脉丛。额窦由筛前动脉、鼻后外侧动脉等供应，静脉回流入筛前静脉，也可经板障静脉、硬脑膜静脉入矢状窦。蝶窦由颈外动脉的咽升动脉、上颌动脉咽支和蝶腭动脉的小分支等供应，静脉回流入蝶腭静脉，并有静脉与海绵窦相通。

6. 淋巴　鼻窦淋巴可能汇入咽后淋巴结和颈深淋巴结上群。

7. 感觉神经　主要来自三叉神经的第一支（眼神经）和第二支（上颌神经）的分支。上颌窦由上牙槽后支及眶下神经主司。筛窦由筛前、筛后、眶上等神经以及蝶腭神经的鼻后上外侧支和眼眶支主司。额窦由筛前神经主司。蝶窦由筛后神经和蝶腭神经眼眶支主司。

（张　罗　王奎吉）

第二节　鼻生理学

一、外鼻的生理

外鼻位于颅面的中央，其形状随着人种或种族的不同而有一定的差异。外鼻的形态和轮廓的均衡，及其与面部各器官和结构之间的匀称关系，不但影响容貌，而且对人的情绪和性格产生不同程度的影响。此外，鼻翼的运动有助于面部表情和鼻阻力的调控。

二、鼻腔的生理

鼻腔主要有呼吸、嗅觉功能，另外还有共鸣、反射、吸收和排泄泪液等功能。外界空气经过鼻腔处理后，才适合人体的生理需求，否则会引起呼吸道不适。

1. 呼吸功能　鼻腔为呼吸道的首要门户，在机体与外界环境的接触中起重要作用。正常的鼻呼吸依赖于鼻腔适当的阻力。鼻阻力由鼻瓣区（nasal valve area）的多个结构形成。鼻瓣区包括鼻中隔软骨的前下端、鼻外侧软骨前端和鼻腔最前端的梨状孔底部。同时鼻阻力的大小与下鼻甲的大小也有很大的关系。鼻内或鼻瓣区产生的鼻阻力约为全部呼吸道阻力的40%～50%。呼吸时气体经过鼻腔并非呈直线进行。平静吸气时，气流经过梨状孔后，向上到达鼻腔顶部，再呈抛物线转而向下，达到后鼻孔处再呈扇形散开。呼气时，气流经过鼻前庭，一部分经梨状孔呼出，另一小部分折返回鼻腔形成漩涡，再向上与主流汇合。正常的鼻阻力的存在有助于在吸气时形成胸腔负压，使肺泡扩张，增加气体交换面积，静脉回流入右心。在呼气时延缓肺泡内气体的排除，充分进行气体交换。反之，鼻阻力过低或过高，都会影响肺功能变化。正常人鼻腔黏膜血管交替收缩和舒张，导致两侧鼻阻力周期性交替性变化，称鼻周期（nasal cycle）。经典的鼻周期被描述为两侧鼻阻力此消彼长的互补形式，使鼻腔总阻力保持不变。鼻周期的作用尚不清楚，可能有促进睡眠时翻身，避免局部长期受压而影响血液循环的作用。

2. 嗅觉功能　嗅觉是最原始的功能之一，与哺乳动物和脊椎动物相比，人类的嗅觉敏感性明显下降，但它仍然是一种重要的感受，有识别、报警、增进食欲、影响情绪等作用。

嗅觉系统主要由嗅上皮、嗅神经、嗅球、嗅束和嗅皮层组成。嗅觉的产生必须具备 3 个要素：嗅素（或称嗅刺激素），也就是能散发气味的物质；足够的鼻气流，能使嗅素到达鼻腔黏膜的嗅区；正常的嗅黏膜、嗅神经、嗅觉传导通路及嗅中枢。

3. 空气调节作用

（1）温度调节作用：吸入鼻腔的冷空气通过鼻腔的作用可迅速变暖，到达声门下区时调节至 32～33℃。这一功能多依赖于鼻腔广大而迂曲的黏膜和丰富的血液供应所维持。

（2）湿度调节作用：鼻黏膜腺体丰富，在 24 小时呼吸期间分泌约 1000ml 液体，其中 70％用于提高吸入空气的湿度。吸入空气通过鼻腔的加湿作用，到达声门下区时可达相对湿度 98％。鼻腔湿度调节作用，可防止呼吸道黏膜干燥，使黏膜的纤毛得以维持正常的功能。

4. 防御功能　空气中含有灰尘、细菌和真菌等。但吸入空气到达鼻腔后部时，几乎无细菌存在，说明鼻腔黏膜对吸入空气的防御作用非常重要。鼻前庭的鼻毛对较大粉尘有阻挡滤过作用。较细微的尘埃和细菌进入鼻腔后，被黏膜表面的黏液毯粘住，再经纤毛运动向后送达鼻咽腔，经口腔吐出或咽下，为鼻腔的第一道防线。鼻黏液中含有“溶菌酶”，具有溶解细菌的作用，加上白细胞的噬菌作用，成为鼻腔的第二道防线。正常鼻分泌物的 pH 值为 5.6～6.4，而溶菌酶在酸性环境中能保持有效功能，这与鼻腔内细菌的存在与否有一定关系。

5. 发声共鸣功能　鼻腔在发声时起共鸣作用，辅音 n、m、g 需由鼻腔发出，鼻音的程度关系到语音的质量，即声音是否悦耳动听。若鼻腔因疾病而闭塞时，发音则成闭塞性鼻音。若软腭缺损或瘫痪时（如腭裂），发音时鼻咽部不能关闭或闭合不全，则成开放性鼻音。

6. 反射功能　鼻腔内神经分布丰富，当鼻黏膜受到机械性、物理性或化学性刺激时，可引起广泛的呼吸和循环方面的反应，强度从打喷嚏到呼吸、心跳停止。喷嚏是一种保护性的反应。当鼻黏膜受到外界物理性或化学性刺激时，鼻黏膜内的三叉神经可引起喷嚏，随着强气流从鼻腔快速喷出，可将刺激物从鼻腔清除。当鼻阻力增高或鼻黏膜受到刺激时，可引起支气管收缩，进而影响肺的通气量，称为“鼻肺反射”。同时还可以引起心率减慢，甚至心跳骤停，称为“鼻心反射”。

7. 吸收功能　人的鼻腔黏膜表面积约 $150cm^2$，呼吸区黏膜上皮细胞表面有很多微绒毛，可增加吸收的有效面积。鼻黏膜上皮下层有丰富的毛细血管、静脉窦、动-静脉吻合支，以及毛细淋巴管交织成网，使吸收的药物可迅速进入血液循环。鼻内投药的利用度比口服高数倍，但连续用药会造成鼻黏膜上皮的可逆性损伤，故不宜长期连续投药。

8. 排泄泪液功能　鼻泪管开口于下鼻道，鼻泪管皱襞起管口开闭作用，并与眼睑的开闭运动一致。眼睑张开时眼轮匝肌挤压泪囊，同时鼻泪管开口在鼻泪管皱襞的作用下张开，泪液经过泪小点、泪小管、泪总管、泪囊和鼻泪管到达下鼻道的顶部。

三、鼻窦的生理

1. 增加呼吸黏膜面积　窦内黏膜为鼻腔黏膜的延续，因此鼻窦的存在增加了鼻黏膜的面积，促进对吸入空气的加温、加湿作用。

2. 共鸣作用　鼻窦是含气的空腔，分布在鼻腔周围，对声音起到共鸣作用。

3. 减轻头颅重量　颅骨内鼻窦的存在，使得头部运动更加灵活，且易于保持身体平衡。

4. 保护重要器官　鼻窦的存在可以缓冲外力，使得颅内及眶内重要器官免受损伤。

（张　罗　娄鸿飞）

第三节　鼻的检查方法

鼻部检查的目的是研究症状出现的原因，进而为鼻病的诊断提供依据。鼻部检查既要重视局部，也要注意邻近部位以及全身情况。根据需要选择相应的方法，进行详细的检查。

一、鼻的一般检查

由于鼻部具有孔小洞深的解剖特点，必须使用特殊的照明装置和检查器械进行检查，常用器械有检查灯、额镜、前鼻镜、间接鼻咽镜、鼻内镜等。

依据患者病情、合作程度和检查治疗的要求，病人可分别采用坐位、半卧位。通常受检者端坐，头正平视，上身略前倾，头颈放松以便头位随检查需要作适当调整。对不合作的小儿，应由家属或护士将小儿抱在怀中，两膝将小儿的腿夹住，一手绕过儿童胸前，另一手扶住额部，将其头固定于胸前或右肩前（彩图 2－1－9）。检查者调整额镜，使光焦点集中于受检部位。询问病史时应注意其有无开放性或闭塞性鼻音，其呼气是否有异味。

1. 鼻外形检查　观察外鼻形态及邻近部位是否有畸形、缺损、肿胀或异常隆起。先检查外鼻有无畸形、前鼻孔狭窄，鼻梁有无偏曲、塌陷、肿胀、增宽，皮肤色泽是否正常。鼻梁歪斜、单侧鼻背塌陷可见于鼻骨骨折。鼻梁低凹（鞍鼻）可由鼻中隔软骨受损导致，如鼻中隔手术不当等。鼻翼平直、外鼻孔细长，见于长期鼻塞、经口呼吸者。再以拇指和食指检查外鼻有无触痛，鼻骨有无塌陷、移位、骨擦感。鼻尖或鼻翼有显著触痛，提示鼻疖或鼻前庭炎。鼻梁触痛可见于鼻中隔脓肿。鼻背触诊可知两侧鼻骨位置是否对称。然后进行鼻窦表面检查，观察面颊部、内眦及眉根附近皮肤有无红肿，局部有无隆起，眼球有无移位及运动障碍，面颊、眼内上角处有无压痛，额窦前壁有无叩痛等。

2. 鼻腔检查　鼻腔检查需要使用前鼻镜，以便从前鼻孔观察鼻内变化。检查者左手持前鼻镜，右手扶持患者额部调节受检者的头位，或手持枪状镊作必要的操作，如填入麻黄碱棉片收缩鼻腔黏膜。

（1）鼻前庭检查：受检者头稍后仰，用拇指将鼻尖抬起，观察鼻前庭皮肤有无充血、皲裂、溃疡、结痂、肿胀及鼻毛脱落。皮肤皲裂、结痂、鼻毛减少、充血见于鼻前庭炎。局限性隆起触痛明显或隆起顶端有脓点视为鼻前庭疖肿。隆起位于鼻前庭外下壁，无触痛见于鼻前庭囊肿。此外还应注意有无赘生物、乳头状瘤等。

（2）鼻腔检查：检查者手持大小合适的前鼻镜，将受检者的面部左右移动并配合低头、仰头，以便能详细检查鼻腔各部分。

前鼻镜的规范用法如下：以拇指和食指捏住前鼻镜的关节，将一柄置于左手掌心，另三指握于另一柄上，以司前鼻镜的开闭（彩图 2－1－10）。检查时，手腕屈曲，将两叶合拢的前鼻镜与鼻底平行深入鼻前庭并轻轻打开，抬起鼻翼，压倒鼻毛，扩大鼻孔，光线与视线得以射入。前鼻镜的两叶不得超越鼻内孔，以免引起疼痛或损伤鼻中隔黏膜引起出血。取出前鼻镜时不可完全闭紧双叶，以免夹持鼻毛引起疼痛。

受检者头稍向前倾，可看到下鼻甲、下鼻道、总鼻道下部、鼻中隔前下区和鼻腔底部，有时可看到鼻咽部及软腭的运动。头后仰约30°，可看到中鼻甲、部分中鼻道、鼻中隔和总鼻道中部及嗅裂一部分。头再后仰约30°，可看到中鼻甲前端、鼻丘、嗅裂后部和鼻中隔上部。前鼻镜检查不能窥及上鼻甲及上鼻道。如鼻腔分泌物较多，可嘱病人擤出或用吸引器吸出。若下鼻甲肥大妨碍观察，可用麻黄碱收缩鼻腔黏膜后再行检查。

检查时应注意：黏膜颜色、肿胀、肥厚、萎缩、表面湿润/干燥；总鼻道增宽/狭窄；鼻腔分泌物位置、颜色、性质、量；鼻中隔有无偏曲、嵴突、棘突；有无新生物。正常鼻黏膜呈淡红色，表面光滑湿润而有光泽，探针触之柔软、有弹性。各鼻道无分泌物积聚，下鼻甲与鼻底、鼻中隔并不相贴。

急性炎症时黏膜呈鲜红色，有黏性分泌物。慢性炎症时黏膜呈暗红色，下鼻甲前端有时呈桑葚状，分泌物为黏脓性。变应性鼻炎的黏膜苍白水肿或呈淡紫色，可见清水样分泌物。萎缩性鼻炎黏膜干燥、萎缩，失去正常光泽，被覆脓痂，下鼻甲缩小，中鼻甲偶见肥厚或息肉样变。中鼻道有脓性分泌物系前组鼻窦病变所致，嗅裂内有脓性分泌物则为后组鼻窦病变所致。鼻中隔完全居中者少见，但只有引起临床症状者方为病理性鼻中隔偏曲。鼻腔内新生物应仔细观察肿物位置、表面形状、硬度、活动度及是否容易出血。

后鼻镜检查即间接鼻咽镜检查。检查者左手持压舌板，压下舌的前2/3，将鼻咽镜加温至不烫手，送入软腭与咽后壁之间，检查者转动鼻咽镜，有序、对照地观察后鼻孔、各鼻甲及鼻道的后缘、咽鼓管咽口、咽隐窝及鼻咽顶部。如患者咽反射敏感，可先行表面麻醉再观察。

3. 鼻窦的检查　除以上所述的望诊、触诊及前/后鼻镜检查外，尚有下述方法可用：

(1) 临床上疑有鼻窦炎的存在，但鼻镜检查未发现脓性分泌物者，可行头位引流：用1%麻黄碱棉片收缩中鼻道及嗅裂黏膜，促使窦口开放。疑为上颌窦积脓时，侧卧头低位，患侧在上；疑为额窦或筛窦积脓，则取正坐位，10～15min后取出棉片，再行鼻镜检查，观察鼻内是否积脓。

(2) 口腔检查：上颌窦底壁为上颌骨牙槽突，第二前磨牙和第一、二磨牙牙根感染常引起厌氧菌性的上颌窦炎。故行鼻窦检查时同时注意口腔，注意上列磨牙牙龈是否充血，是否有病牙，必要时请口腔科会诊。

(3) 导管冲洗或穿刺冲洗：应用导管探入窦口进行冲洗检查。此法操作难度大，容易损伤窦口黏膜造成狭窄，目前很少用。用针穿刺进入鼻窦进行冲洗检查，称为穿刺冲洗法，大多应用于上颌窦。

二、鼻内镜检查

鼻内镜以其镜体细小、光亮度强、视野大等优点，可以完成对鼻腔内各个部位的检查。常用的鼻内镜直径可为4mm和2.7mm，其视角分为0°、30°、70°、90°、120°等，一般常配备有照相、显示和录像装置。使用时先用1%麻黄碱棉片收缩鼻黏膜，再以1%丁卡因棉片行表面麻醉。病人取仰卧位或坐位均可。检查时镜体自总鼻道导入，先观察鼻腔前部，了解中鼻甲和下鼻甲情况，再检查中鼻道前端的钩突和筛泡及半月裂或筛漏斗的情况，随后内镜可沿中鼻道前端滑入中鼻道内观察，再由中鼻甲的后上方观察上鼻甲、上鼻道及蝶筛隐窝，最后将鼻内镜导入鼻咽部，观察鼻咽部各壁的情况。

凡是怀疑鼻腔、鼻窦、鼻咽及邻近部位的疾患，而常规前鼻镜和鼻咽镜检查不满意者，均可行鼻内镜检查。还可以通过鼻内镜的引导取活体组织病理检查，发现鼻出血部位行电凝固或激光止血。

三、鼻功能检查

1. 通气功能检查法　鼻通气功能的检查目的主要是判定鼻通气程度、鼻阻力大小、鼻气道有效横截面积等。通过这些指标的测定，对判断病情、确定治疗方法均有重要价值。

（1）简易法：嘱患者堵住一侧鼻腔，检查者以手背置于其鼻孔前，令其用力呼吸，以手背感受其呼出气流来判断通气程度。对于不能配合的小儿，可用棉丝置于鼻孔前，通过棉丝随呼吸的运动来判断鼻腔的通气程度。

（2）鼻测压法：测量鼻阻力是衡量鼻通气的客观指标。鼻测压法为一种测量在某一梯度压力下，通过鼻腔的气流速度来判断鼻阻力大小的方法。正常成人鼻阻力是 192～294Pa/(L·S)。鼻腔有阻塞性病变时，鼻阻力升高；萎缩性鼻炎或鼻甲切除过多导致空鼻综合征时，鼻阻力明显减少。

（3）鼻声反射测量：鼻声反射是利用进入鼻腔的声波反射，简单、迅速、准确地对鼻腔几何学进行测量的新方法。主要用于定量判断鼻腔及鼻咽腔容积、最小横截面积，进而对鼻腔及鼻咽部疾病的病变程度、疗效作出客观评价。正常鼻声反射曲线在鼻腔前部显示有两个明显狭窄处，分别表示鼻内孔及下鼻甲前缘，从前向后曲线逐渐增高。鼻腔段曲线突然显著增高见于鼻中隔穿孔，突然降低见于鼻息肉等鼻增生性病变。曲线后段显著增高见于腭裂病人，后段低平见于腺样体肥大、鼻咽癌等鼻咽部增生性疾病病人。

2. 嗅觉功能检查法　迄今为止，国际上对嗅觉功能检查、评定标准和基本测嗅物的气味要求等还没有统一的方法。目前常用的嗅觉功能检查法大体上可分为主观嗅觉检查法和客观嗅觉检查法两大类。主观法简单易行，但随意性大，结果不够可靠。客观法技术要求较高，但结果客观、准确且灵敏。前者主要有嗅阈检查、标准微胶囊嗅功能检查法和静脉性嗅觉试验。后者主要有嗅觉诱发电位、嗅电图等。另外，影像学检查及嗅黏膜活组织检查等方法对嗅觉障碍的诊断也有重要意义。

3. 自洁功能检查法　当疾病引起黏液纤毛系统受损时，鼻黏液纤毛传输功能就会受到影响，使鼻黏膜损害加重，形成恶性循环。所以测定鼻黏液纤毛传输功能对指导某些鼻病的治疗和判定其疗效都有重要作用。鼻自洁功能检查法主要通过对鼻黏液纤毛传输系统的检查来判定鼻的自洁功能。临床常用的检查方法为糖精试验。将糖精颗粒放置在下鼻甲前端或鼻底，嘱受检者每 15s 吞咽一次，记录从放置糖精到受检者最初感觉到甜味的时间，即黏液纤毛传输时间。再测量从放置点到咽后壁的距离，以毫米计算。以此距离除以移行时间即为鼻黏液纤毛的传输速度。成人正常值为 3.85～13.2mm/s，平均为 7.82mm/s。当鼻腔有炎症时可使黏液纤毛传输速度变慢。其他方法，如放射性同位素法、光电显微镜观察法等多用于实验室研究中。

四、影像学检查

1. X 线平片　根据检查目的，受检者采取不同体位摄片。

（1）鼻骨：鼻骨侧位片可观察到鼻骨骨折线的水平位置，轴位片可判断骨折的侧别及移位情况。

（2）鼻窦：鼻颏位，又称瓦氏位（Water position），主要用于检查上颌窦，也可显示筛窦、额窦、鼻腔和眼眶。鼻额位，又称柯氏位（Caldwell position），主要用于显示额窦和筛窦，也可显示上颌窦、鼻腔和眼眶。但因有结构重影，只可大致了解窦腔形态、有无黏膜增厚、占位性病变、窦壁完整与否。

2. 计算机断层摄影（CT）　CT 检查安全、迅速，图像显示解剖结构和病变清晰，密度分辨率高，已成为鼻外科的常规影像学检查方法。CT 通过调整窗宽、窗位分别获得骨窗和软组织窗影像。骨窗主要观察骨性结构。软组织窗主要用于观察软组织的病变，特别是肿瘤病变，了解病变性质和范围。CT 扫描的体位主要有冠状位、水平位和矢状位。冠状位扫描可以清楚显示鼻道解剖变异及其与鼻窦的交通情况，可显示筛顶与脑组织、眼眶与鼻窦之间的关系。水平位多用于评估外伤程度、骨质破坏情况和肿物扩展范围等。矢状位少用，但对于判断额隐窝气房的引流具有重要意义。

3. 磁共振成像（MRI）　磁共振成像对软组织的分辨力高于 CT。能准确定位肿瘤的位置、大小及浸润程度，分辨肿瘤与炎症组织。由于血管内流动的血液使磁共振信号丢失产生“流空现象”，使得磁共振能准确反映出肿瘤与血管的关系。

（张　罗　娄鸿飞）

第二章　鼻先天性疾病及畸形

第一节　先天性外鼻畸形

外鼻畸形与缺损可由先天性因素或后天性因素所致，是鼻部多部位畸形与缺损的结果。临床表现呈多样性：鼻孔畸形、狭窄和闭锁，常伴有唇裂；鼻尖歪斜、裂开、塌陷、缺损或凹凸不平；鼻翼的皮肤或软骨缺损、移位，鼻黏膜外翻，鼻孔向外或变形。该疾患临床较常见，男女比例大致相同。其畸形与缺损的程度，除先天因素外，主要与鼻外伤、烧伤程度及肿瘤切除时对鼻部影响的程度相关。修复采用手术治疗。视外鼻具体部位、缺损大小、创伤性质、瘢痕程度采用不同治疗方法，效果良好。

【临床表现】

1. 各种鼻形状畸形，如鼻裂，又称二裂鼻，临床少见，常伴唇腭裂；额外鼻孔及双鼻畸形；外鼻呈纽扣形状，无前鼻孔发生；当外鼻形状似管形，称做管形鼻；部分患者可有外鼻缺损或其他形状异常。

2. 鼻梁骨骼发育异常或因外伤致鼻梁不正，可形成歪鼻，或鼻梁塌陷形成鞍鼻；鼻翼皮肤或软骨缺损、移位；鼻黏膜外翻；鼻孔向外或变形等。

3. 鼻孔畸形、狭窄和闭锁，常伴唇裂。

【诊断依据】

1. 有鼻外伤、烧伤或肿瘤切除史，或先天性。

2. 鼻尖歪斜、裂开、塌陷、缺损或不平。

3. 鼻翼的皮肤或软骨缺损、移位；鼻黏膜外翻；鼻孔向外或变形。

4. 鼻孔畸形、狭窄和闭锁，常伴唇裂。

【治疗原则】 通常需要手术治疗，根据不同的致畸原因和畸形范围，采用不同的整形术式。如鼻部瘢痕松解，全厚皮片移植术；鼻尖缺损可用额部皮瓣或皮管修复；鼻翼近缘缺损畸形，宜用“Z”成形术或阶梯状切开缝合法修复；鼻孔闭锁或狭窄用“Z”成形术或皮片移植等。

第二节　先天性后鼻孔闭锁

本病为严重鼻部畸形，属家族遗传性疾病。多数学者认为先天性后鼻孔闭锁是在胚胎6周时，颊鼻腔内的间质组织较厚，不能吸收穿透和与口腔相通，构成原始后鼻孔而成为闭锁的间隔，此间隔可为膜性、骨性或混合性，闭锁部间隔可以菲薄如纸，也可厚达12mm，但多在2mm左右。其间亦可形成小孔，但通气不足，称为不完全性闭锁。闭锁间隔的位置分为前缘闭锁和后缘闭锁两种，常位于后鼻孔边缘软腭与硬腭交界处，向上后倾斜，附着于蝶骨体，外接蝶骨翼内板，内接犁骨，下连腭骨。闭锁间隔上下两面皆覆有鼻腔黏膜。

【临床表现】 双侧后鼻孔闭锁患儿出生后即出现周期性呼吸困难和发绀，直到4周以后逐渐习惯于用口呼吸。但在哺乳时仍有呼吸困难，须再过一段时间才能学会交替呼吸和吸奶的动作。因此出生后有窒息危险和营养不良的严重后果。

儿童及成人期患者主要症状为鼻阻塞，睡眠时有鼾症和呼吸暂停综合征，困倦嗜睡，关闭性鼻音，并有咽部干燥、胸廓发育不良等。单侧后鼻孔闭锁患者不影响生命，长大以后只有一侧鼻腔不能通气，并有分泌物潴留于患侧。

【诊断依据】 凡新生儿有周围性呼吸困难、发绀和哺乳困难时，就应考虑本病，可用以下方法确诊：

1. 用细橡胶导尿管自前鼻孔试通入鼻咽部，若进入鼻咽部不到32mm即遇到阻隔，检查口咽后壁看不到该导尿管，即可诊断后鼻孔闭锁。须注意排除导尿管太软、方向有误，以致该管在鼻腔内蜷曲而达不到后鼻孔。

2. 用卷棉子自前鼻孔沿鼻底伸入，可以探测间隔的位置和性质。

3. 将亚甲蓝或1%甲紫液滴入鼻腔，1～2min后观察口咽部是否着色，若无着色可诊断为本病。

4. 将碘油慢慢滴入鼻腔，行X线造影，可显示有无后鼻孔闭锁及其闭锁深度。

5. 鼻内镜检查　此法不但可以诊断本病，而且可以排除先天性鼻内脑膜-脑膨出、鼻息肉、腺样体肥大、鼻咽肿物、异物、瘢痕性狭窄及鼻中隔偏曲等造成鼻阻塞的原因。

【治疗原则】

1. 一般紧急措施　新生儿降生后，若确诊为双侧先天性后鼻孔闭锁，应按急诊处理，保持呼吸通畅，防止窒息，维持营养。可取一橡皮奶头，剪去其顶端，插入口中，用布条系于头部固定，以利经口呼吸，并可通过奶头滴入少量乳汁，待患儿已习惯口呼吸时方可取出口中奶头（图2-2-1）。最好有专人护理，以防窒息，并应注意营养摄入。

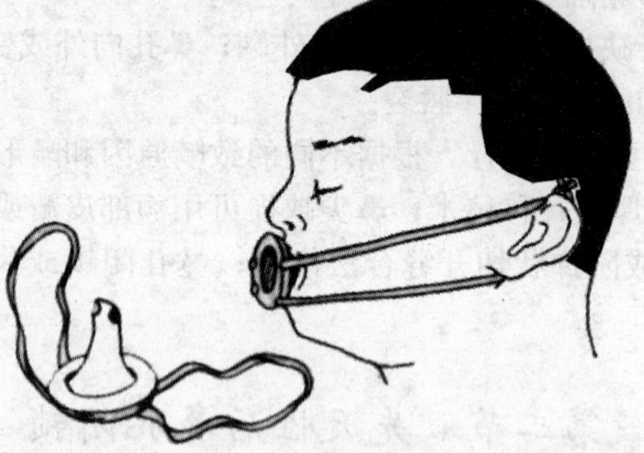

图2-2-1　先天性后鼻孔闭锁急救

2. 手术治疗　用手术方法去除闭锁间隔，有经鼻腔、经腭、经鼻中隔、经上颌窦4种途径，应根据患儿年龄、症状程度、间隔性质与厚度，以及全身情况而定。为了安全，以先作气管切开术为宜。

（1）鼻腔进路：适用于鼻腔够宽，能够看到闭锁间隔者，膜性间隔或骨性间隔较薄者，新生儿或患儿全身情况较差而急需恢复经鼻呼吸者。

①麻醉：儿童用全身麻醉，成人用局部表面麻醉。

②切口：左侧鼻腔间隔作“[”形切口，右侧鼻腔作“]”形切口，分离黏膜，露出骨面。

③切除间隔：用骨凿、刮匙或电钻去除骨隔，保留骨隔后面（咽侧）黏膜，以覆盖外侧骨创面。术中须切除鼻中隔后端，以便两侧造孔相贯通。造孔大小以能通过食指为度。然后放入相应大小的橡皮管或塑料管，或以气囊压迫固定，留置时间视间隔性质而定，膜性间隔两周即可，骨性间隔则须4～6周。为了防止再次狭窄，可于一年内定期进行扩张术。此种手术若在纤维光导鼻内镜下进行则更方便。

对新生儿可用小号乳突刮匙沿鼻底刮除，在骨隔处用旋转刮除法去除骨隔至足够大小，后面黏膜仍须保留，可行十字形切口，用橡皮管自鼻咽逆行拉出，以固定黏膜瓣于骨面上。

采用鼻腔进路，在术中需注意避免损伤腭降动脉、颅底及颈椎。

(2) 经腭进路：优点是手术野暴露良好，可直接看到病变部位，能将间隔彻底切除，并可充分利用黏膜覆盖创面，适用于闭锁间隔较厚者。

①体位及麻醉：患儿仰卧，头向后伸，用0.1%肾上腺素棉片塞于鼻腔深部闭锁间隔前壁，再于硬软腭交界处注入少量含肾上腺素的1%普鲁卡因，以减少术中出血，经气管切开给全身麻醉。

②切口：作Owens硬腭半圆形切口，切开黏膜，切口两端向后达上颌粗隆。分离黏骨膜瓣至硬腭边缘。

③硬腭后缘显露后，用粗丝线穿过已游离的黏骨膜瓣，以便向后牵引。

④去除闭锁间隔：分离硬腭后面（鼻底面）的鼻底黏膜，用咬骨钳去除患侧腭骨后缘部分骨壁，即可发现骨隔斜向蝶骨体，分离骨隔后面黏膜，凿除骨隔，然后再于犁骨后缘按鼻中隔黏骨膜下切除的方法去除一部分犁骨，使后鼻孔尽量扩大，保证通畅。骨隔前后和鼻中隔后端黏膜可以用于覆盖骨面。

⑤缝合切口：将硬腭切口的黏骨膜瓣翻回复位，用细丝线严密缝合，其下方接近软腭处若有撕裂，也应严密妥善缝合，以免术后穿孔。最后经前鼻孔置入橡皮管或塑料管，固定修整后的鼻内黏膜，4周后取出橡皮管，预约定期随访。若有后鼻孔术后粘连，应及时处理，必要时可进行扩张。

(3) 经鼻中隔进路：此法仅适用于治疗成人后鼻孔闭锁。单侧、双侧、膜性、骨性皆可使用。

①体位和麻醉：同鼻中隔黏骨膜下切除术。

②切口：用Killan切口，或稍偏后作切口。

③剥离黏骨膜：范围要尽量扩大，特别是向上、向下剥离的范围要大，可包括双侧鼻底黏膜，以便向后扩大视野。

④切开鼻中隔软骨，剥离对侧鼻中隔黏骨膜，范围要尽量扩大。剥离到后方时，可将鼻中隔软骨和筛骨垂直板去除一部分，发现骨隔时用骨凿去除，直到能看到蝶窦前壁为止。最后经前鼻孔插入橡皮管或塑料管，预防后鼻孔粘连。必要时术后定期扩张。

(4) 经上颌窦进路：此法仅适用于成人单侧后鼻孔闭锁，是利用de Lima手术，自上颌窦开放后组筛窦，达到后鼻孔区，进行闭锁间隔切除。

第三节　脑膜-脑膨出

鼻内脑膜-脑膨出为少见的先天性疾病。系由于脑组织经由未完全闭合的颅骨缝隙疝入鼻腔形成，含有脑膜及脑组织。

【临床表现】 常见鼻内或鼻外软组织肿块，大多于出生时即可发现。肿块表面光滑，可随年龄而增大，在各种原因导致的颅内压增高时肿块会明显增大。如颅骨缺损较小时，症状不明显。影像学检查可明确膨出的大小、位置、内容物等。CT 表现：①颅骨缺损；②膨出的囊呈脑脊液密度；③膨出的软组织呈脑组织密度；④脑室受牵拉而变形、移位或与囊腔相通；⑤并发畸形时，有相应的 CT 表现。MRI 对膨出的内容物分辨率较高，可观察蛛网膜下隙、脑实质、脑室的形态（图 2-2-2）。

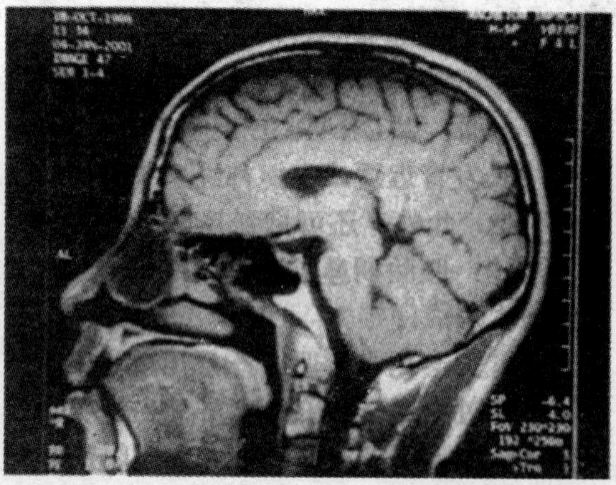

图 2-2-2　脑膜-脑膨出 MRI 表现

【治疗原则】 通常需要手术治疗。应在 2～3 岁时进行手术，此时病人具有一定的耐受力，并可避免过晚手术时由于膨出物增大，使手术难度增加。

手术方法分为颅内法与颅外法，应根据病变具体情况进行选择。总的原则是切除膨出物，缝合硬脑膜并修复骨缺损。

（孙建军　李雪盛）

第三章　外鼻及鼻前庭疾病

第一节　鼻前庭炎

鼻前庭炎是鼻前庭皮肤的弥漫性炎症。经常挖鼻，急、慢性鼻炎和鼻窦炎，变态反应或鼻腔异物（多见于小儿）的分泌物刺激，长期在粉尘（如水泥、石棉、皮毛、烟草等）环境中工作，易诱发或加重本病。糖尿病患者更易发生。

【临床表现】 分为急性和慢性两种。急性者鼻前庭皮肤红肿、疼痛，严重者可扩及上唇交界处，有压痛，表皮糜烂并盖有痂皮（彩图 2-3-1）。

慢性者鼻前庭部痒，灼热和结痂，鼻毛脱落，皮肤增厚、皲裂或盖有鳞屑样痂皮。鼻毛常因脱落而稀少。

【治疗原则】

1. 应治疗原发病，消炎消肿，洁净痂皮，去除病因，改正挖鼻习惯。

2. 局部用抗生素软膏，每日 3～4 次，若有皲裂可先用 10%～20%硝酸银液烧灼。

3. 对急性病例可局部加用热敷或红外线理疗，重症可全身加用抗炎药物。

第二节　鼻　疖

鼻疖是鼻部毛囊、皮脂腺或汗腺的局限性急性化脓性炎症。常发生于鼻前庭、鼻尖和鼻翼处。多因各种原因导致鼻前庭皮肤损伤所致，主要的致病菌是金黄色葡萄球菌。

【临床表现】

1. 局部红肿、剧烈胀痛或跳痛，可伴有低热和全身不适。

2. 病变局部隆起，周围浸润发硬、发红；疖肿成熟后顶部有黄白色脓点，破溃则流出脓液，有时排出黄绿色脓栓，破溃后疼痛可明显减轻。

3. 严重者可致上唇及面部蜂窝织炎，出现上唇、面部、下睑等处肿痛；可有畏寒、发热、头痛，甚至可引起海绵窦血栓性静脉炎，严重者可危及生命。

【诊断依据】 根据临床表现，诊断较易。

1. 病者有挖鼻、拔鼻毛、鼻外伤、鼻腔疾病或其他慢性疾病史。

2. 有以上症状和体征。

【治疗原则】

1. 控制感染，预防颅内并发症发生。严禁挤压疖肿，疖未成熟时忌作切开引流。

2. 疖肿未成熟者，局部热敷、超短波、透热疗法，配合 1%白降汞软膏、10%鱼石脂软膏或抗生素软膏，促进疖肿成熟穿破。

3. 疖肿已成熟者，待疖肿自行穿破或用探针蘸少许纯石炭酸腐蚀脓头，促使其破溃排脓，亦可用尖刀将脓头表面薄层皮肤轻轻挑破，取出脓栓排出脓液。

4. 脓肿穿破后，局部消毒，清除脓痂，以利引流。

5. 合并海绵窦感染时，应使用足量有效抗生素，并请相关科室协助治疗。

6. 对症处理。

第三节 鼻前庭囊肿

鼻前庭囊肿发生于鼻前庭底部皮下，梨状孔的前外方，上颌骨牙槽突浅面软组织内，呈囊性肿块。中年女性患病较多。

【病因】 ①鼻腔底黏液腺开口阻塞，形成的黏液潴留囊肿；②从胚胎期的面突接合处残留的表皮细胞发展而来，亦名球颌突囊肿。囊肿壁由结缔组织组成，囊内为纤毛柱状上皮、立方或扁平上皮，内含杯状细胞。囊液为黏液性或浆液性，继发感染时可呈脓性。囊肿邻近骨质可有受压吸收。

【临床表现】

1. 一侧鼻翼附着处隆起，触及弹性而柔软的肿块。

2. 大小不一，多呈圆形，大者可有同侧鼻腔呼吸受阻，鼻内或上唇发胀。

3. 发展极缓慢，多为单侧发病，合并感染则囊肿迅速增大，局部疼痛明显。

【诊断依据】

1. 一侧鼻塞、局部发胀。

2. 鼻前庭底部或鼻翼附着处半圆形隆起，触之弹性及波动。

3. 局部穿刺抽出淡黄色透明液体，感染时变脓性。

4. X线摄片显示梨状孔底部外侧均匀圆形阴影。

【治疗原则】 手术完整切除囊肿。可取唇龈沟切口，剥离囊肿。术腔如不大可以不作处理，或用凡士林纱条填压鼻前庭，24～48小时后逐渐抽除。

（孙建军　李雪盛）

第四章　鼻腔及鼻窦炎性疾病

第一节　鼻　炎

鼻炎（rhinitis）是由病毒、细菌、变应原、各种理化因素以及某些全身性疾病引起的鼻腔黏膜的炎症。根据不同病因、发病机理、病理变化可分为急性鼻炎、慢性鼻炎（慢性单纯性鼻炎、慢性肥厚性鼻炎）、萎缩性鼻炎、变应性鼻炎、药物性鼻炎、干燥性鼻炎等。

一、急性鼻炎

急性鼻炎（acute rhinitis）俗称“伤风”或“感冒”，是由于病毒感染引起的鼻腔黏膜的急性炎症性疾病。全年均可发病，但以秋、冬、春之交，气候变化不定的季节多发，有传染性，主要为病毒经飞沫传播所致。

【病因】 致病微生物主要为病毒，已知有100多种病毒可引起本病，以鼻病毒引起者最为常见，其次为副流感病毒、腺病毒、冠状病毒、柯萨奇病毒、黏液及副黏液病毒等。病毒主要经呼吸道侵入机体，当机体抵抗力降低或鼻黏膜的防御功能遭到破坏时，病毒乘虚侵犯鼻腔黏膜，引起黏膜的急性炎症。同时存在于鼻部和咽部的细菌也乘机活跃繁殖，形成继发细菌感染。常见诱因有：①全身因素：受凉、过度疲劳、营养不良、烟酒过度以及其他全身慢性疾病；②局部因素：慢性鼻炎、鼻中隔偏曲、鼻息肉、慢性鼻窦炎、慢性扁桃体炎、腺样体肥大等。

【病理】 早期鼻腔黏膜血管收缩，腺体分泌减少；继而血管扩张，黏膜充血、水肿，腺体分泌增加，黏膜表层上皮细胞坏死脱落，黏膜下层水肿及单核白细胞和少量吞噬细胞浸润，继发细菌感染后多形核白细胞浸润；恢复期水肿消退，上皮细胞增生，功能逐渐恢复正常。

【临床表现】

1. 初期（前驱期） 约1～3天，鼻腔干燥、灼热、痒感，频发喷嚏，全身不适，畏寒乏力，食欲不振。鼻镜检查鼻腔黏膜充血、干燥。

2. 急性期（卡他期） 约3～7天，渐有鼻塞，鼻分泌物增多，大量水样涕，说话呈闭塞性鼻音，嗅觉减退。继发细菌感染后，鼻涕变为黏液性、黏液脓性或脓性。全身有不同程度的发热（37～38℃）、头胀、头痛、四肢酸软。小儿患病全身症状较重，多有高热（39℃以上）或伴有消化道症状，如呕吐、腹泻等。鼻镜检查鼻腔黏膜明显充血肿胀，下鼻甲肿大，鼻道内充满水样、黏液性、黏脓性或脓性分泌物。

3. 末期（恢复期） 若无并发症，鼻塞逐渐减轻，脓涕减少至消失，7～10天后可自愈。

【并发症】 急性鼻炎感染直接向前蔓延可引起鼻前庭炎；经鼻窦开口向鼻窦内蔓延可引起急性化脓性鼻窦炎，以上颌窦炎及筛窦炎为多见；经咽鼓管向中耳扩散可引起急性卡他性中耳炎或急性化脓性中耳炎；经鼻咽部向下扩散可引起急性咽炎、喉炎、气管炎、支气管炎等；小儿、老年人及机体抵抗力低下者还可合并肺炎。

【鉴别诊断】

1. 变应性鼻炎 打喷嚏，流清水样涕，鼻塞呈发作性，发作过后一切恢复正常，且无发热等全身症状。检查所见鼻腔黏膜苍白水肿。

2. 流行性感冒 传染性强，短期内在接触人群中发病率高，全身症状重，如寒战、高热、全身关节及肌肉酸痛等。

3. 急性传染病 麻疹、猩红热、百日咳等急性传染病早期可出现急性鼻炎的症状，但其尚有本身疾病的表现，通过详细的查体及对病程的严密观察可鉴别之。

【治疗】 以支持疗法和对症治疗为主，注意预防并发症。

1. 全身治疗 注意休息，多饮水，清淡饮食，疏通大便。早期口服解热镇痛药或热服生姜红糖水促进发汗，口服抗病毒口服液，可减轻症状，缩短病程。如果合并有细菌感染者，可使用抗生素治疗。

2. 局部治疗 鼻内应用减充血药，如1%麻黄碱生理盐水滴鼻（小儿使用时应稀释为0.5%），可消除鼻黏膜水肿，减轻鼻塞，以利于通气引流。另外针刺迎香穴或局部按摩、热敷也可减轻鼻塞症状。

二、慢性鼻炎

慢性鼻炎（chronic rhinitis）是鼻腔黏膜和黏膜下层的慢性炎症性疾病。临床表现以鼻黏膜慢性充血、肿胀，分泌物增多，无明确致病微生物感染，病程持续数月以上或反复发作为特点。分为慢性单纯性鼻炎和慢性肥厚性鼻炎两类。

【病因】 未明，可能与下列因素有关：

1. 局部因素 ①急性鼻炎反复发作或治疗不彻底致使鼻黏膜难以恢复正常；②鼻腔及鼻窦慢性疾病，如鼻中隔偏曲妨碍鼻腔通气引流，慢性鼻窦炎分泌物长期刺激；③邻近的感染性病灶，如扁桃体、腺样体的慢性炎症长期刺激等；④鼻腔长期使用减充血药可导致药物性鼻炎。

2. 职业及环境因素 长期反复吸入粉尘（如水泥、石灰、煤尘、面粉等）或有害气体（如二氧化硫、甲醛等），生活和生产环境中温度及湿度的急剧变化（如炼钢、冷冻作业）均对本病发病起一定作用。

3. 全身因素 如贫血，结核，糖尿病，维生素A或C缺乏，内分泌失调，心、肝、肾慢性疾病，以及烟酒过度、营养不良等均可引起本病。

【病理】

1. 慢性单纯性鼻炎 鼻腔黏膜深层动脉和静脉，尤其是下鼻甲的海绵状血窦呈慢性扩张，通透性增加，伴有淋巴细胞及浆细胞为主的炎性细胞浸润，黏液腺功能活跃，分泌增加。

2. 慢性肥厚性鼻炎 在上述病理改变基础上，进一步演变为黏膜、黏膜下层，甚至骨膜和骨的局限性或弥漫性纤维组织增生、肥厚，以下鼻甲最为明显，中鼻甲前端和鼻中隔黏膜也可发生。

【临床表现】

1. 慢性单纯性鼻炎 ①鼻塞：呈间歇性和交替性，白天、劳动或运动时减轻，夜间、寒冷、平卧时加重；②多涕：多为黏液性，量较多；③一般无闭塞性鼻音、嗅觉减退、耳鸣及耳闭塞感，偶有头痛、头晕、咽干、咽痛；④查体：鼻腔慢性黏膜充血，下鼻甲肿胀，表面光滑、柔软且富有弹性，对减充血药敏感。下鼻道或总鼻道内可见黏稠分泌物。

2. 慢性肥厚性鼻炎　①鼻塞：为持续性；②涕少：黏液性或黏脓性，不易擤出；③常有闭塞性鼻音、耳鸣及耳闭塞感，伴有头痛、头晕、咽干、咽痛等，少数病人可能有嗅觉减退；④查体：鼻腔黏膜暗红色，下鼻甲黏膜肥厚，表面不平，呈结节状、桑葚状或分叶状，对减充血药不敏感或无反应。下鼻道或总鼻道内可见黏液性及黏脓性分泌物。

【治疗】

1. 慢性单纯性鼻炎　治疗原则是去除病因，恢复鼻腔通气功能。①病因治疗：针对全身和局部病因，积极治疗全身性慢性疾病、鼻中隔偏曲、鼻窦炎、邻近感染病灶，改善生活和工作环境，锻炼身体，提高机体抵抗力。②局部治疗：鼻内应用减充血药，如0.5%～1%麻黄碱生理盐水或盐酸羟甲唑啉喷雾剂，但不可长期使用。鼻内应用糖皮质激素，其具有良好的抗炎及减充血作用。另外还可应用封闭疗法、针刺疗法及超短波疗法。

2. 慢性肥厚性鼻炎　①保守治疗：在采用上述治疗的同时，还可采用下鼻甲硬化剂注射、冷冻、激光、微波、射频等治疗；②手术治疗：下鼻甲黏膜部分切除术，即切除肥厚的下鼻甲黏膜，主要是下鼻甲下缘及后端肥厚的黏膜，切除部分不应超过下鼻甲的1/3。对于下鼻甲骨肥大者宜采取下鼻甲骨黏膜-骨膜下切除术。

三、萎缩性鼻炎

萎缩性鼻炎（atrophic rhinitis）是一种以鼻腔黏膜萎缩或退行性变为病理特征、病程长、发展缓慢的特殊类型慢性炎症。女性多见，贫困山区相对多见。

【病因】分原发性和继发性两种。前者病因尚不清楚，多认为是某些全身性慢性疾病的鼻部表现，也有研究提示可能是一种自身免疫性疾病。后者病因较明确，多继发于：①鼻腔炎性分泌物、高浓度有害粉尘、化学气体长期持续刺激鼻腔黏膜；②多次或不适当的鼻腔手术致鼻腔黏膜广泛损伤；③局部足量放射治疗后；④鼻特殊传染病如结核、梅毒、麻风对鼻黏膜的损害。

【病理】早期黏膜呈慢性炎症改变，继而发展为黏膜组织退变和萎缩。表现为黏膜上皮鳞状化生，黏膜下层弥漫性纤维硬化，腺体减少，血管发生闭塞性动脉内膜炎和海绵状静脉丛炎，血管壁结缔组织增生肥厚，管腔缩小或闭塞。严重者可致鼻甲骨膜及骨质纤维变性，骨质吸收。

【临床表现】

1. 鼻、咽干燥感　因鼻腔黏膜萎缩，腺体分泌减少所致。

2. 鼻塞　因鼻腔内痂皮阻塞或黏膜感觉神经萎缩、感觉迟钝所致。

3. 鼻出血　因鼻腔黏膜萎缩干燥、用力擤鼻或清除痂皮时毛细血管破裂所致。

4. 嗅觉障碍　嗅区黏膜萎缩致嗅觉减退或消失。

5. 鼻臭　严重者呼出气体带有特殊臭味，是脓痂中蛋白质腐败分解所致，别人可闻到而自己不知（嗅觉丧失）。

6. 头痛、头晕　因鼻腔过于宽大，吸入的冷空气直接刺激鼻黏膜或痂皮压迫所致。

7. 查体　外鼻鼻梁宽平如鞍状，鼻腔宽大，鼻甲瘦小，黏膜干燥，严重者附着有大量脓痂伴有恶臭。若病变波及鼻咽、口咽和喉咽，亦可见同样表现。

【治疗】

尚无特效疗法，多为对症治疗，改善症状。

1. 局部治疗　①鼻腔冲洗：温生理盐水、1%～3%碳酸氢钠或1∶5000高锰酸钾液冲洗鼻腔，达到除痂、清洁鼻腔的目的；②鼻腔用药：1%复方薄荷樟脑石蜡油滴鼻可湿润鼻腔，软化痂皮，1%链霉素石蜡油滴鼻可抑制细菌生长，减轻臭味，1%新斯的明涂抹黏膜可促进血管扩张，50%葡萄糖滴鼻可刺激黏膜腺体分泌。

2. 手术治疗　鼻腔外侧壁内移术或鼻腔黏膜-骨膜下充填术，目的是缩小鼻腔，减少鼻通气量，减少鼻黏膜水分蒸发，减轻黏膜干燥及痂皮形成。

3. 全身治疗　加强营养，改善环境及个人卫生。补充维生素A、B、C、D、E，可保护黏膜上皮，促进细胞代谢，扩张血管，改善鼻黏膜血液循环。

四、变应性鼻炎

变应性鼻炎（allergic rhinitis，AR）是发生在鼻黏膜的变态反应性疾病，以鼻痒、喷嚏、鼻分泌亢进、鼻黏膜肿胀等为其主要特点。分为常年性变应性鼻炎和季节性变应性鼻炎，后者又称“花粉症”。

【病因】　发病与遗传及环境密切相关。常见的变应原分为两大类：①吸入性变应原，如尘埃、螨、真菌、昆虫、动物皮毛、羽毛、花粉、植物纤维、某些化学物质；②食入性变应原，如鱼、虾、蛋、奶、面粉、花生、大豆等。

【发病机制及病理】　属Ⅰ型变态反应，其发生分致敏和激发两个阶段。与细胞因子、细胞间黏附分子-1及部分神经肽的相互作用密切相关。变应原进入特应性个体后，鼻黏膜局部 CD_4^+ T淋巴细胞受细胞因子（IL-4）的刺激，分化成为 T_H2 细胞，释放多种 T_H2 类细胞因子，进而激活血管内皮细胞表达细胞间黏附分子-1等黏附分子，促进多种淋巴细胞（嗜酸性粒细胞、肥大细胞、嗜碱性粒细胞及T淋巴细胞）向鼻黏膜局部的迁移、黏附及定位。变应原刺激机体产生的特异性IgE抗体结合在鼻黏膜表面的肥大细胞及嗜碱性粒细胞的细胞膜上，使鼻黏膜处于致敏状态。当该变应原再次进入机体时，变应原与IgE发生“桥连”，激发细胞膜一系列生化反应，释放以组胺为主的多种介质。介质作用于鼻黏膜的感觉神经末梢、血管壁和腺体，引起局部的组织反应。表现为阻力血管收缩，容量血管扩张，毛细血管通透性增高，多形核细胞、单核细胞浸润，尤以嗜酸性粒细胞为著。副交感神经兴奋性增高，腺体分泌旺盛，感觉神经敏感性增强，使鼻黏膜处于激发状态。此外，某些相关神经肽类物质也起着重要作用。

【临床表现】　以鼻痒、阵发性喷嚏、大量清水样涕、鼻塞为主要症状。

1. 鼻痒　鼻内发痒，有时可伴有咽部、眼睛痒及结膜充血、流泪，以季节性为多见。

2. 喷嚏　呈阵发性发作，每次可几个、十几个或数十个不等。

3. 鼻涕　大量清水样鼻涕，有时可不自觉地由鼻孔流出。

4. 鼻塞　程度轻重不一，季节性者鼻塞较重，少数人可有嗅觉减退。

【检查】

1. 鼻镜检查　鼻腔黏膜呈苍白、水肿，或呈浅蓝色，以下鼻甲最为明显，总鼻道及鼻腔底可见多量清涕或黏涕。严重者，可见中鼻甲息肉样变。

2. 鼻腔分泌物细胞学检查 在变态反应发作期间，鼻分泌物中可见嗜酸性粒细胞增多，鼻黏膜表面刮取物中可见肥大细胞增多。

3. 特异性检查

（1）体内法：包括特异性皮肤试验及鼻黏膜激发试验。特异性皮肤试验是以适宜浓度和微小剂量的各种常见变应原浸液作皮肤点刺或皮内注射，如病人对某种变应原过敏，则在相应的部位出现风团和红晕。鼻黏膜激发试验是确定致敏物比较可靠的方法。

（2）体外法：包括血清总 IgE 及血清或分泌物特异性 IgE 检测、组胺释放试验、嗜碱性粒细胞脱颗粒试验。

【治疗】

1. 非特异性治疗（药物治疗）

（1）抗组胺药物：传统抗组胺药如氯苯那敏（扑尔敏），有一定的中枢抑制作用。新一代抗组胺药如特非那丁、西替利嗪、氯雷他定等，虽然克服了传统抗组胺药的中枢抑制作用，但也有一定的副作用。除口服药外，还有局部使用的鼻喷剂，如左卡巴斯汀鼻喷雾剂。

（2）糖皮质激素：具有抗炎、抗过敏作用。分全身用药和局部用药，一般采用局部用药，如丙酸倍氯米松鼻喷雾剂、丙酸氟替卡松鼻喷雾剂、布地奈德鼻喷雾剂等。

（3）肥大细胞膜稳定剂：可减少化学介质的释放。临床常用色甘酸钠、酮替芬等。

（4）减充血药：如 1%麻黄碱生理盐水或盐酸羟甲唑啉喷雾剂。

2. 特异性治疗（免疫治疗）

（1）避免与变应原接触：避免接触致敏物是最有效的治疗方法，但大多数致敏物是难以避免的，故需要特异性免疫治疗。

（2）特异性免疫治疗：确定变应原后，以变应原制成提取液，对病人进行免疫治疗，逐渐增加其浓度，最终使之不发生或少发生局部变态反应。疗程一般需要 2 年或更长时间。

3. 其他治疗 如下鼻甲冷冻、激光、微波、射频等治疗可降低鼻黏膜敏感性，筛前神经切断术、翼管神经切断术等手术可使神经兴奋性降低，均有一定疗效，但远期效果尚不肯定。

第二节 鼻息肉

鼻息肉（nasal polyp）是鼻腔和鼻窦黏膜的常见慢性疾病，它是由于鼻黏膜长期炎性反应引起组织水肿的结果。由来源于中鼻道窦口鼻道复合体和筛窦处高度水肿的鼻黏膜从中鼻道、窦口向鼻腔赘生而形成息肉。发病年龄以中年人居多，男性患者多于女性。

【病因】 引起鼻息肉的确切病因尚不清楚，可能存在以下原因：

1. 慢性感染 在感染性炎症过程中释放出的细菌毒素和炎性介质，可使黏膜内淋巴引流不畅、静脉淤血及小血管扩张，导致渗出增加、黏膜水肿。长期水肿的黏膜使屏障作用减弱，又可产生反复感染性炎性反应，黏膜水肿又进一步加重，最终促使息肉形成。此外，在某些先天性呼吸道黏膜异常（如囊性纤维化、纤毛不动综合征）所致反复呼吸道感染患者中，也常有鼻息肉的发生。

2. 嗜酸性粒细胞与细胞因子 80%的鼻息肉有较多嗜酸性粒细胞浸润，嗜酸性粒细胞能合成及分泌多种炎症性及调节性细胞因子，这些细胞因子能延长嗜酸性粒细胞的生存，促进炎症反应，促使鼻息肉形成。鼻息肉组织中嗜酸性粒细胞增多是否与变态反应有关，目前尚无定论。鼻息肉的形成是多种因素共同作用的结果。

【病理】 鼻息肉由高度水肿的鼻黏膜所构成。上皮仍可见假复层纤毛柱状上皮，但常有纤毛部分缺失，也有部分上皮化生为鳞状上皮。上皮下为水肿的疏松结缔组织，其间有浆细胞、嗜酸性粒细胞、淋巴细胞、中性粒细胞浸润。

【临床表现】

1. 鼻塞　鼻塞呈逐渐加重的持续性，可有闭塞性鼻音，多为双侧发病，单侧少见。

2. 鼻腔分泌物增多　呈浆液或黏液性，若有继发感染可为脓性。

3. 嗅觉障碍　多有嗅觉减退或丧失。

4. 耳部症状　鼻息肉或分泌物阻塞咽鼓管口可引起耳鸣、耳闷、听力减退等。

5. 鼻窦症状　鼻息肉阻塞窦口继发鼻窦炎可引起额部、面颊部胀痛不适。

6. 检查　前鼻镜及鼻内镜检查见鼻腔内有一个或多个灰白色或淡红色、表面光滑如荔枝肉状半透明肿物，触之柔软，不易出血，带蒂或广基，多来自中鼻道、筛窦，来自上颌窦息肉可经上颌窦自然口向后经后鼻孔脱垂于鼻咽部，形成上颌窦后鼻孔息肉。巨大鼻息肉可引起外鼻变形，鼻梁增宽扁平、两侧鼻背隆起形成“蛙鼻”。

【诊断】 根据病史、症状、前鼻镜及鼻内镜检查、影像学（鼻窦 CT）检查较容易诊断。但对于有鼻息肉前期手术及术后复发史；糖皮质激素治疗有效；息肉样变黏膜与正常黏膜无明显分界线；双侧鼻-鼻窦黏膜广泛炎性反应和息肉样变性，累及多个鼻窦；组织学以嗜酸性粒细胞浸润为主的病例应诊断为鼻息肉病（nasal polyposis）。其术后复发率高，且易合并有支气管哮喘。

【鉴别诊断】

1. 鼻腔内翻性乳头状瘤　多为单侧发病，呈多发性分叶状，有时形如多发性息肉，但其表面粗糙不平，色淡红，触之易出血。可恶变，最后依靠组织病理检查确诊。

2. 鼻咽纤维血管瘤　好发于青春期男性，多为单侧，有鼻塞及反复鼻出血病史，肿物表面可见血管，色红，触之较硬，易出血，基底广，原发于鼻咽与后鼻孔交界处。

3. 鼻内脑膜-脑膨出　多发生于新生儿或幼儿，成人少见。肿物来自于鼻腔顶部，表面光滑，色灰白，触之柔软，有弹性，为单一肿物。影像学检查可明确诊断。

【治疗】 因鼻息肉发病与多种因素有关，且易复发，现多主张以手术为主的综合治疗。

1. 糖皮质激素治疗　对于初发较小息肉或鼻息肉手术前后或伴有明显变态反应因素者可局部应用糖皮质激素喷鼻；对于伴有变态反应或阿司匹林耐受不良或哮喘等鼻息肉患者，或鼻息肉手术后，可同时给予口服糖皮质激素治疗。

2. 手术治疗　多采用经鼻内镜手术，切除病变的同时保留正常的鼻腔生理结构。术后需要坚持长期的随访和综合治疗。

第三节　鼻窦炎

鼻窦炎（sinusitis）是鼻窦黏膜的化脓性炎症。按炎症的性质可分为急性鼻窦炎与慢性鼻窦炎，以慢性鼻窦炎较为多见；按病变的范围可分为前组鼻窦炎、后组鼻窦炎及全组鼻窦炎，前组鼻窦发病率高于后组鼻窦，其中上颌窦炎最为常见，其次为筛窦。窦口鼻道复合体局部因素影响窦口的引流及通气，是鼻窦炎发生的最主要因素。

一、急性鼻窦炎

急性鼻窦炎（acute sinusitis）多继发于急性鼻炎。主要病理改变是鼻窦黏膜的急性卡他性炎症或化脓性炎症，严重者可累及骨质及周围组织和邻近器官，引起严重并发症。

【病因】

1. 全身因素　过度疲劳、受凉受湿、营养不良、维生素缺乏等引起全身抵抗力降低；特应性体质；全身性疾病如贫血、糖尿病、结核、甲状腺功能低下；急性传染病如流行性感冒、麻疹、猩红热等，均可诱发本病。

2. 局部因素　①鼻腔疾病：急性或慢性鼻炎、鼻中隔偏曲、变应性鼻炎、鼻息肉、鼻腔异物、肿瘤等；②邻近器官的感染病灶：扁桃体炎、腺样体炎、牙源性感染；③医源性：鼻腔内填塞物留置时间过久；④创伤性：鼻窦外伤骨折或异物进入鼻窦。

3. 致病菌　多为化脓性球菌，如肺炎链球菌、溶血性链球菌、金黄色葡萄球菌等。其次为杆菌，如流感嗜血杆菌、大肠杆菌、变形杆菌等。另外厌氧菌感染也较常见。临床以混合感染最为多见。

【病理】　初为卡他期，早期鼻窦黏膜血管收缩，继而血管扩张，黏膜充血、水肿，纤毛运动迟缓，黏膜下层淋巴细胞和多形核白细胞浸润，分泌物增多，为浆液性或黏液性；进而发展为化脓期，上述病理改变加重，毛细血管破裂出血，上皮细胞及纤毛坏死脱落，分泌物转为脓性；少数病例可发生窦壁骨炎、骨髓炎或眶内、颅内感染等并发症。

【临床表现】

1. 全身症状　周身不适、精神不振、食欲减退、畏寒、发热；小儿全身症状明显，可合并消化道及呼吸道症状。

2. 局部症状

（1）鼻塞：双侧或患侧持续性鼻塞，有时可伴有嗅觉的减退或丧失。

（2）脓涕：鼻腔内大量脓性涕，不易擤尽，涕中可带有少量血液，厌氧菌或大肠杆菌感染者脓涕恶臭。

（3）头痛和局部疼痛：是急性鼻窦炎最常见的症状，是由于脓性分泌物、细菌毒素、黏膜肿胀刺激和压迫神经末梢所致。前组鼻窦炎疼痛的部位多在额部和颌面部，后组鼻窦炎疼痛的部位多在颅底或枕部。各鼻窦引起疼痛的特征有所不同，急性上颌窦炎为眶上额部痛，伴有颌面部或上列磨牙痛，晨起轻，午后重；急性额窦炎为前额部痛，晨起即感头痛，逐渐加重，午后逐渐减轻至消失；急性筛窦炎的前组筛窦炎疼痛特点与急性额窦炎相似，后组筛窦炎疼痛特点与急性蝶窦炎相似；急性蝶窦炎为颅底或眼球深处钝痛，早晨轻，午后重。

3. 体征

（1）局部红肿和压痛：急性鼻窦炎时邻近部位皮肤及软组织可能发生红肿，颌面部相应局部有压痛，如上颌窦炎在颌面部有压痛、额窦炎在眶内上角有压痛、筛窦炎在鼻根和内眦部有压痛。

（2）鼻腔检查：鼻腔黏膜充血、肿胀，以中鼻甲、中鼻道及嗅裂区黏膜为甚。鼻腔内有大量黏脓或脓性分泌物，前组鼻窦炎时可见于中鼻道，后组鼻窦炎则见于嗅裂。鼻内镜检查更有助于诊断。

4. 辅助检查　鼻窦 CT 扫描可清楚显示鼻窦黏膜增厚、脓性物积蓄、累及鼻窦范围等病变。在没有 CT 设备的医院可采用鼻窦 X 线平片检查。上颌窦穿刺冲洗既是诊断也是治疗手段（应在全身症状消退、局部炎症基本控制后施行）。

【治疗】　治疗原则为根除病因，解除鼻腔鼻窦引流和通气障碍，控制感染，预防并发症。

1. 全身治疗　一般治疗同急性鼻炎治疗，但需使用有效足量抗生素，有厌氧菌感染者应同时应用甲硝唑或替硝唑，对伴有变应性鼻炎、哮喘者可应用抗变态反应药物。

2. 局部治疗　鼻内应用减充血药和糖皮质激素，采用体位引流促进鼻窦内分泌物引流，上颌窦穿刺冲洗可有效引流脓涕及局部用药，儿童患者可行鼻窦置换法帮助鼻窦引流。

3. 物理治疗　局部热敷、红外线照射或超短波照射等，可促进炎症消退和改善症状。

二、慢性鼻窦炎

慢性鼻窦炎（chronic sinusitis）多为急性鼻窦炎迁延及反复发作所致，可单侧或单窦发病，但以双侧或多组鼻窦同时发病最为常见。

【病因】　与急性鼻窦炎相似，变态反应与本病关系甚为密切，本病亦可慢性起病，如牙源性上颌窦炎。

【病理】　鼻窦黏膜固有层水肿增厚、血管增生、淋巴细胞和浆细胞浸润、上皮纤毛脱落或鳞状化生以及息肉样变，若分泌腺管阻塞，可发生囊性改变。可有骨膜增厚或骨质的吸收。黏膜可发生纤维组织增生而致血管阻塞和腺体萎缩。

【临床表现】

1. 全身症状　多不明显，有时则无。较常见为精神不振、记忆力减退、注意力不集中、易倦、头晕等。

2. 局部症状

（1）脓涕：量较多，黏液性或脓性。前组鼻窦炎者，脓涕易从前鼻孔擤出；后组鼻窦炎者，脓涕多经后鼻孔流入咽部。牙源性上颌窦炎者，脓涕常有腐臭味。

（2）鼻塞：由于鼻腔分泌物较多且稠厚及黏膜肿胀、息肉样变所致。

（3）头痛：不明显，若有头痛，亦不如急性鼻窦炎者严重，常表现为头部沉重感或钝痛和闷痛。是由于细菌毒素的吸收或窦口阻塞，窦腔内呈真空状态所致。疼痛部位与急性鼻窦炎相似，多为白天重、夜间轻，随着鼻腔通气引流的改善，症状可有所改善。

（4）嗅觉减退或丧失：多因鼻塞、脓涕潴留阻塞嗅裂或嗅区黏膜因慢性炎症长期侵袭而变性所致。多数为暂时性，少数为永久性。

3. 体征　前鼻镜检查可见鼻腔黏膜慢性充血、肿胀、肥厚，中鼻甲肥大或息肉样变，中鼻道变窄、黏膜水肿或有息肉形成。前组鼻窦炎者脓涕聚集于中鼻道，后组鼻窦炎者脓涕位于嗅裂或积蓄于鼻腔后端流入鼻咽部。若检查时未见鼻道有脓涕者，可用 1% 麻黄碱收缩鼻腔黏膜并作体位引流，有助于诊断。鼻内镜检查更有助于诊断。

4. 辅助检查　鼻窦 CT 扫描可清楚显示窦腔大小、形态，黏膜是否增厚，是否有液平面或息肉，中鼻道有无解剖变异，各鼻窦病变范围。鼻窦 X 线平片对本病诊断亦有参考价值。上颌窦穿刺冲洗同样可起到诊断及治疗的作用。

【诊断】　根据病史、症状、体征与相关辅助检查较易诊断，但还应对慢性鼻窦炎的诊断作出临床分期、分型。

Ⅰ型：单纯型慢性鼻窦炎。

Ⅰ期：单发鼻窦炎；Ⅱ期：多发鼻窦炎；Ⅲ期：全组鼻窦炎。

Ⅱ型：慢性鼻窦炎伴鼻息肉。

Ⅰ期：单发鼻窦炎伴单发性鼻息肉；Ⅱ期：多发鼻窦炎伴多发性鼻息肉；Ⅲ期：全组鼻窦炎伴多发性鼻息肉。

Ⅲ型：全组鼻窦炎伴多发性或复发性鼻息肉和/或筛窦骨质增生。

【治疗】

1. 局部治疗　鼻腔内应用减充血药及糖皮质激素可改善鼻腔通气和引流。上颌窦穿刺冲洗和鼻窦置换法均可较好清除窦腔内脓性分泌物，并将药液带入窦内，达到治疗目的。

2. 手术治疗　对于经药物保守治疗迁延不愈者、有窦口鼻道复合体病变者、有鼻中隔偏曲或鼻息肉者均应行功能性鼻内镜手术治疗。手术以切除中鼻道为中心的附近区域病变，特别是前组筛窦的病变，恢复窦口的引流和通气为关键，无须行广泛的鼻窦黏膜切除。即通过小范围或局限性手术解除广泛的鼻窦病变，使慢性鼻窦炎的临床治愈率有了很大的提高。

第四节　鼻窦炎并发症

鼻窦与眼眶、颅脑毗邻，鼻窦的急性与慢性炎症均可扩展到邻近组织或器官，引起各种并发症。其感染途径主要为直接感染、破坏骨壁感染、经血行感染、经淋巴感染、经解剖通道感染、外伤后感染等。

鼻窦的炎症及脓性分泌物直接刺激可影响咽鼓管功能导致中耳病变，若分泌物向下流入咽喉部及气管，刺激局部组织可引起咽炎、扁桃体炎、喉炎、气管炎和支气管炎，分泌物咽入消化道，则引起胃肠功能紊乱。感染严重者侵及骨壁常可引起额骨骨髓炎、上颌骨骨髓炎。极少数患者还可引起眼眶内的并发症。目前随着医疗条件的改善和抗生素的不断更新换代，颅内并发症已非常少见。

虽然鼻窦炎发生眼眶内并发症者并不多见，但鼻窦与眼眶关系极为密切，眼眶的2/3为鼻窦骨壁，约60%～80%眶内并发症起源于鼻窦，而且其病变发展迅速，有致盲和致命危险，是鼻眼相关的急症，故在此重点介绍眶内并发症。

鼻窦感染引发眶内并发症的主要原因是：①感染窦内细菌及脓液通过血管、淋巴及解剖途径累及眶内；②病变侵蚀骨壁或因外伤、手术损伤相邻眶壁，使炎症侵入眼眶；③机体免疫力降低。本病多发于幼童及青年人。一般先为眶壁骨膜炎，继而形成眶壁骨膜下脓肿。如感染穿过眼眶骨膜，则将引起眶内蜂窝织炎。

【临床表现】

1. 眼眶骨膜炎及骨膜下脓肿　眼眶骨膜炎首发症状为眼睑水肿和压痛，继而有球结膜水肿。筛窦炎引起者水肿始于内眦，上颌窦炎引起者水肿始于下睑，额窦炎引起者水肿始于上睑。若脓肿已形成，常有眼球移位。筛窦炎引起者眼球向外移位，上颌窦炎引起者眼球向上移位，额窦炎引起者眼球向外下移位。并有眼眶胀痛或头痛。后组鼻窦炎引起的后眶部骨膜炎外眼症状常不明显，疼痛位于眼眶深部。骨膜下脓肿形成后，常使眼球前突、运动障碍或视力减退。常伴有畏寒、发热等全身症状。

2. 眼眶蜂窝织炎和眶内脓肿　是急性眼眶内软组织炎症中最严重的一种。主要症状为眼球明显突出，呈轴向性，压之不能退缩，眼球运动受限，视力锐减，眼睑和眼球结膜高度水肿。全身症状较重，如高热、恶心、呕吐、头痛、眼眶痛等。可因高度眼球突出引起暴露性角膜炎。眼眶内组织肿胀可压迫视神经，使其缺血、水肿而萎缩，严重者可发展成全眼球炎导致视力丧失。若炎症沿眶内静脉向后扩散则可引起海绵窦血栓性静脉炎、脑膜炎、脑脓肿或败血症，危及生命。

3. 球后视神经炎　视神经与蝶窦、后组筛窦仅隔一层菲薄如纸的骨壁，有的甚至缺如，因此蝶窦或后组筛窦的炎性病变（如鼻窦炎、黏液囊肿或脓囊肿）可累及视神经，引起球后段或管段视神经炎。临床表现为视力下降，严重者可失明。亦可伴有头部发胀，或眼球转动时有牵引痛。

【诊断】 根据慢性鼻窦炎或急性鼻窦炎的病史、症状和体征（包括鼻窦影像学检查）以及眼部症状和体征，即可作出诊断。但应与眼睑丹毒、急性泪囊炎相鉴别：眼睑丹毒亦有眼睑及结膜水肿，但无眼球突出或固定；急性泪囊炎的病变亦可在眼眶内侧，可有内侧球结膜水肿，但肿胀局限在泪囊部，有明显压痛，无眼球活动障碍。球后视神经炎临床表现为单纯视力下降或失明，一般先就诊于眼科，鼻窦炎常被忽视，因此鼻窦 CT 扫描常有助于诊断。

【治疗】

1. 眼眶骨膜炎及骨膜下脓肿　如延误治疗常可致视力丧失，甚至继发颅内并发症，故应及早采用足量广谱抗生素治疗及加强鼻窦通气引流，眼局部热敷。必要时可辅以上颌窦穿刺冲洗术。若脓肿形成，应及时切开引流，待感染控制后再行鼻窦手术。

2. 眼眶蜂窝织炎和眶内脓肿　应及早使用抗生素，可以几种抗生素联合使用，及时实施鼻窦手术，同时广泛切开眶骨膜以利于引流。

3. 球后视神经炎　全身应用抗生素的同时应及时应用糖皮质激素、神经营养药物及血管扩张剂，及早实施筛窦和蝶窦开放术，重症者须同时行视神经减压术。

（岳卓立）

第五章　鼻和鼻窦肿瘤

第一节　鼻腔肿瘤

一、内翻性乳头状瘤

鼻腔和鼻窦内翻性乳头状瘤（inverted papilloma）为鼻及鼻窦常见的良性肿瘤之一。好发于鼻腔外侧壁，原发自鼻窦者少见。有明显的局部侵袭性，晚期难以准确判断其原发部位。肿瘤具有局部侵蚀破坏力，术后易复发，复发率为20%～47%，多次手术复发病例易产生恶性变，恶变率为5%～20%。

【病因】发病原因不清。近年研究发现本病与人乳头状瘤病毒（human papilloma virus，HPV）感染有密切关系。

【病理】鼻及鼻窦内翻性乳头状瘤瘤体质软，色淡红，常多发，呈弥漫性生长，外形分叶或乳头样，有蒂或广基。肿瘤上皮成分向间质内呈乳头状内翻生长，基底膜完整，故名内翻性乳头状瘤。肿瘤上皮主要由移行细胞和柱状细胞构成，排列有极性，可伴有周围骨质的破坏，具恶变倾向，可视为边缘性肿瘤或交界性肿瘤。

【临床表现】多见于40～60岁男性，女性少见，性别比为3∶1。多单侧发病，表现为一侧鼻腔出现持续性鼻塞，渐进性加重，伴脓涕，偶有血性涕，或反复鼻出血。偶有头痛和嗅觉异常。肿瘤扩大或累及器官而出现相应症状和体征。如鼻面部畸形、眼功能障碍等。鼻腔和鼻窦引流不畅，可同时伴发鼻窦炎和鼻息肉。常有部分病人因此而多次行“鼻息肉”摘除手术。检查见肿瘤大小不一，呈息肉样或呈分叶状，粉红或灰红色，表面不平，触之易出血。基底多位于鼻腔外侧壁。

【诊断】结合病史及检查所见诊断不难。影像学检查中，X线平片表现为一侧鼻窦透过度下降，窦腔扩大，少数有骨质破坏。鼻窦CT扫描表现为单侧鼻腔、鼻窦软组织密度影，鼻腔外侧壁可有骨质破坏，鼻窦间隔模糊。肿瘤起源处骨质增生。确诊依靠病理学检查。

【治疗】治疗原则是手术彻底切除肿瘤。常用手术方式包括鼻内镜手术、鼻侧切开或上唇下进路。现多数情况可在鼻内镜下完成，鼻内镜手术随访至关重要，可对早期复发肿瘤早期处理。对可疑恶性变者，应根据肿瘤侵犯范围决定手术方式，包括鼻侧切开手术或颅面联合径路。恶变者术后辅以放疗。

二、鼻腔恶性肿瘤

鼻腔恶性肿瘤（malignant tumor of nasal cavity）分为原发性和继发性，原发性可起源于鼻腔内任何部位，但较常见于鼻腔外侧壁、鼻底及鼻中隔。继发性多见于上颌窦和筛窦的恶性肿瘤的直接侵犯。鼻腔、鼻窦肿瘤互为侵犯，累及多个解剖部位后，很难区分来源于鼻腔或鼻窦，有时也无必要，因为鼻腔外侧壁是上颌窦内壁和筛窦复合体的一部分。

【病因】 可能与下列因素有关：①长期慢性炎症刺激，使鼻腔黏膜上皮化生为鳞状上皮或移行上皮，进而癌变；②经常接触致癌物质；③边界性良性肿瘤的恶变，如内翻性乳头状瘤、小涎腺混合瘤；④放疗后诱发；⑤外伤。

【病理】 以上皮源性癌肿为主，其中未分化癌和鳞状细胞癌占80%以上，此外尚有腺样囊性癌、腺癌、基底细胞癌、嗅神经上皮癌、恶性黑色素瘤等。近年来，鼻腔恶性淋巴瘤有增多趋势。

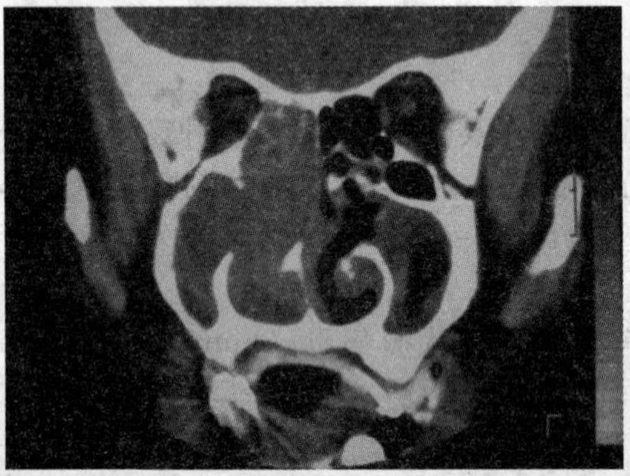

图2-5-1　鼻腔内翻性乳头状瘤恶变的鼻窦冠状CT，病变侵犯筛、上颌窦

【临床表现】 单侧进行性鼻塞，涕中带血，脓血涕，嗅觉减退或丧失，以后可出现鼻、面部麻木感，胀满感，顽固性头痛。病人常有多次"鼻息肉"切除手术及术后迅速复发的病史。继发感染或肿瘤溃烂时，可出现恶臭的血性鼻涕，反复大量鼻出血。晚期肿瘤常充满鼻腔，将鼻中隔推向对侧，常侵犯鼻窦、鼻咽部、眼眶、腭、牙槽及前颅底等部位（图2-5-1），出现相应症状，如视力减退、复视、眼球移位、突眼、面颊膨隆、腭部肿块、耳鸣、听力减退和剧烈头痛等。

检查见鼻腔癌肿大多呈菜花样、乳头状、桑葚状或呈广基息肉样，粉红或红色，质地较硬而脆，表面溃破及坏死，触之易出血。恶性淋巴瘤常表现为黏膜粗糙不平、稍隆起、肿胀、糜烂、坏死或浸润，而无明显肿块。常伴有鼻息肉或化脓性鼻窦炎。

【诊断】 40岁以上病人，近期出现单侧进行性鼻塞伴血性鼻涕者，或长期鼻窦炎近期出现剧烈头痛和鼻出血者，多次"鼻息肉"切除手术及术后迅速复发者，均应怀疑鼻腔恶性肿瘤的可能，应及时病理活检。鼻腔恶性淋巴瘤患者年龄趋于低龄化。鼻窦X线摄片和CT扫描有助于明确肿瘤的原发部位及其侵犯范围，对选择治疗方法和估计预后有一定帮助。

【治疗】 应采取以手术切除为主，术前、术后放疗和化疗为辅的综合治疗。一般先放射治疗，剂量以5000～6000cGy/(4～8周）为宜。放疗后3～4周手术。手术径路多采用鼻侧切开或唇下正中切口。对于较小肿瘤也可采用鼻窦内镜下手术。

对放射线敏感的恶性淋巴瘤、未分化癌，晚期肿瘤，或高龄、体弱不适于手术者，应以放疗和化疗为主，行根治性或姑息性治疗。

第二节　上颌窦癌

上颌窦癌（carcinoma of maxillary sinus）在鼻窦恶性肿瘤中最多见，约占60%～80%。因解剖位置隐蔽，早期症状少，不易早期确诊。多数病人在就诊时，鼻腔、鼻窦恶性肿瘤合并出现。而且，鼻腔、鼻窦与眼眶、颅脑相互毗邻，晚期肿瘤可向邻近组织侵犯，以致有时很难判断何处为原发，诊断治疗常感棘手，预后较其他耳鼻咽喉相关肿瘤为差。

【病因】 鼻腔、鼻窦恶性肿瘤的发病因素均类似。

1. 长期慢性炎症刺激　长期的慢性炎症刺激可使鼻窦黏膜假复层纤毛柱状上皮鳞状化生，形成鳞状细胞癌的发生基础。临床上各组鼻窦炎发病率的差异与各鼻窦恶性肿瘤的发病率基本相符。说明两者间可能有病因联系。

2. 接触致癌物质　长期吸入某些刺激性或化学性物质，如镍、砷、铬及其化合物，硬木屑及软木料粉尘等均有增加诱发鼻腔、鼻窦恶性肿瘤的危险。

3. 良性肿瘤恶变　鼻息肉或内翻性乳头状瘤反复复发，多次手术，则有恶变的危险。此外，鼻硬结病、小涎腺混合瘤、神经鞘膜瘤、纤维瘤等也有恶变可能。

4. 放射性物质　因鼻及鼻窦良性病变而行放疗者，若干年后有可能诱发恶性肿瘤。

5. 外伤　肉瘤病人常可追忆有外伤病史。

【病理】 上颌窦恶性肿瘤以鳞状细胞癌多见，其次为腺癌、腺样囊性癌、肉瘤等。

【临床表现】 随肿瘤原发部位和受累范围而异，疗效及预后有很大的影响。Ohngren 曾提出自下颌角至同侧内眦部作一假想平面，将上颌窦腔分为前下和后上两部分。再通过该侧瞳孔中心作一假想的垂直平面，从而将上颌窦腔分为 4 个象限。一般说来，起自前下内部分者早期即可出现牙的症状，易于早期诊断和完整切除，故预后较好；起自后上外部分者易侵入眼眶、翼腭窝、颞下窝，预后较差；来自后上内部分的恶性肿瘤，易早期侵入邻近的眼眶、颅腔，难以完整切除，故预后最差。早期肿瘤较小，局限于上颌窦腔内，常无明显症状，不易发现。随着肿瘤的发展，先后出现以下症状：

1. 脓血鼻涕　持续的单侧脓血鼻涕应引起注意，晚期可有恶臭味。

2. 面颊部疼痛或麻木感　肿瘤侵犯眶下神经致患侧面颊部疼痛或麻木感。早期肿瘤面部可有蚁走感，对早期诊断甚为重要。晚期肿瘤侵犯眼眶或颅内，引起顽固性眼痛和头痛。

3. 鼻塞　肿瘤侵入鼻腔或挤压鼻腔外侧壁内移所致。

4. 磨牙疼痛或松动　肿瘤向下侵及牙槽致牙齿疼痛或松动。常误诊为牙病，但拔牙后症状依旧。

上颌窦恶性肿瘤破坏窦壁，向邻近组织扩展（图 2-5-2），可引起下列症状：

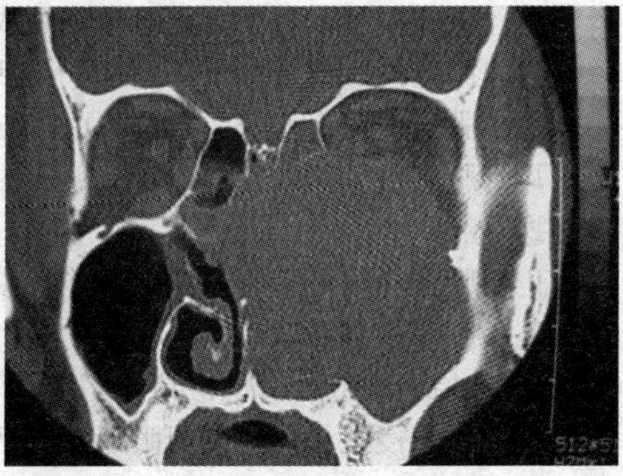

图 2-5-2　上颌窦腺样囊性癌的鼻窦冠状 CT，病变侵犯鼻腔、筛窦及眼眶

1. 面颊部隆起　肿瘤压迫破坏前壁，可致面颊部隆起。侵犯面颊软组织和皮肤时，可发生瘘管或溃烂。

2. 眼部症状　肿瘤压迫鼻泪管出现流泪，向上侵犯眶下壁可使眼球向上、前移位，眼球运动受限。触诊眶底抬高，眶缘变钝或饱满。

3. 硬腭下塌　肿瘤向下扩展可致硬腭下塌、溃烂，牙槽增厚，牙齿松动或脱落。

4. 张口困难　肿瘤向外侵犯翼腭窝或翼内肌时，可出现顽固性神经痛和张口困难。多为晚期，预后不佳。

5. 颅底受累　肿瘤可经鼻顶筛板侵犯颅前窝底；也可破坏侧壁侵犯颞下窝而达颅中窝底，出现张口困难、颞部隆起、头痛、耳痛等症状。

6. 颈淋巴结转移　可在晚期发生，多见于同侧颌下淋巴结。

【诊断】 上颌窦恶性肿瘤因解剖部位隐蔽，症状出现较晚，早期确诊较难，且易误诊。遇单侧进行性鼻塞或血性鼻涕，单侧面颊部疼痛或麻木感，单侧上列磨牙疼痛或松动，尤其是40岁以上病人，都应怀疑鼻窦恶性肿瘤的可能，应进行仔细检查。

1. 前、后鼻镜检查　可见鼻腔新生物呈菜花样，基底广泛，表面常有溃疡或坏死，触之易出血。如未见肿瘤，应注意鼻腔外侧壁有无向内移现象，中鼻道有无血迹、息肉或新生物。后鼻镜检查时，要注意后鼻孔区、鼻咽顶及咽鼓管咽口和咽隐窝处情况。

2. 鼻内镜检查　鼻内镜可直接观察鼻腔外侧壁内移或中鼻道的肿物，疑有上颌窦恶性肿瘤时，可经尖牙窝或下鼻道用套管针穿刺，插入内镜，直接观察上颌窦内病变及取材活检。

3. 病理活检及细胞涂片　肿瘤组织活检及鼻窦穿刺细胞涂片病理学检查是最终确诊的依据。

4. 影像学检查　鼻窦X线摄片，可见上颌窦内密度不均匀增高，形状不规则。鼻窦CT或MRI检查，可明确肿瘤大小和侵犯范围。

5. 手术探查　临床上高度怀疑鼻窦恶性肿瘤，无法活检或反复活检不能确诊者，可考虑鼻窦手术探查，术中快速冰冻切片，病理检查结果有利于确诊。

【鼻-鼻窦恶性肿瘤的TNM分类】 国际抗癌协会（UICC）TNM分类标准（1997）第5版方案如下：

1. 解剖划分　上颌窦和筛窦。

2. TNM临床分类

（1）T分级（T为原发肿瘤）

T_x：原发肿瘤不能确定。

T_0：无原发肿瘤的证据。

T_{is}：原位癌。

①上颌窦

T_1：肿瘤局限于黏膜，无骨质侵蚀或破坏。

T_2：肿瘤侵蚀或破坏下部结构，包括硬腭和/或中鼻道。

T_3：肿瘤侵犯下列任一部位：面颊皮肤、上颌窦后壁、眶底或前组筛窦。

T_4：肿瘤侵犯眶内容物和/或以下任一结构：筛板、颅底、鼻咽、蝶窦、额窦。

②筛窦

T_1：肿瘤局限于筛窦，伴或不伴有侵蚀。

T_2：肿瘤侵犯鼻腔。

T_3：肿瘤侵犯眶前部和/或侵犯上颌窦。

T_4：肿瘤侵犯颅内，侵犯眼眶外包括眶尖，侵犯蝶窦和/或额窦，和/或鼻皮肤。

（2）N分级（N为颈部淋巴结转移）

N_x：颈部淋巴结不能确定。

N_0：无颈部淋巴结转移。

N_1：同侧单个淋巴结转移，最大直径等于或小于 3cm。

N_2：同侧单个淋巴结转移，最大直径大于 3cm，不超过 6cm；或同侧多个淋巴结转移，最大直径均不超过 6cm；或双侧或对侧多个淋巴结转移，最大直径均不超过 6cm。

N_{2a}：同侧单个淋巴结转移，最大直径大于 3cm，不超过 6cm。

N_{2b}：同侧多个淋巴结转移，最大直径均不超过 6cm。

N_{2c}：双侧或对侧多个淋巴结转移，最大直径均不超过 6cm。

N_3：淋巴结转移，最大直径大于 6cm。

注：中线淋巴结视为同侧淋巴结。

（3）M 分级（M 为远处转移）

M_x：远处转移的存在不能确定。

M_0：无远处转移。

M_1：有远处转移。

3. 组织学病理分级（G 为组织病理学分级）

G_x：组织分级不能确定。

G_1：高分化。

G_2：中分化。

G_3：低分化。

4. 分期

0 期：$T_{is}N_0M_0$

1 期：$T_1N_0M_0$

2 期：$T_2N_0M_0$

3 期：$T_1N_1M_0$，$T_2N_1M_0$，$T_3N_{0\sim1}M_0$

4 期 A：$T_4N_{0\sim1}M_0$

4 期 B：$T_{任何期}N_2M_0$，$T_{任何期}N_3M_0$

4 期 C：$T_{任何期}N_{任何期}M_1$

【治疗】 根据肿瘤病理类型、原发部位、侵犯范围及病人全身情况，选择手术、放疗、化疗和生物等治疗方案。目前多主张早期采用以手术为主的综合疗法。

1. 放疗加手术　放疗加手术为目前常用的综合疗法，放疗在手术前或手术后均可使用，目前多倾向于术前放疗，作为综合治疗的一部分，放疗一般用于 T_2 期及以上各期的治疗，放疗后可使癌肿缩小，周围血管与淋巴管闭塞，减少术中出血，降低播散机会。放疗剂量5000～6000cGy/（4～8 周）为宜。放疗后 3～4 周手术。惟有手术不彻底者，才加用术后放疗。

2. 单纯根治性放疗　只适用于对放射线敏感的恶性肿瘤，如肉瘤、未分化癌，但疗效并不完全满意。单纯姑息性放疗可用于无法行根治性手术切除的晚期病例。对术后复发及不能耐受手术者，也可进行放疗，但疗效并不理想。

3. 手术治疗　根据情况可选择 Denker 手术、鼻侧切开术、上颌骨部分切除术或上颌骨全切除术，必要时加眶内容摘除术。

4. 化学治疗　作为一种辅助疗法和姑息疗法，单独应用疗效差。

【预后】 由于鼻窦恶性肿瘤初始症状不明显，常难以早期发现和诊断，故治疗时机的延误导致多数病人预后不佳。上颌窦癌即使采用综合治疗，5 年生存率仅达 30%～40%。因此，早期发现、诊断和治疗对提高生存率极为重要。

（马 民）

第六章　鼻的其他疾病

第一节　鼻中隔疾病

一、鼻中隔偏曲

鼻中隔偏曲（deviation of nasal septum）指鼻中隔向一侧或两侧偏曲或局部突起引起鼻腔功能障碍或产生症状者，称为鼻中隔偏曲。偏曲的鼻中隔可以呈现各种形状，如“C”形或“S”形偏曲。如呈尖锥突起，则称棘突或距状突，如呈由前向后的条形山嵴样突起，则称嵴（图 2-6-1）。

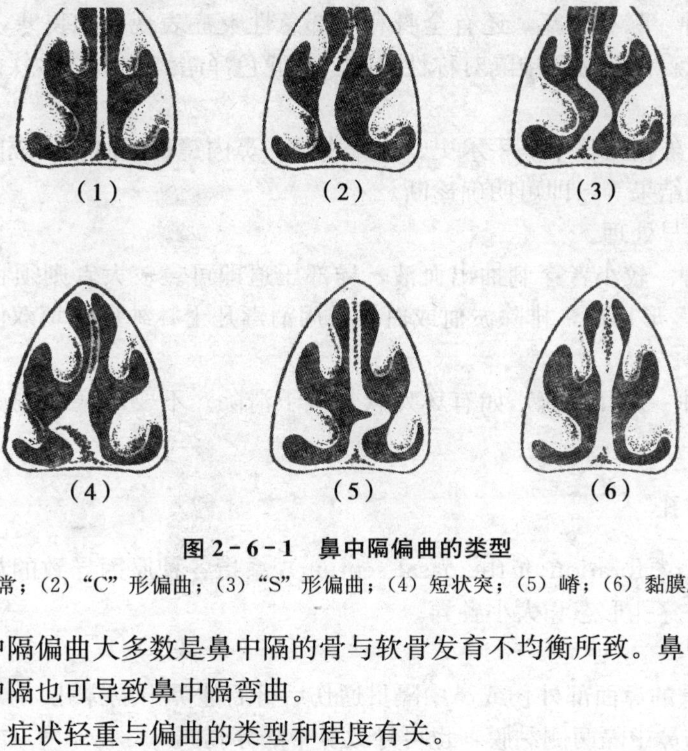

图 2-6-1　鼻中隔偏曲的类型

(1) 正常；(2)“C”形偏曲；(3)“S”形偏曲；(4) 短状突；(5) 嵴；(6) 黏膜肥厚

【病因】 鼻中隔偏曲大多数是鼻中隔的骨与软骨发育不均衡所致。鼻中隔外伤、鼻内肿瘤或异物压迫鼻中隔也可导致鼻中隔弯曲。

【临床表现】 症状轻重与偏曲的类型和程度有关。

1. 鼻塞　呈“C”形偏曲者，常为单侧性鼻塞，如鼻腔较宽的一侧伴有下鼻甲代偿性肥大或鼻中隔呈“S”形偏曲者，则鼻塞多为两侧性。

2. 头痛　偏曲部位压迫鼻甲，可引起同侧反射性头痛。

3. 鼻出血　因偏曲的凸面骨嵴与棘突处黏膜较薄，经常受气流及尘埃的刺激，故该处黏膜干燥而糜烂，常易出血。

4. 邻近器官的症状　由于长期张口呼吸和鼻内炎性分泌物蓄积，故易患上呼吸道感染。高位偏曲妨碍鼻窦引流，可继发鼻窦炎。

【诊断】　鼻中隔偏曲的诊断必须结合病史和症状，有明显症状，并有典型鼻中隔偏曲者才予以诊断。诊断时应明确偏曲的类型和程度。应注意鉴别鼻中隔黏膜肥厚（用探针触诊，后者质软，并出现小凹陷）。

【治疗】　行鼻中隔矫正术。现鼻中隔手术多在鼻内镜下完成，可取得理想的临床效果。

二、鼻中隔血肿和脓肿

鼻中隔血肿（nasoseptal hematoma）是指鼻中隔软骨膜下或骨膜下积血，当血肿发生感染时就形成脓肿（nasoseptal abscess）。

【病因】　鼻外伤或鼻中隔骨折后（黏膜-骨膜未破裂）局部血管损伤出血而形成。鼻中隔矫正术和鼻中隔黏膜下切除术也可并发本病。鼻中隔脓肿多由鼻中隔血肿继发感染所致。少数可继发于邻近组织的疖肿，及流行性感冒、猩红热和伤寒等。

【临床表现】

1. 鼻中隔血肿　多有双侧鼻塞、前额部痛伴鼻梁部发胀感。检查见鼻中隔两侧呈对称性半圆形隆起，黏膜色泽暗红或正常，触之柔软，穿刺回吸有血。

2. 鼻中隔脓肿　除有鼻塞，还有全身和局部急性炎症表现，如畏寒，发热，鼻梁和鼻尖红、肿、热、痛。检查见鼻中隔对称性膨隆，黏膜色泽暗红，触之柔软而有波动，穿刺抽吸有脓性分泌物。

【诊断】　结合外伤或鼻中隔手术史、临床表现、鼻内镜检查时鼻中隔隆起、对血管收缩剂无反应以及穿刺结果等，即可明确诊断。

【治疗】　宜及早处理。

1. 鼻中隔血肿　较小者穿刺抽出血液，局部压迫即可。较大者则须在表面麻醉下，在血肿最低处作“L”形切口，排除淤血或血块。用消毒凡士林纱条紧填双侧鼻腔，并全身应用抗生素预防感染。

2. 鼻中隔脓肿　切开引流，如有坏死软骨应予清除。不要填塞双侧鼻腔。全身用抗生素控制感染。

三、鼻中隔穿孔

鼻中隔穿孔（perforation of the nasal septum）系指各种原因导致的鼻中隔贯穿两侧鼻腔的永久性穿孔。穿孔形态和大小各异。

【病因】

1. 外伤　严重的鼻面部外伤或鼻中隔贯通伤后可后遗鼻中隔穿孔。鼻中隔手术或激光、微波治疗同时损伤鼻中隔两侧黏膜，也可导致鼻中隔穿孔。

2. 理化因素　有腐蚀性和刺激性物质如铬酸、矽尘、砷、升汞、水泥、石灰等长期刺激鼻中隔黏膜引起溃疡而致穿孔。

3. 感染　普通感染如鼻中隔脓肿处理不当。特殊感染如结核、狼疮、麻风引起鼻中隔软骨坏死而穿孔，梅毒多导致鼻中隔骨部穿孔。

4. 其他　原发于鼻中隔的某些肿瘤累及深层时可直接造成穿孔。鼻腔异物或结石长期压迫也可导致鼻中隔穿孔。

【临床表现】　穿孔小而位于前部者，可于呼吸时产生吹哨音；若位于后部，则无明显症状。穿孔过大者，可出现鼻腔干燥，结痂形成，引起鼻塞和头痛，并易发生鼻衄。

【诊断】 除去鼻腔内结痂，仔细检查鼻中隔处，甚易发现穿孔。

【治疗】 无症状者可不用治疗，症状重者可试行修补手术。

第二节　鼻腔异物

鼻异物（foreign body in the nose）多见于儿童，常在玩耍时将异物放入鼻腔内。以植物性为多见，动物性异物则较为少见。

【病因】

1. 儿童玩耍时可将豆类、果核、玻璃球、橡皮塞、纸卷、纽扣等塞入鼻孔内又不能排出以致造成鼻腔异物。

2. 南方热带地区水蛭和昆虫较多，可爬入露宿者鼻内。

3. 战伤或工伤时，石块、弹片等可经面部进入鼻腔、鼻窦。

4. 呕吐、进食时打喷嚏，或软腭瘫痪者呛咳，食物可经鼻咽逆行进入鼻腔。

5. 鼻部手术时填塞的纱条、棉片或器械断端等遗留于鼻腔或鼻窦内，造成医源性异物。

【临床表现】 儿童鼻腔异物多有单侧鼻阻塞、流脓涕和鼻出血等症状，呼出气有臭味。面部外伤性异物除有外伤表现外，随异物大小、形状、刺激性强弱、所在部位、存留时间的不同而症状有所不同。动物性异物鼻内多有虫爬感，日久可有鼻窦炎。

【诊断】 儿童有单侧血性脓涕且伴有恶臭者应首先考虑鼻腔异物。如异物存留过久，鼻内有肉芽组织形成，须用探针辅助检查。对金属异物须行 X 线定位检查。

【治疗】 儿童鼻腔异物可用头端是钩状的器械经前鼻孔进入，绕至异物后方向前勾出（图 2－6－2）。切勿用镊子夹取，尤其圆滑异物可因夹取滑脱，将其推向后鼻孔或鼻咽部，甚至误吸入喉腔或气管，给取出带来困难及并发症。动物性异物可先用 1%丁卡因将其麻醉后，再用鼻钳取出。外伤性异物在充分估计伤情和妥善准备后，经准确定位，选择相应手术进路和方法，将异物取出。

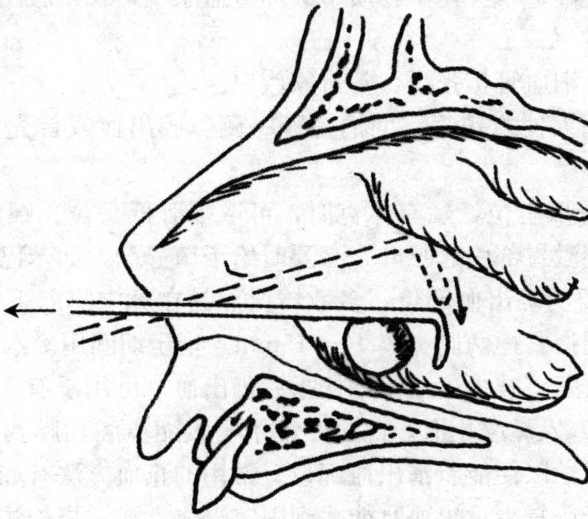

图 2－6－2　鼻腔异物取出法

第三节　鼻出血

鼻出血（epistaxis）是一种常见症状，轻者涕中带血，重者可引起失血性休克，反复出血则导致贫血。

【病因】　原因很多，大致可分为全身和局部病因两类：

1. 局部病因

(1) 鼻和鼻窦外伤或医源性损伤：鼻骨、鼻中隔或鼻窦骨折及鼻窦气压骤变等损伤局部血管或黏膜，鼻或鼻窦手术及经鼻插管等损伤血管或黏膜，挖鼻、用力擤鼻、剧烈喷嚏、鼻腔异物等损伤黏膜血管。严重的鼻和鼻窦外伤可合并前颅底或中颅底骨折，一旦损伤筛前动脉或颈内动脉，则出血较剧，甚至危及生命。

(2) 鼻腔和鼻窦炎症：各种鼻腔和鼻窦的非特异性或特异性感染均可因黏膜病变损伤血管而出血。

(3) 鼻中隔病变：鼻中隔各型偏曲，鼻中隔糜烂、溃疡或穿孔是出血的常见原因。

(4) 肿瘤：鼻腔、鼻窦及鼻咽恶性肿瘤溃烂出血经鼻流出。早期多表现为反复少量出血，晚期破坏大血管可致大出血。

2. 全身病因　凡可引起动脉压或静脉压增高，出血、凝血功能障碍或血管张力改变的全身疾病，均可引起鼻出血。例如：

(1) 急性传染病：如流行性感冒、流行性出血热、麻疹、伤寒及传染性肝炎等。

(2) 心血管疾病：高血压、血管硬化和充血性心力衰竭等。

(3) 血液病：①凝血机制异常的疾病：如血友病、纤维蛋白形成障碍、异常蛋白血症（如多发性骨髓瘤）、胶原性疾病和大量应用抗凝药物后等；②血小板量或质异常的疾病，如血小板减少性紫癜、白血病、再生障碍性贫血等。

(4) 营养障碍或维生素缺乏：维生素 C、维生素 K、维生素 P 或钙缺乏，均易出血。

(5) 肝、脾、肾等慢性疾病以及风湿热等，也易发生鼻出血。

(6) 鼻出血偶见于妇女月经期或妊娠的最后 3 个月，可能系毛细血管脆性增加之故。

(7) 中毒：汞、磷、砷、苯等化学物质可破坏造血系统，长期服用水杨酸类药物可致血内凝血酶原减少。

(8) 遗传性出血性毛细血管扩张症：常有家族史。

【治疗】　首先安慰病人使之镇静，问清是哪一侧鼻腔出血或首先出血后，结合检查情况，采用适当方法止血。

1. 一般处理　一般采取坐位，疑有休克时，可取平卧低头位。嘱病人尽量将流入口中的血液吐出，以免咽下刺激胃部引起呕吐，必要时给予镇静剂，如苯巴比妥钠、异丙嗪等。

2. 止血方法　首先要明确出血部位。多数情况下是在鼻中隔前下部易出血区，且一般出血量较少。可嘱病人用指紧捏两侧鼻翼 10～15min。指压期间用冷水袋（或湿毛巾）敷前额及后颈，可促使血管收缩，减少出血。如松指后仍出血，可用浸有 1%麻黄碱生理盐水或 0.1%肾上腺素液的棉片塞入鼻腔止血。此法亦常用于收缩鼻腔黏膜找寻出血点。亦可将鼻腔内的血液用吸引管吸尽，以便能看清出血部位。常用的止血方法有如下两种：

(1) 烧灼法：适用于反复少量出血且能找到固定出血点者。烧灼法有多种方法。传统的方法是应用化学药物。近年来，随着设备的进步，有应用 YAG 激光、射频或微波止血的方法。烧灼前先用浸有1%～2%丁卡因和0.1%肾上腺素溶液的棉片麻醉和收缩鼻腔黏膜，以便看清出血点和减少操作时的疼痛。常用30%～50%硝酸银或30%三氯醋酸，烧灼范围越小越好，应避免烧灼过深。注意不要误灼附近正常黏膜。

(2) 填塞法：用于出血较剧或渗血面较大或出血部位不明者。

①前鼻腔填塞法：是较常用的有效止血方法。填塞的目的是在出血部位直接加压相当时间，使破损血管重新闭合。切忌盲目操作，造成黏膜损伤。用灭菌凡士林纱条先压于鼻腔底部，然后绕至中鼻甲前上方，再由上而下反复重叠填塞于鼻腔，保持一定压力，48小时后取出，如再出血可再行填塞（图2-6-3）。

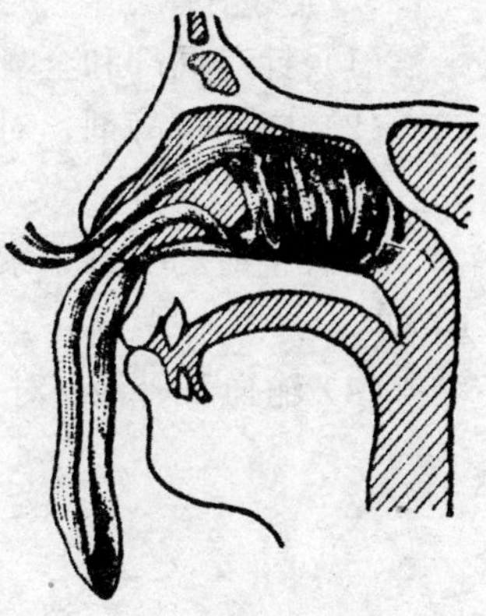

图2-6-3　前鼻孔填塞法

②后鼻孔填塞法：经前鼻腔填塞等法未能止血者，改用此法（图2-6-4）。先用凡士林纱条做成近似病人后鼻孔大小（纱球底部相当于病人拇指第一节粗细）的锥形纱球。纱球尖端系粗丝线两根，底部系一根。再用小号导尿管从出血侧前鼻孔插入鼻腔，直至口咽部，以血管钳将其头端拉出口外。此时将纱球尖端的粗丝线缚于导尿管头端处，向外回抽导尿管尾端，则纱球经口腔借器械（或手指）助力，越过软腭被拉到后鼻孔处，鼻腔随即用凡士林纱条填紧。将鼻外的两根线缚于一小纱块上，固定在前鼻孔处。底部单线悬留软腭后面（不宜太长，约5cm即可）。2～3天后拉着软腭后面的丝线，即可将纱球从后鼻孔取出，如仍出血则要重填。注意无菌操作，且易使咽鼓管咽口受压，给抗生素以防中耳炎等并发症。

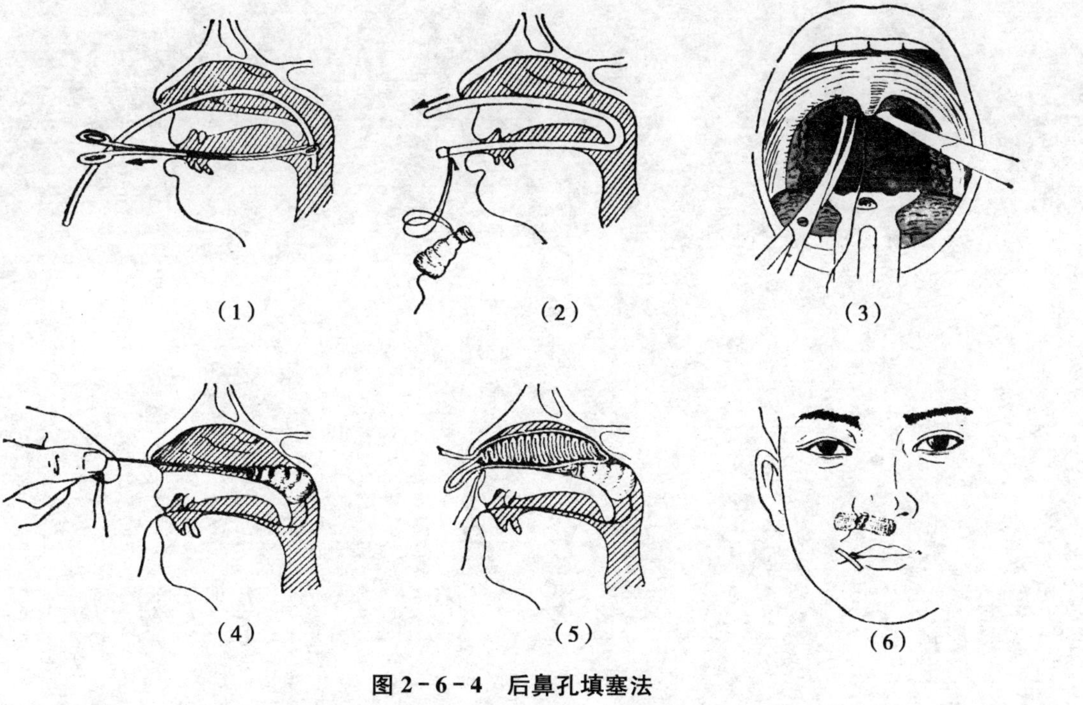

图2-6-4　后鼻孔填塞法

(1) 将导尿管头端拉出口外；(2) 将纱球尖端的丝线缚于导尿管头端，回抽导尿管；(3) 借助器械将纱球向上推入鼻咽部；(4) 将线拉紧，使纱球嵌入后鼻孔；(5) 再作鼻腔填塞；(6) 纱球尖端上系线固定于前鼻孔处，底部单线固定于口角

（3）血管结扎法：对严重出血者采用此法。中鼻甲下缘平面以下者可考虑结扎上颌动脉或颈外动脉；中鼻甲下缘平面以上出血者，则应结扎筛前动脉；鼻中隔前部出血者可结扎上唇动脉。

（4）鼻内镜下电凝法：对于严重鼻出血患者，经填塞法仍不能止血，可在鼻内镜下寻找出血点，应用双极电凝进行止血。

3. 全身治疗

（1）针对局部和全身原因进行治疗，必要时须请有关科会诊。

（2）应用镇静剂，对紧张、烦躁、恐惧的病人或反复大出血者常有帮助，可用苯巴比妥、异戊巴比妥等。

（3）止血药与维生素的应用：常用巴曲酶、卡巴克洛、酚磺乙胺、维生素 C、维生素 K_4 等。

（4）输血和补液：对失血过多或出现休克者，应予输血、补液。

（刘晓燕）

第七章　鼻及鼻窦外伤

第一节　鼻骨骨折

外鼻突出于面部中央，易遭受撞击而发生鼻骨骨折（fracture of nasal bone）。鼻骨上部厚而窄，较坚固；下端宽而薄，又缺乏支撑，故骨折多累及鼻骨下部。严重者常伴有鼻中隔骨折、软骨脱位、面部明显畸形、眶壁骨折等。

【临床表现】　多为闭合性骨折。局部疼痛，软组织肿胀或皮下淤血。可见鼻梁偏斜，骨折侧鼻背塌陷。肿胀明显可掩盖外鼻畸形。擤鼻后可出现伤侧下眼睑、颜面部皮下气肿。伤及鼻腔黏膜可有鼻出血。鼻中隔若受累可有血肿、脱位等产生的鼻塞、下段鼻梁塌陷等症状。若鼻中隔血肿继发感染，则引起鼻中隔脓肿，导致软骨坏死、鞍鼻畸形。

【检查】　局部触痛，可触及鼻骨塌陷，有时可感知骨擦音。面部肿胀多发生于受伤3小时后，若出现皮下气肿触之有捻发音。鼻腔可见黏膜肿胀，如有鼻中隔受累，可见中隔偏离中线，前缘突向一侧鼻腔。若有中隔血肿，中隔黏膜向一侧或两侧膨隆。

【诊断】　根据外伤史、临床表现和检查即可作出诊断，X线鼻骨侧位片或CT可作为诊断依据。疑有鼻中隔血肿可穿刺抽吸确诊。

【治疗】　应尽早治疗，并预防感染，以免日后遗留面部畸形。

1. 骨折复位　应在伤后组织肿胀发生之前复位，不仅使复位准确，且有利于早期愈合，若肿胀明显，可暂缓进行，待肿胀消退后再复位，但不宜超过10日，以免发生错位愈合，增加处理难度。方法：先以1%麻黄碱收缩鼻腔黏膜，1%丁卡因鼻黏膜表面麻醉。用复位器伸入鼻骨塌陷处，置于鼻骨之下将其抬起，此时常可听到鼻骨复位时的“咔嚓”声。复位器械远端伸入鼻腔的深度勿超过两侧内眦连线，以免损伤筛板（图2-7-1）。如有鼻中隔软骨脱位也应同步复位。将复位器的两叶伸入两侧鼻腔，置于中隔偏曲处的下方，夹住鼻中隔垂直向上移动，即可使脱位的中隔复位。复位后鼻腔须加填塞，以便起到支撑和止血的作用。填塞物如为一般凡士林纱条，在鼻腔滞留时间不可超过48小时。

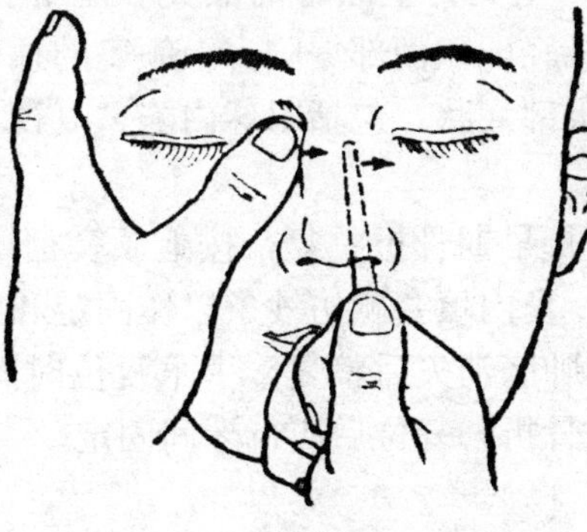

图2-7-1　鼻骨骨折整复法

2. 鼻中隔血肿和脓肿的处理　血肿内的血块很难自行吸收，须早期手术清除，以免发生软骨坏死或继发感染而形成脓肿。切口要足够大，使血块易于吸除，可作“L”形切口，并放置橡皮引流片，以利彻底引流。术后鼻腔填塞，以防血肿复发。对鼻中隔脓肿，须立即切开排脓，以免软骨感染坏死形成鞍鼻。血肿或脓肿切开术后，全身应用足量抗生素控制感染。

第二节　鼻窦骨折

严重的颅面部软组织挫裂伤时，常有鼻窦骨折同时存在，其中以额窦和上颌窦最为多见，筛窦次之，蝶窦最少。

一、额窦骨折

额窦骨折（fracture of frontal sinus）多发生在窦前壁。按骨折部位分为前壁骨折、前后壁复合骨折和底部骨折。皮肤未裂开者为单纯性骨折，皮肤裂开者为复杂性骨折。前壁线形骨折者，额窦前壁未变形，但有软组织肿胀，局部压痛。症状较轻，常被误诊为软组织挫伤。前壁凹陷性骨折可见前壁塌陷入窦腔内，眶上区肿胀，睑部淤血，皮下气肿。因额窦前壁有骨髓，前壁骨折时有患骨髓炎的可能。前后壁复合骨折时，常有脑膜损伤，继发颅前窝气肿、血肿或脑脊液鼻漏，引起颅内严重感染。故应及早借助 X 线平片、CT 作出诊断，以便尽早处理，防止并发症的发生。底部骨折一般较少见，多合并有筛窦骨折。

【治疗】　单纯性线形骨折无须特殊治疗，仅以 1%麻黄碱滴鼻保持鼻额管通畅，给予抗生素即可。前壁骨折额部塌陷，可沿眉弓作切口，以剥离子进入额窦，挑起塌陷的骨片，使其复位。或将窦底凿开，弯止血钳伸入窦内复位。窦内不填塞，缝合切口。

复杂性骨折应行常规外科清创，除去异物或游离的碎骨片，清理窦内异物、血块和碎骨片，扩大鼻额管以利引流，并察看后壁有无骨折。如后壁无损伤，窦内撒抗生素粉。后壁凹陷性或粉碎性骨折者，应检查有无脑膜撕裂、脑脊液鼻漏，以便及时用筋膜或肌肉修补。须注意给予足量抗生素控制感染。

二、上颌窦骨折

上颌窦骨折（fracture of maxillary sinus）多由外界暴力直接撞击或火器、爆炸伤等引起，以前壁塌陷性骨折为常见，主要为上颌骨的额突和眶下孔部位。由于软组织肿胀、淤血，面部畸形不甚明显，肿胀减轻即显面部塌陷。上颌窦的顶壁为眶底，颌面部受强力撞击可发生眶底骨折而引起一系列眼部症状，包括眼球内陷、复视、视力减退及内眼外伤性改变（晶状体脱位、玻璃体出血等）。

【治疗】　伤后 24 小时内可行早期骨折整复，按上颌窦柯-陆手术进路，清除窦内血肿、异物和骨碎片，抬起塌陷部分，窦内填塞碘仿纱条以作固定和引流，数天后经下鼻道窗口取出。如受伤超过 24 小时，可待肿胀消失后整复。手术复位时间以伤后 7～10 日为宜，最多不超过 14 日。如伴有上牙槽骨骨折，复位后应行牙间固定。

三、筛窦骨折

筛窦结构复杂，其中筛骨水平板及筛顶均为颅前窝底的一部分，因其骨质菲薄，又与硬脑膜等连接紧密，故筛窦骨折（fracture of ethmoid sinus）易并发脑脊液漏；后组筛窦与视神经管毗邻，外伤有可能损伤视神经；如果筛窦损伤累及其中的动脉（筛前动脉），则鼻出血或眶后血肿不可避免。

筛窦骨折常合并额窦、眼眶和鼻骨的损伤，即所谓鼻额筛眶复合体骨折（fracture of naso-fronto-ethmoido-orbital complex）。通常是由于鼻骨或额骨遭受暴力打击冲撞，鼻骨或额骨下缘骨折，骨折端嵌入筛窦，或是颅底骨折所致。有时可伤及视神经骨管使该管骨折造成失明。筛窦上壁损伤可发生脑脊液鼻漏，内外壁破裂可损伤筛前动脉发生眶后血肿或严重出血。表现为鼻腔上部出血，鼻根及眼眶部肿胀，内眦距增宽或塌陷畸形，鼻额角变锐。视力障碍，患侧瞳孔散大，光反射消失，但间接反射存在（Marcus-Gunn 瞳孔）。

【治疗】 有严重鼻出血、鼻腔填塞无效者，可经眶内缘切口结扎筛前动脉。伤后立即出现视力严重减退者应尽早实施视神经管减压术。如有眶内血肿可采取鼻外筛窦凿开术或经鼻腔在鼻内镜下开放筛窦清除血肿。如有脑脊液鼻漏，经保守治疗不愈，以在鼻内镜下修补为宜。

四、蝶窦骨折

蝶窦骨折（fracture of sphenoid sinus）单独发生者少见，因其位于颅底中央的蝶骨体内，故多合并颅底骨折、后组筛窦骨折。因视神经管内侧壁与蝶窦和筛窦最后筛房相邻，蝶窦外侧壁又有颈内动脉，蝶窦骨折时可并发视神经管骨折导致视力减退和颈内动脉破裂，血液进入蝶窦导致严重鼻出血。并可出现脑脊液鼻漏或耳漏。若外伤累及蝶鞍内的垂体，可发生创伤性尿崩症。因此，蝶窦骨折的处理复杂，如病情危及患者生命，应请神经外科先行抢救。单独的蝶窦骨折如无并发症可不作处理。

第三节 脑脊液鼻漏

脑脊液经破裂或缺损的蛛网膜、硬脑膜和颅底骨板流入鼻腔或鼻窦，再经前鼻孔或鼻咽流出，称为脑脊液鼻漏（cerebrospinal rhinorrhea）。脑脊液鼻漏的潜在危险在于上呼吸道感染后可继发严重的颅内感染。

【病因】 多由头部外伤引起，以颅前窝骨折最多。筛骨筛板和额窦后壁骨板很薄，与硬脑膜紧密相连，外伤时若脑膜与骨板同时破裂，则发生脑脊液鼻漏。颅中窝骨折时脑脊液经破损的蝶窦流入鼻内，或通过中耳破裂或缺损的鼓室天盖经咽鼓管流至鼻腔，则称为脑脊液耳鼻漏。如外伤时硬脑膜完整但疝入骨折缝隙中而后发生硬膜小孔，或暂时将硬脑膜和骨板裂隙封闭的血块日后分解，均可引起迟发性脑脊液鼻漏。医源性脑脊液鼻漏系手术所致，如中鼻甲切除术或筛窦切除术使筛骨筛板损伤，经蝶窦垂体瘤切除术损伤硬脑膜等。非外伤性脑脊液鼻漏较少见，与先天性颅骨缺损，脑肿瘤、脑积水等引起的脑膜及骨质的破坏等因素有关。自发性脑脊液鼻漏又名原发性脑脊液鼻漏，最为罕见。

【临床表现】 主要为鼻腔间断或持续性流出清亮、水样液体，多数为单侧。在低头、用力、压迫双侧颈静脉时可诱发流出量增多。如为外伤所致，鼻漏多在伤后即发生，鼻内有血性液体流出，后渐变为清亮如水。迟发性者伤后数天至数周才发生，极少数可在伤后数年发生。有些患者可能忽视鼻漏主诉，而有反复发生细菌性脑膜炎的病史。鼻腔检查多无异常发现，头部外伤者可有鼻出血或其他外伤表现。

【诊断】

1. 确定是否为脑脊液鼻漏　若外伤时有血性液体自鼻孔流出，其在手帕或纸上的痕迹中心呈粉红色而周边色淡、清澈，或鼻孔流出的无色液体干燥后不呈痂状者，在低头、用力或压迫颈静脉等情况下有流量增加；或有反复发生细菌性脑膜炎的病史者皆提示脑脊液鼻漏的可能。最后确诊依据鼻漏出液的葡萄糖定量分析，其值在 1.7mmol/L（30mg%）以上。但应注意若混入泪液或血迹可因含有少量葡萄糖而致假阳性结果。

2. 漏孔定位　首先根据临床表现判断大致的位置。如鼻孔流出的液体随头位变动而改变，则提示从鼻窦，特别是从蝶窦而来；伴单侧嗅觉丧失，提示漏孔在筛板处；单侧视力障碍，提示漏孔在鞍结节、蝶窦或后组筛窦；眶上神经分布区感觉消失，提示漏孔在额窦后壁；三叉神经上颌支分布区感觉消失，提示漏孔在颅中窝。然后进行准确的漏孔定位。脑脊液定位的方法较多，如鼻内镜法、粉剂冲刷法（利用脑脊液冲刷鼻腔内事先喷好的粉剂寻找漏孔）、X 线平片（显示骨折线和蝶窦内液平面）、椎管内注药法（经腰椎穿刺注入着色剂，观察鼻腔内不同部位棉片着染的情况）、CT 脑池造影法（经腰椎穿刺注入造影剂，作蝶鞍至额窦前壁的冠状 CT 及眶耳轴位薄层 CT）等。比较准确而无害者首推鼻内镜法。

【治疗】　外伤性脑脊液鼻漏大多可用保守疗法治愈。包括预防感染，降低颅内压，创造条件促使漏孔自然愈合。如头高卧位，限制饮水量和食盐摄入量，止咳通便，避免喷嚏和用力擤鼻。一般观察 2～4 周，如不见好转，则行手术疗法。

手术前须有脑脊液漏孔的准确定位。虽有较多方法，但以鼻内镜法较为准确。经前鼻孔插入鼻内镜，按鼻腔顶前部、后部、蝶筛隐窝、中鼻道和咽鼓管咽口 5 个部位仔细观察。观察上述部位时，可压迫双侧颈内静脉，注意看液体从何处流入鼻腔。采用同位素 ECT 法行漏孔定位准确率也较高。手术方法有颅内法和颅外法。颅内法多是在处理脑外伤的同时，仔细寻找前颅底的漏孔，发现硬脑膜裂口给予紧密缝合，颅底漏孔以自体肌肉块填塞。颅外法多采用鼻内镜法。以鼻内镜找到漏孔后，扩大漏孔处的骨质并用自体肌肉、脂肪或筋膜封堵压紧即可。耳鼻漏者须行中耳鼓室探查，并对漏孔封堵。

（刘晓燕）

第八章　鼻内镜外科

鼻内镜外科（endoscopic sinus surgery，ESS）是20世纪70年代逐步建立起来的鼻外科技术，指在光学系统和监视器辅助下，应用鼻内镜及鼻科手术器械，经鼻腔进路施行鼻腔、鼻窦及鼻相关手术的外科技术。

一、历史演变

1901年，Hirshman首先采用了改良的膀胱镜检查鼻腔和鼻窦。1925年，美国鼻科医生Maltz提出了鼻窦镜检查，并将这一技术应用到临床诊断工作中。1967年，奥地利学者Messerklinger第一个阐述了鼻内镜外科基本原理和方法，其基本原理就是尽可能保留鼻腔、鼻窦的结构和功能，清除病变，开放阻塞的窦口，恢复鼻腔、鼻窦的通气引流功能，使病变黏膜逐步恢复正常，使黏液-纤毛运输系统和腺体功能得到恢复。Messerklinger的学生Stammberger及其他鼻科学者很好地继承和发展了这种观点。在此基础上，以美国学者Kennedy为代表，又提出了功能性鼻内镜外科手术（functional endoscopic sinus surgery，FESS）的概念，其实质是通过改善鼻窦的通气引流和黏液-纤毛运输功能，达到恢复病变鼻窦正常功能的目的。前提条件有两个：一是借助影像学检查手段，明确定位病变部位；二是准确去除病变，保护局部功能。适用范围：系统药物治疗无效的慢性鼻窦炎和与窦口鼻道复合体结构异常相关的复发性急性鼻窦炎。从ESS到FESS的进步，是对鼻腔鼻窦炎性疾病的病理生理学基础理论认识的进步，这不仅是单纯的鼻内镜外科技术的提高，更是对鼻科解剖结构、生理功能和临床症状关系认识的飞跃。

二、鼻内镜手术的基本术式

现代鼻内镜外科技术自20世纪70年代兴起至今，已经发展成熟，其手术方法分为由前向后法和由后向前法，根据患者的实际情况和病变的不同范围，采用相应的变通术式。

（一）由前向后法

由奥地利鼻科学者Messerklinger首先提出，经不断改进，日趋成熟，常被称为Messerklinger术式，特点是术式由前向后。

患者取仰卧位，根据患者的全身和局部情况，选择局部麻醉或全身麻醉均可。局部麻醉用1%的丁卡因或利多卡因黏膜表面麻醉加1%利多卡因局部浸润麻醉。全身麻醉采用气管插管静脉复合麻醉。

1. 手术步骤

（1）钩突切除术：钩突切除是Messerklinger术式的起始步骤，其切除的是否完整，决定了手术视野是否宽敞、上颌窦口能否顺利暴露以及手术能否顺利实施。

具体方法是用镰状刀自中鼻甲前端根部钩突附着处插入，沿钩突与鼻腔外侧壁的附着缘，自前上向后下弧形划开黏膜-骨膜，直至钩突的后下附着缘处。用剥离子沿切口将钩突向内侧剥离，仅上、下两端与鼻腔外侧壁相连。用不同角度的筛窦钳或鼻甲剪将上、下两端的相连处咬断即完成了钩突的完整切除。切除钩突后，就可见到其后方的筛泡。用30°或70°鼻内镜，可见到位于鼻腔外侧壁的上颌窦自然口。

（2）筛窦开放术：用不同角度的筛窦钳由前向后开放筛窦，原则是在保证引流通畅的前提下，尽可能保留和避免损伤正常和轻度炎性病变的黏膜。如果窦内病变较严重，可清除窦内不可逆病变的黏膜。

前、后组筛窦的分界是中鼻甲基板，其通常为筛泡的后壁，开放中鼻甲基板后，即进入后组筛窦，开放后组筛窦时注意勿损伤纸样板和视神经骨管。

（3）上颌窦开放术：切除钩突后，即可用30°或70°鼻内镜在中鼻道找到上颌窦的自然口，其位于中鼻甲下缘前中1/3交界处，有时可被息肉或水肿黏膜覆盖，可用吸引器或圆头探子，沿钩突切缘外侧筛漏斗形成的沟槽自前上向后下滑行，或沿下鼻甲前上与鼻腔外侧壁结合处上方，轻压中鼻道鼻腔外侧壁黏膜，多可找到上颌窦自然口。如果上颌窦自然口引流通畅，且窦内未见病变，应保留上颌窦自然口的结构。否则，可用不同角度的筛窦钳探查并扩大缩窄的自然口，然后用反张钳向前及前下咬除前囟，以直钳向后咬除后囟，扩大上颌窦自然口前后径约1～2cm。扩大的上颌窦窗口缘应保留部分原有的自然口黏膜，通常保留前下部，以利于引流和防止术后开窗口闭锁。少数骨质坚硬或上颌窦自然口闭合者，需行上颌窦下鼻道开窗术。

（4）蝶窦开放术

①经蝶窦自然口开放蝶窦：蝶窦自然口位于蝶窦前壁距后鼻孔上缘约10～12mm处的蝶筛隐窝近中线处，即上鼻甲或最上鼻甲后端附着蝶窦前壁处的内侧。术中定位蝶窦自然口的解剖标志是上鼻甲，有时在上鼻甲肥厚或蝶筛隐窝狭窄时，可将上鼻甲的后下部分切除，有利于暴露蝶窦自然口。如果自然口开放良好，可不用处理，否则，可用不同角度的筛窦钳向内、向下扩大自然口。

②经蝶窦前壁开放蝶窦：在找不到蝶窦自然口，尤其是病变广泛局部增生明显时，在认真参考CT扫描的前提下，可遵循中线原则，自后筛进至蝶窦前壁，作蝶窦前壁开窗，或在正对中鼻甲后缘与鼻中隔间的蝶窦前壁造孔进入。

（5）额窦开放术：用30°或70°鼻内镜和不同角度的筛窦钳，切除中鼻甲附着缘前端后方，即筛窦前上方的残余筛房达额窦底。根据CT扫描辅助术中定位额窦开口，以钩突为解剖标志，清除额窦底残余筛房，开放额窦口。鼻丘气房的开放可能有助于扩大额窦开口，但注意勿损伤其外侧的泪囊。

至此，完成了单侧全组鼻窦的开放手术。

2. 术腔填塞　原则是减少术后术腔出血，促进创面愈合。在确保患者术后安全和减少患者痛苦的前提下，尽量减少术腔填塞物。

方法：根据术腔出血情况选择不同的填塞物。术中出血少、术腔清洁的患者，可选择涂有抗生素软膏的明胶海绵、止血纤维、可溶性止血纱布等；术中出血多、术腔仍有渗血者，则需加填凡士林纱条或膨胀海绵。应严格记录填塞物的数量，以备术后清理术腔时对照。

（二）由后向前法

以Wigand术式为代表，又称全蝶筛切除术，特点是手术方式由后向前，适用于后组鼻窦病变。手术以直接暴露蝶窦前壁为起始，对解剖标志的完整性要求较低，同时要求术野相对宽敞，对有严重鼻中隔偏曲影响通气引流功能的患者需先行鼻中隔矫正术。

麻醉方式局部麻醉和全身麻醉均可，但由于术中出血容易流入鼻咽部，易导致误吸，因而采用全身麻醉更佳。

基本步骤：首先是部分切除中鼻甲，剪除中鼻甲的中、后部，暴露蝶窦前壁区域，暴露蝶窦自然口，向内侧和/或下方扩大蝶窦自然口，以筛凹为上界，自前向后依次开放前、后组筛窦，开放额隐窝周围的前筛气房，开放额窦自然口，最后开放上颌窦自然口。术腔填塞基本相同于由前向后法。

三、鼻内镜手术的注意事项

1. 鼻腔、鼻窦黏膜的处理　现代鼻内镜手术的原则是在尽可能保留鼻腔、鼻窦结构和功能的前提下，清除病灶，改善和重建鼻腔，鼻窦通气引流，而且手术后要长期随访治疗。

2. 中鼻甲的处理　中鼻甲为鼻腔黏液-纤毛运输系统的重要组成部分，有着非常重要的生理功能，而且是鼻内镜手术最重要的解剖标志之一，因而中鼻甲的处理非常重要。那么，什么情况下需要处理中鼻甲呢？①中鼻甲黏膜病变；②气化中鼻甲，气房内有病变；③影响鼻腔、鼻窦的通气引流且发生功能障碍的；④妨碍鼻内镜手术操作；⑤引起其他部位疼痛，如内眦、前额。其处理原则是在清除中鼻甲病变的基础上，按其自然解剖特征和功能的需要，进行矫形。

3. 鼻息肉的处理　鼻息肉是由高度水肿的黏膜构成，如果合并鼻息肉或复发性鼻息肉，可首先处理鼻息肉，以获得宽敞的术野。处理鼻息肉时，尽量沿根蒂处切除，以减少出血和周围黏膜的损伤。

4. 下鼻甲的处理　下鼻甲肥大，是导致鼻腔通气阻力增加的重要原因。目前，下鼻甲的手术方法有：电烧灼、冷冻、激光、黏膜下切除、黏膜下切除并下鼻甲骨外移、下鼻甲部分切除等。但是，单纯行下鼻甲切除术并不能彻底解决鼻腔通气障碍的问题，而且会产生一系列不良后果，因而要严格掌握适应证：①单纯肥厚性鼻炎，经保守治疗无效；②下鼻甲桑葚样改变；③鼻腔狭窄，中鼻道开放后仍难以获得充分的通气引流效果；④有碍下鼻道上颌窦开窗通气引流。

四、鼻内镜手术的并发症及处理

（一）常见并发症

1. 颅内并发症　颅内血肿、颅内积气、脑脊液鼻漏、脑膜膨出、脑实质损伤等。发生后应立即采取抗颅内感染的治疗及相应的修补手术。

2. 眼眶及眶周并发症

（1）视神经的直接损伤，其造成的视力障碍往往是不可逆的；视神经的间接损伤，发现后应立即松解填塞物，给予激素、脱水剂、神经营养药物及改善微循环药物治疗。中央眼动脉痉挛，应用血管扩张剂治疗。

（2）眶内血肿或气肿，一旦出现，应立即撤出鼻腔填塞物，按摩眼球，给予利尿剂、激素等治疗。

（3）眼球运动障碍，主要是眶纸板损伤，引起内直肌或上斜肌损伤所致。手术中要正确识别眶纸板，处理筛窦外侧壁时，筛窦钳应始终与眶纸板平行；上颌窦开窗口上缘，即眶纸板和眶底板交界处形成一嵴，可作为定位眶纸板的解剖标志。

（4）泪道的损伤：钩突切除或开放鼻丘气房时损伤泪囊或鼻泪管；上颌窦开窗时损伤鼻泪管。需熟知这些解剖结构，手术时注意保护。

3. 鼻内并发症

（1）术腔粘连闭塞：主要为中鼻甲与鼻腔外侧壁或鼻中隔粘连。多与病变黏膜、中鼻甲处理不当和术后随访处理不及时有关。

（2）窦口闭锁：最常见的为上颌窦开窗口和额窦口的闭锁。多有以下原因：窦口周围黏膜损伤过重，术中窦口开放不全，病变清除不彻底，中鼻甲切除。

（二）预防和处理

术者应熟知鼻科解剖知识，术前根据不同病人的具体情况，选择最佳手术方案。手术严格遵循鼻内镜手术原则，彻底清除病变，合理取舍黏膜，充分开放鼻窦，合理处理中鼻甲，加强术后随访，如此才能减少手术的并发症。

1. 出血　术中出血可用肾上腺素和局部压迫，有条件者可用激光或单极电凝止血，出血严重，用上述方法止血无效者，可终止或分次手术。

2. 全身并发症　发生率极低，有感染中毒性休克、哮喘、恶性高热等，如果发生，及时对症处理。

（张　罗　宋晓红）

第三篇　咽科学

第一章　咽科学基础

第一节　咽的应用解剖

咽（pharynx）是位于颈椎前的，上宽下窄、前后扁平的黏膜肌性管道。上起颅底，下至第6颈椎，成人全长约12cm，前面与鼻腔、口腔和喉腔相通，为呼吸道和消化道的共同通道。

一、咽的分部

咽自上而下分为鼻咽、口咽和喉咽（图3-1-1）。

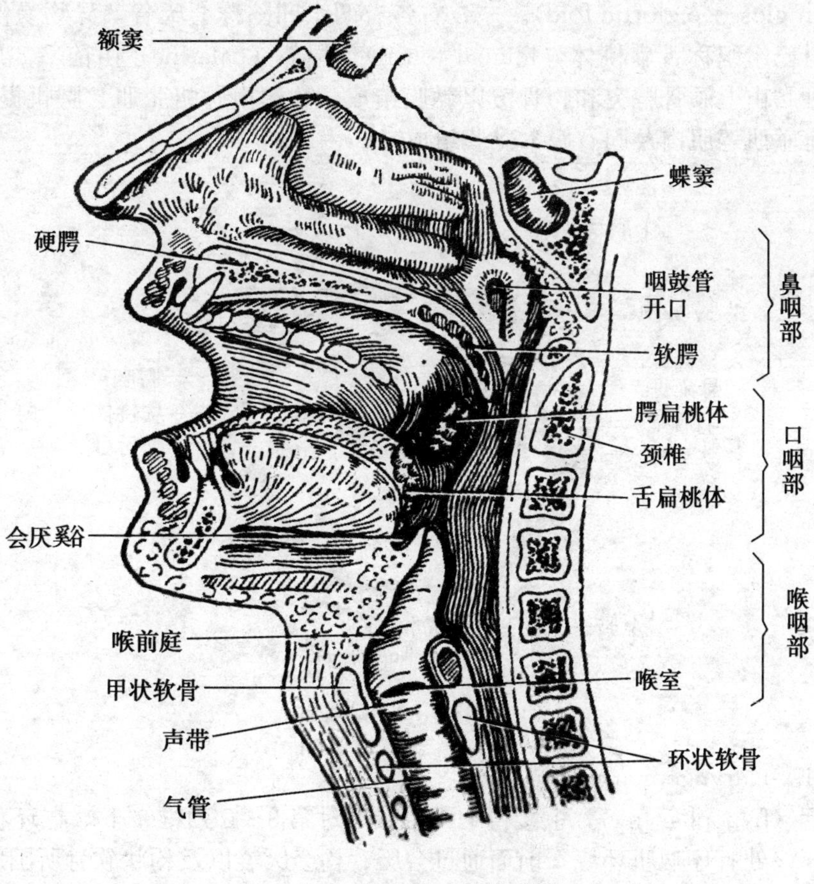

图3-1-1　咽的矢状切面解剖

（一）鼻咽（nasopharynx）

又称上咽（epipharynx），前经后鼻孔与鼻腔相通，顶为蝶骨体及枕骨基底部，后面平对第1、2颈椎。顶后壁呈穹隆状，黏膜内有丰富的淋巴组织聚集呈橘瓣状纵形排列，称腺样体（adenoid），又称咽扁桃体（pharyngeal tonsil）。若腺样体肥大，可堵塞鼻咽腔而影响鼻腔通气，也可阻塞咽鼓管咽口引起听力下降。咽鼓管咽口位于下鼻甲后端约1.0cm的鼻咽两侧，周围有散在淋巴组织，称咽鼓管扁桃体（tubal tonsil）。咽鼓管咽口上方有一隆起，称咽鼓管圆枕。圆枕后上方有一凹陷，称咽隐窝（pharyngeal recess），是鼻咽癌的好发部位。其上方毗邻破裂孔，鼻咽癌易经此侵入颅内。下方与口咽相通，吞咽时，软腭上提与咽后壁接触，鼻咽与口咽暂时隔开。

（二）口咽（oropharynx）

又称中咽（mesopharynx），上通鼻咽，下接喉咽，通常所说的咽部即指此区。后壁平对第2、3颈椎，黏膜下有散在的淋巴滤泡，前经咽峡与口腔相通。咽峡是由悬雍垂（uvula）、软腭游离缘、两侧腭舌弓（palatoglossal arch）和腭咽弓（palatopharyngeal arch）以及舌背共同构成的环形狭窄通道（图3-1-2）。腭舌弓和腭咽弓又名前腭弓和后腭弓，两弓之间为扁桃体窝，腭扁桃体（palatine tonsil）位于其中。两弓在顶部连接，形成半月襞，腭舌弓向下呈片状延续到舌根称三角襞。两侧腭咽弓后方纵形条索状淋巴组织形成咽侧索（lateral pharyngeal bands）。在舌根与会厌之间有一正中矢状位的黏膜皱襞，为舌会厌正中襞（median glossoepiglottic fold）。左、右各有两个凹陷称会厌谷，异物易停留于此。舌根部团块样淋巴组织称舌扁桃体（lingual tonsil）。腭部（palatine）由前2/3硬腭和后1/3软腭组成。硬腭由上颌骨腭突和腭骨覆以黏膜组成，软腭由腭帆张肌、腭帆提肌、舌腭肌、咽腭肌、悬雍垂肌等肌肉及固有膜、黏膜组成。

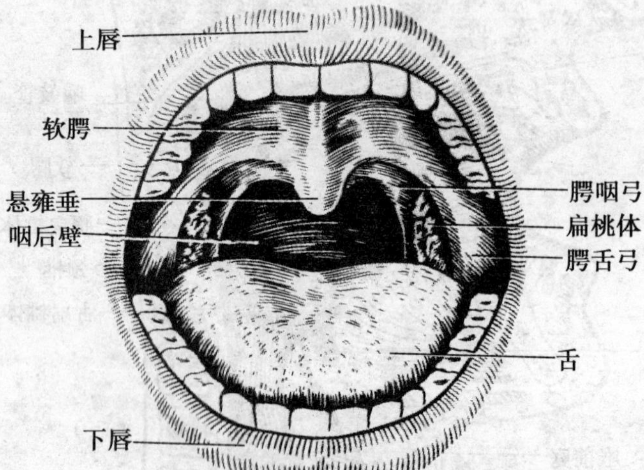

图3-1-2 口咽部

（三）喉咽（laryngopharynx）

又称下咽（hypopharynx），上接口咽，后壁平对第3～6颈椎，下端在环状软骨下缘平面连接食管，该处有环咽肌环绕，前面通过会厌、杓会厌襞以及杓状软骨所围成的喉口与喉腔相通。在喉口两侧、杓会厌襞外下方的隐窝称为梨状窝（pyriform sinus），为异物易停留之处。两侧梨状窝之间，环状软骨板之后方称环后隙（postcricoid space），其下方即为食管入口。

二、咽部的淋巴组织

咽黏膜下有丰富的淋巴组织，较大的淋巴组织团块构成了咽淋巴环。由咽扁桃体（腺样体）、咽鼓管扁桃体、腭扁桃体、咽侧索、咽后壁淋巴滤泡及舌扁桃体构成内环，内环淋巴又流向颈部淋巴结，后者相互交通，构成了外环。外环主要由咽后淋巴结、颌下淋巴结、颏下淋巴结以及下颌角淋巴结等构成（图 3-1-3）。咽部的感染或肿瘤常经此途径由内环向外环淋巴结扩散或转移。

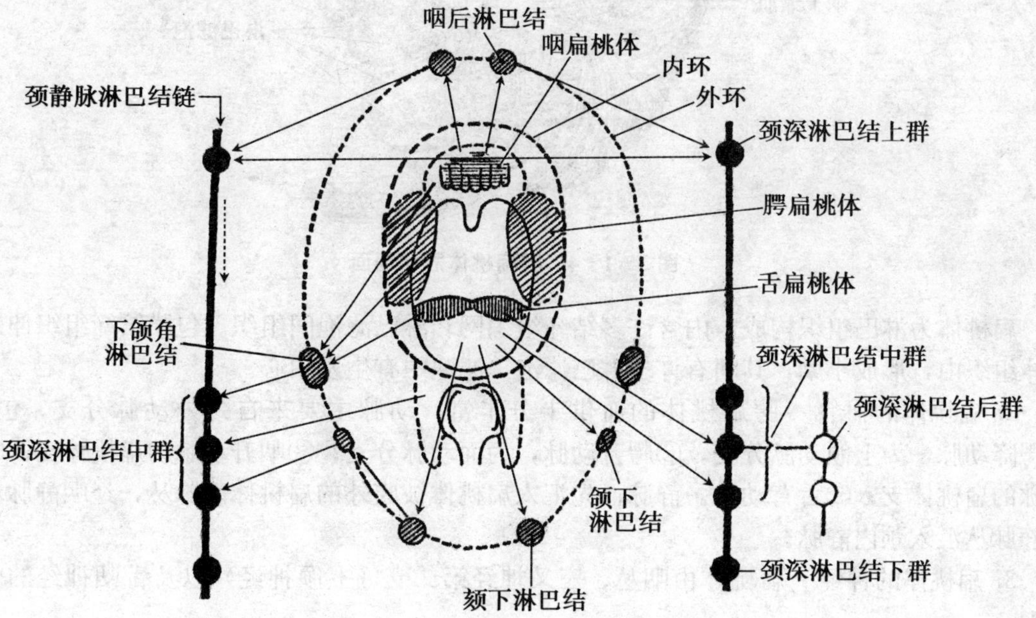

图 3-1-3　咽淋巴环示意图

（一）咽扁桃体

又称腺样体，位于鼻咽顶后壁交界处，表面不平，形似半个剥了皮的橘子，有 5～6 条纵形沟隙，居正中者较深，此处有时可见胚胎期残余凹陷，称咽囊（pharyngeal bursa）。腺样体在幼儿时最显著，一般 10 岁以后逐渐退化萎缩。

（二）腭扁桃体

习称扁桃体，是咽部最大的淋巴组织。

1. 扁桃体的结构　扁桃体除内侧面外，其外侧面、上极、下极均由结缔组织被膜包裹，此被膜与咽上缩肌相邻，但附着不紧密，期间有疏松的结缔组织充填，形成一潜在间隙，称扁桃体周围隙，是扁桃体周围脓肿的发病部位。扁桃体内侧面覆盖鳞状上皮黏膜，黏膜上皮向扁桃体实质陷入，形成 6～20 个深浅不一的隐窝（crypt），称扁桃体隐窝。其中最上方的隐窝最宽大，开口于半月襞之下，称扁桃体上隐窝（图 3-1-4）。隐窝呈管状迂曲深入扁桃体内，易为细菌、病毒存留繁殖，形成感染“病灶”。慢性扁桃体炎患者在扁桃体隐窝口有时可见由细菌、病毒、白细胞及脱落的上皮所形成的脓栓或干酪样物。

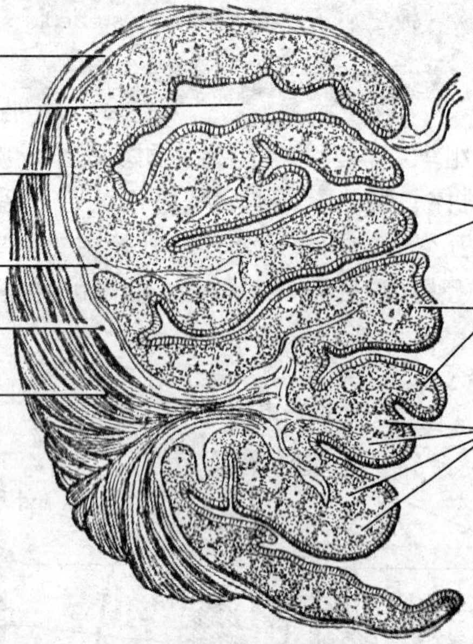

图 3-1-4　腭扁桃体冠状剖面

扁桃体为淋巴组织构成，内含许多结缔组织网和淋巴滤泡间组织。包膜结缔组织伸入扁桃体组织内，形成小梁，其间有许多淋巴滤泡，滤泡中有生发中心。

2. 扁桃体的血管　腭扁桃体的血供十分丰富，动脉主要来自颈外动脉分支。包括：①腭降动脉，为上颌动脉分支；②腭升动脉，为面动脉分支；③咽升动脉的扁桃体支；④面动脉的扁桃体支；⑤舌背动脉。静脉血先汇入扁桃体被膜外的扁桃体静脉丛，经咽静脉丛及舌静脉丛汇入颈内静脉。

3. 扁桃体的神经　扁桃体由咽丛、三叉神经第二支（上颌神经）以及舌咽神经的分支支配。

（三）舌扁桃体

位于舌根部的淋巴组织，呈颗粒状，大小因人而异，其中央部有类似于腭扁桃体隐窝的凹陷隐窝，有丰富的黏液腺。

（四）咽鼓管扁桃体

位于咽鼓管后缘的淋巴组织，炎症时可阻塞咽鼓管咽口而致听力减退或中耳感染。

（五）咽侧索

位于腭咽弓后方，呈垂直带状。

三、咽壁的构造

（一）咽壁的分层

由内到外分别为黏膜层、纤维层、肌层和外膜层。

1. 黏膜层　咽部黏膜除鼻咽部为假复层纤毛柱状上皮外，均为复层鳞状上皮，并分别与鼻腔、咽鼓管、口腔和喉腔黏膜相延续。黏膜下有黏液腺，分泌液体以湿润黏膜。此外，黏膜下还有大量淋巴组织聚集，与咽部其他淋巴组织构成咽淋巴内环。

2. 纤维层　又称腱膜层，主要由咽颅筋膜构成，为黏膜与肌层间的结缔组织，在咽后壁中线部位形成咽缝，为咽缩肌附着处。

3. 肌层　包括咽缩肌组、咽提肌组和腭帆肌组 3 组肌群。①咽缩肌：包括咽上缩肌、咽中缩肌和咽下缩肌 3 对，左、右咽缩肌汇合于正中的咽缝上。各咽缩肌共同收缩时可使咽腔缩小。吞咽食物时，各咽缩肌由上而下依次收缩，将食团挤压入食管；②咽提肌：包括咽腭肌、茎突咽肌及咽鼓管咽肌，咽提肌的各纤维束下端分散止于咽侧壁上，收缩时可使咽、喉上提，咽部松弛；③腭帆肌包括腭帆提肌、腭帆张肌、腭舌肌、腭咽肌及悬雍垂肌，其作用是上提软腭，开放咽鼓管咽口等。

4. 外膜层　覆盖于咽缩肌之外，由咽肌层周围的结缔组织所组成，上薄下厚，是颊咽筋膜的延续。

（二）咽的筋膜间隙

在咽壁后上方及两侧有潜在的筋膜间隙，较重要的有咽后隙和咽旁隙。这些间隙的存在，使做吞咽动作和颈部活动时，能获得正常的生理功能。

1. 咽后隙（retropharyngeal space）　位于椎前筋膜与颊咽筋膜之间，上起颅底，下达第 1、2 胸椎平面，中间的咽缝将其分为左、右两部分，隙内有疏松结缔组织和淋巴组织。婴幼儿期，咽后隙有较多散在的淋巴结，咽部等感染而引起这些淋巴结感染后，有时可形成咽后脓肿。

2. 咽旁隙（parapharyngeal space）　位于咽后隙两侧，左右各一，形如锥体，仅以薄层筋膜与咽后隙相隔，内侧以颊咽筋膜及咽缩肌与扁桃体相邻。外侧为下颌骨升支、翼内肌和腮腺包膜深面。后壁为椎前筋膜。茎突及其附着肌又将此隙分为前隙（肌隙）和后隙（神经血管隙），前隙较小，后隙较大，有颈内动脉、颈内静脉及舌咽、舌下、迷走、副神经和颈交感干通过。该隙感染时，感染可沿血管、神经向上侵入颅内（图 3-1-5）。

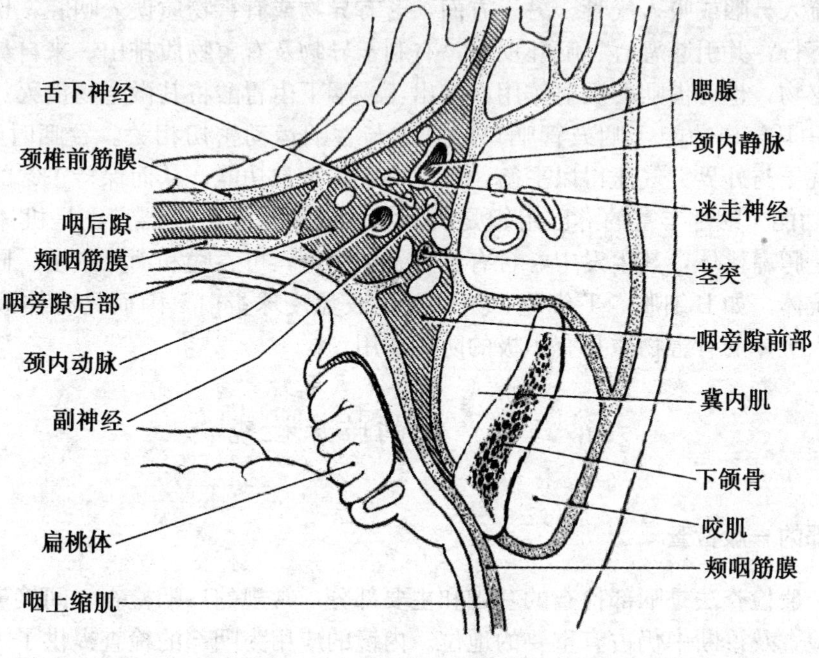

图 3-1-5　咽的筋膜间隙

四、咽的血管和神经

（一）血管

动脉来自颈外动脉的分支，有咽升动脉、甲状腺上动脉、腭升动脉、腭降动脉、舌背动脉等。静脉由咽静脉丛流经面静脉而汇入颈内静脉。

（二）神经

由舌咽神经丛、迷走神经咽支及交感神经构成的咽神经丛（pharyngeal plexus），司咽部的运动及感觉。鼻咽上部的感觉由三叉神经所司。

第二节　咽的生理学

咽为呼吸与消化的共同通道，常受到外界环境的影响，具有一系列复杂的生理功能。

1. 呼吸功能　咽不仅是呼吸时气体进出的通道，而且咽黏膜内或黏膜下含有丰富的腺体，对吸入的空气有清洁、调温、加湿的功能。

2. 吞咽功能　吞咽功能是一种由许多肌参加的反射性协同运动，食物经口腔进入咽腔后，吞咽反射使软腭上举，关闭鼻咽，杓会厌肌和提咽肌收缩以及舌体后缩，使会厌覆盖喉入口，咽的吞咽反射引起喉咽和食管入口的开放，同时咽缩肌收缩，压迫食团下移，食物经梨状窝进入食管，咽肌瘫痪时，则会出现咽下困难或食物反流等现象。

3. 共鸣与构语　咽腔为共鸣腔之一，发音时，咽可以根据发音需要而改变形状，产生共鸣，起到增强发音效果的作用。并在软腭、口、舌、唇、齿等协同作用下，构成各种语言。正常的咽部结构与发音时咽部形态大小的相应变化，对语言的形成和清晰度都有重要作用。

4. 防御和保护功能　主要是通过咽反射来完成。协调的吞咽反射，可封闭鼻咽和喉腔，避免食物反流入鼻咽或吸入气管。另一方面，若有异物或有害物质误入咽腔，也可借咽肌收缩而阻止其下行，并引起恶心、呕吐反射，有利于异物及有害物质排出。来自鼻、鼻窦、下呼吸道的分泌物，也可借咽的反射作用而吐出，或咽下由胃酸将其微生物消灭。

5. 调节中耳气压功能　咽鼓管咽口的开放与吞咽运动密切相关。吞咽时咽鼓管开放，可以使中耳气压与外界大气压得以平衡，以维持中耳正常功能，从而保持正常的听力。

6. 免疫功能　咽部丰富的淋巴组织是机体重要的周围性免疫器官，是机体防御的一道屏障，尤其是腭扁桃体，其生发中心含有各种吞噬细胞，可吞噬和消灭细菌。同时具有天然免疫细胞和抗体，如B细胞、T细胞、浆细胞以及免疫球蛋白，因而具有体液和细胞免疫功能，对侵入机体的有害物质具有积极的防御作用。

第三节　咽的临床检查

一、咽部的一般检查

咽部的一般检查法是咽部检查的基础和主要部分，常规的口咽检查、间接鼻咽镜和间接喉镜在咽部检查及诊断中仍占有重要的地位。内镜的应用为咽部的检查提供了一种直观且方便的手段，也大大地增加了咽部疾病（特别是鼻咽部和喉咽部疾病）诊断的准确率。咽部检查前应详细询问病史，观察患者的神态表情、全身情况，注意是否有呼吸困难、吞咽障碍、张口困难、流涎、言语含糊及颈部包块等表现，小儿有无腺样体面容等。

（一）口咽部检查

1. 一般检查　受检者面对医生端坐，自然放松，张口平静呼吸，检查者用压舌板掀起口唇，推开颊部，观察口腔黏膜有无充血、溃疡、新生物等；牙龈有无肿胀、出血等；硬腭有无下塌、裂开；口底有无舌系带短及新生物等表现。用压舌板轻压舌前2/3处，压舌板不宜过深，以免引起恶心反射。观察软腭颜色，有无肿胀、溃疡或新生物；发“啊”时，软腭是否自动抬高；悬雍垂有无分叉、过长或水肿；移动压舌板或头部向左右稍加转动，检查两侧腭扁桃体，注意腭扁桃体表面及两腭弓有无充血、渗出物、溃疡、瘢痕粘连及外形变化；扁桃体隐窝口有无脓性或干酪性分泌物；是否肿大或萎缩。对包埋型扁桃体须拉开腭舌弓或用压舌板压舌根部，使其恶心，致使扁桃体挤出扁桃体窝来观察其有无病变。临床上扁桃体的大小可以分为3度：Ⅰ度，扁桃体超过腭舌弓，但不超过腭咽弓；Ⅱ度，已经遮盖腭咽弓；Ⅲ度超过腭咽弓突向中线。正常咽后壁黏膜光滑、湿润而淡红，检查时应注意其有无肿胀、隆起，有无溃疡、瘢痕。若黏膜表面有黏液或脓液附着，多由鼻腔或鼻窦病变所致。若黏膜表面干燥、发亮，多为干燥性咽炎表现。咽后壁上有较多的淋巴滤泡增生，咽侧索肥厚，为慢性咽炎表现。一侧的咽后壁肿胀膨隆，应考虑为咽后脓肿或咽后隙肿瘤，必要时应进行穿刺以鉴别诊断。

2. 口咽触诊　口咽部的触诊也是常用的诊断方法。受检者正坐、头微前倾，检查者右手戴手套，用食指自一侧口角伸入咽部检查。该检查方法对口咽部有些病变的诊断有时较视诊更可靠，如确定咽部肿块的部位、大小、硬度、活动度，扁桃体的硬度，茎突过长等。

（二）鼻咽部检查

1. 间接鼻咽镜检查　被检者正坐，张口适度，咽反射敏感者，检查前用丁卡因行表面麻醉。左手持压舌板，压下舌前2/3，暴露咽后壁，右手持加温而不烫的鼻咽镜，镜面朝上，由口角伸入口内，置于软腭及咽后壁之间（图3-1-6），勿触及周围组织，以免因咽反射而妨碍检查，调整镜面角度，可观察到软腭背面、鼻中隔后缘、后鼻孔、各鼻道及鼻甲后端，还有咽鼓管圆枕、咽鼓管咽口、咽隐窝及腺样体（图3-1-7）。检查时应注意鼻咽黏膜有无充血、粗糙、出血、溃疡、隆起及有无新生物等。

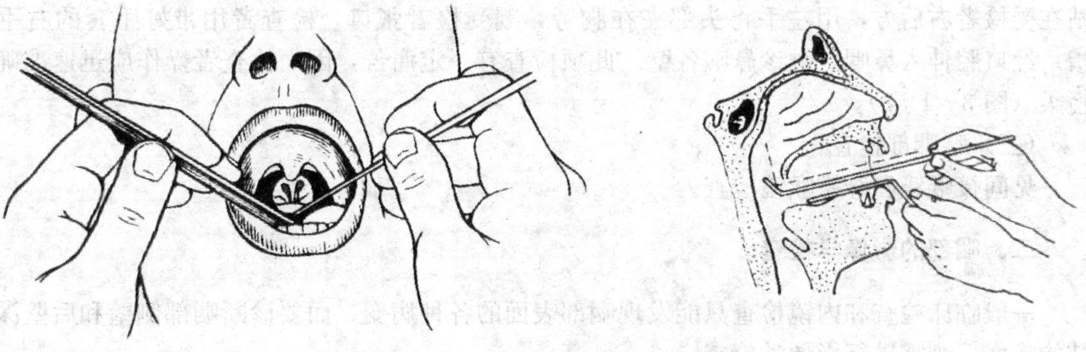

图3-1-6　间接鼻咽镜检查法

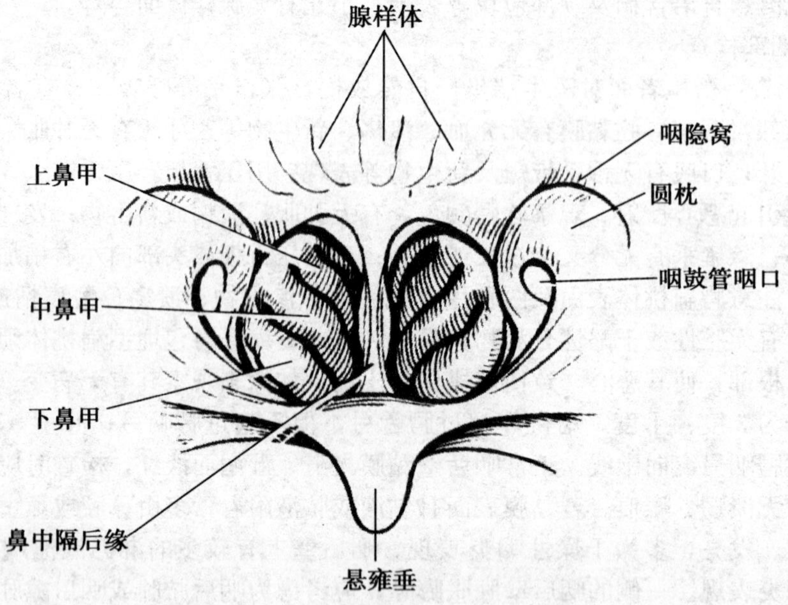

图 3－1－7　间接鼻咽镜下的正常镜像

2. 鼻咽内镜检查

（1）硬管内镜检查：分经鼻和经口两种，经鼻内镜镜管较细，鼻腔黏膜经收缩麻醉后，将内镜经鼻底放入鼻咽部，转动镜管以观察鼻咽各部。经口内镜镜管较粗，经口越过软腭而置于口咽部，使镜杆末端窗口向上观察鼻咽部。

（2）纤维内镜检查：纤维内镜是一种软性内镜，其光导纤维可弯曲，经鼻腔导入后，能随意变换角度而观察到鼻咽部全貌，其准确度更高。检查前应清理干净鼻内分泌物，并以1％丁卡因行鼻腔及鼻咽黏膜表面麻醉。

3. 鼻咽触诊　由于鼻内镜的广泛使用，鼻咽触诊已较少使用，但在没有内镜检查的偏远地区以及个别特殊患者需要触诊时，触诊仍是检查鼻咽的一种重要手段。该方法主要检查鼻咽肿物、腺样体肥大、后鼻孔闭锁等。受检者端坐，儿童需有别人将其体位固定。检查者站在受检者右后方，用左手将头部夹在胸旁，嘱受检者张口，检查者用带好手套的右手食指，经口腔伸入鼻咽，触诊鼻咽各壁。此项检查有一定痛苦，因而检查者操作应迅速准确而轻柔（图 3－1－8）。

（三）喉咽部检查

见间接喉镜和纤维喉镜检查。

二、咽部的影像学检查

一般临床检查和内镜检查只能发现咽部表面的各种病变，而要诊断咽部侧壁和后壁深部结构病变，则需进行影像学检查。

1. X 线平片检查　常用的包括咽侧位片及颅底片。侧位片可了解咽部形态，显示小儿腺样体大小及肿瘤对颅底的侵犯情况。颅底片主要显示颅中窝底各骨质及孔隙结构。

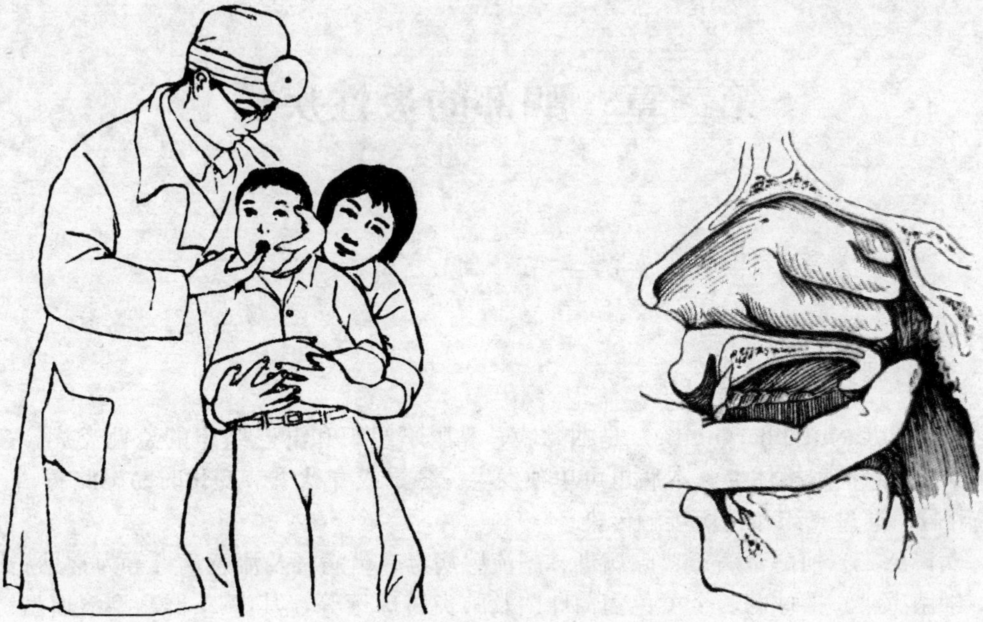

图 3-1-8　鼻咽触诊姿势及示意图

2. CT 扫描　主要用于鼻咽癌及咽旁隙肿瘤的诊断。鼻咽癌常显示鼻咽部一侧咽隐窝变浅、消失。咽旁隙肿瘤主要表现为咽旁隙脂肪层移位、消失及间隙内软组织影。

3. MRI　MRI 有很高的软组织分辨率，可行多方位断层扫描，能比 CT 更全面清晰地显示鼻咽部的结构。

（崔晓波）

第二章　咽部的炎性疾病

第一节　咽　炎

一、急性咽炎

急性咽炎（acute pharyngitis）是咽黏膜、黏膜下组织和淋巴组织的急性炎症。多继发于急性鼻炎或急性扁桃体炎，本病也可单独发生。冬季或春秋季节变化时易患此病。

【病因】 通过飞沫和密切接触传染。

1. 病毒感染　柯萨奇病毒、腺病毒、副流感病毒、鼻病毒及流感病毒等为常见病原体。

2. 细菌感染　链球菌、金黄色葡萄球菌及肺炎链球菌等，其中A群乙型溶血型链球菌感染者可导致远处器官的化脓性病变，临床上引起的症状较重。

3. 物理、化学因素　如烟酒、高温、粉尘、烟雾、刺激性气体等均可诱发此病。

【病理】 咽黏膜充血、肿胀，血管扩张，炎性细胞浸润黏膜下血管及黏液腺。病变较重者，咽后壁淋巴滤泡肿大，明显突出于咽壁且表面有黄白色点状渗出物。常伴有颈部淋巴结肿大。

【临床表现】 起病较急，开始时咽部干痒、灼热、异物感，继而咽痛明显，空咽时加重，疼痛可放射至耳部。成人全身症状一般较轻，而婴幼儿患病时病情较重，常有高热、头痛、食欲不振和腹泻、腹痛等。

【检查】 咽黏膜弥漫性充血、水肿。咽后壁淋巴滤泡隆起，渗出增多，有时表面可见黄白色点状渗出物。悬雍垂及软腭充血、水肿。常有下颌角淋巴结肿大。

【诊断】 根据病史、症状及体征，本病容易诊断。但应注意与某些急性传染病（如麻疹、猩红热、流行性感冒等）的前驱症状相鉴别。咽培养和抗体测定可明确病因。血液学及全身检查可排除血液病等严重的全身性疾病。

【并发症】 炎症扩散可引起中耳炎、鼻窦炎及喉炎、气管炎等上、下呼吸道的急性炎症。也可并发急性肾炎、风湿热及败血症等。

【治疗】

1. 全身治疗　注意休息，多饮水，进流食。应用足量抗生素和抗病毒药物，高热者可用退热药或物理降温。

2. 局部治疗　保持口腔清洁，可用复方硼砂溶液漱口，并可酌情应用各种含片如草珊瑚含片、西瓜霜含片、华素片或银黄含化片等。

二、慢性咽炎

慢性咽炎（chronic pharyngitis）是咽部黏膜、黏膜下及淋巴组织的弥漫性炎症，常为上呼吸道慢性炎症的一部分，多见于成年人。

【病因】

1. 急性咽炎反复发作或未彻底治疗所致。

2. 邻近组织或器官各种慢性炎症的刺激，如慢性鼻炎、慢性扁桃体炎、牙周炎等。

3. 烟酒刺激、环境污染及进食辛辣食物。

4. 全身疾病如糖尿病、肾病、肝硬化、贫血等影响静脉回流、局部淤血或导致机体免疫功能低下可引发本病。

【病理】

1. 慢性单纯性咽炎（chronic simple pharyngitis）　咽黏膜慢性充血，黏膜下结缔组织及淋巴组织增生，周围有淋巴细胞浸润，腺体肥大，分泌增多。

2. 慢性肥厚性咽炎（chronic hypertrophic pharyngitis）　黏膜弥漫性充血增厚，黏膜下结缔组织及淋巴组织增生，咽后壁淋巴滤泡增生，有时融合成片，咽侧索淋巴组织增生肥厚。

3. 萎缩性咽炎（atrophic pharyngitis）　早期黏膜分泌减少，继而黏膜下组织机化收缩，腺体分泌减少，黏膜萎缩变薄。

【临床表现】　一般无明显全身症状，以局部症状为主。咽部不适、异物感、痒感、灼热感、干燥感或微痛感。有黏稠分泌物附着于咽后壁，病人晨起时常出现频繁的刺激性咳嗽或恶心。萎缩性咽炎病人有时可咳出带臭味的干痂，多伴有口臭。

【检查】

1. 慢性单纯性咽炎　黏膜呈慢性充血，血管扩张，咽后壁有少数散在的淋巴滤泡，表面有少量黏稠分泌物附着。

2. 慢性肥厚性咽炎　黏膜充血增厚，咽后壁淋巴滤泡显著增生，有时融合成块。咽侧索亦充血肥厚，呈条索状。

3. 萎缩性咽炎　黏膜干燥菲薄，重者黏膜苍白发亮，表面可有脓性干痂附着。

【诊断】　根据病史、症状和体征，本病容易诊断。但要注意与邻近器官的早期肿瘤如鼻咽癌、喉癌、食管癌等相鉴别。

【治疗】

1. 病因治疗　消除刺激性因素，戒烟酒，避免进食刺激性食物。积极治疗鼻炎、气管炎、支气管炎等呼吸道慢性炎症及其他全身性疾病。改善工作环境，增强机体抵抗力。

2. 中医中药　慢性咽炎系脏腑阴虚，虚火上扰，治疗宜滋阴清热。近年来临床应用较多的中成药有裸花紫珠片、桂林西瓜霜、草珊瑚含片等。

3. 局部治疗

(1) 慢性单纯性咽炎：保持口腔卫生，临床上常用复方硼砂溶液、呋喃西林溶液、2%硼酸液含漱。亦可含服碘喉片、薄荷喉片及上述中成药。

(2) 慢性肥厚性咽炎：用25%～30%的硝酸银、电凝、微波、激光等烧灼广泛增生的淋巴滤泡，但使用不当，会增加黏膜瘢痕，使症状加重。所以治疗范围不宜过广、过深。

(3) 萎缩性咽炎：局部用2%碘甘油涂抹咽部，可改善局部血液循环，促进腺体分泌。常服用维生素，可促进黏膜上皮生长。

第二节　扁桃体炎

一、急性扁桃体炎

急性扁桃体炎（acute tonsillitis）是扁桃体的急性非特异性炎症，中医称“烂乳娥”。是一种常见的咽部疾病。多发生于儿童及青年，在春秋季节变化时最易发病。

【病因】 通过飞沫或直接接触而传染。

主要致病菌为A群乙型溶血性链球菌、葡萄球菌、肺炎链球菌、流感杆菌，也有细菌和病毒混合感染者。近年还发现有厌氧菌感染者，革兰阴性杆菌感染有上升趋势。

正常人扁桃体隐窝内存留着某些病原体，当人体抵抗力降低时，病原体大量繁殖，毒素破坏隐窝上皮，细菌侵入其实质而致病。

【病理】

1. 急性卡他性扁桃体炎（acute catarrhal tonsillitis） 多由病毒引起。病变较轻，炎症仅局限在黏膜表面，隐窝内及扁桃体实质无明显炎症改变。

2. 急性滤泡性扁桃体炎（acute follicular tonsillitis） 炎症累及扁桃体实质内的淋巴滤泡，引起充血、肿胀甚至化脓。隐窝口之间的黏膜下可见黄白色脓点。

3. 急性隐窝性扁桃体炎（acute lacunar tonsillitis） 扁桃体充血、肿胀。隐窝内充塞由脱落上皮、纤维蛋白、脓细胞、细菌等组成的渗出物，并自隐窝口排出，有时互相连成一片，形似假膜，易于拭去。

临床常将急性扁桃体炎分为两类，即急性卡他性扁桃体炎和急性化脓性扁桃体炎。后者包括急性滤泡性扁桃体炎和急性隐窝性扁桃体炎两种类型。

【临床表现】

1. 全身症状　多见于急性化脓性扁桃体炎。发病急，可有畏寒、高热、头痛、乏力、周身不适、食欲下降、便秘等。儿童病情较重，可因高热而引起呕吐、抽搐，甚至昏迷。

2. 局部症状　主要症状为咽痛剧烈、吞咽困难，疼痛常向耳部放射引起耳痛，下颌角淋巴结肿大，转头不便。扁桃体肿大显著者，还可引起呼吸困难。

【检查】 病人呈急性病容。咽部黏膜呈弥漫性充血，以扁桃体及两腭弓最为严重。腭扁桃体充血肿大，表面可见黄白色脓点或隐窝口处有黄白色干酪样渗出物，可连成一片，形似假膜，下颌角淋巴结常肿大。

【诊断及鉴别诊断】 根据其典型的临床表现，本病不难诊断。但应注意与咽白喉、樊尚咽峡炎及某些血液病所引起的咽峡炎等疾病相鉴别，见表3-2-1。

表3-2-1　急性扁桃体炎的鉴别诊断

疾病	咽痛	咽部所见	颈淋巴结及全身情况	化验室检查
急性扁桃体炎	咽痛剧烈、吞咽困难	两侧扁桃体表面附有黄白色点状渗出物，有时连成假膜，易擦去	下颌角淋巴结肿大、压痛；急性病容、高热、寒战	涂片：多为溶血性链球菌、葡萄球菌、肺炎链球菌 血液：白细胞显著增多

续表

疾病	咽痛	咽部所见	颈淋巴结及全身情况	化验室检查
咽白喉	咽痛轻	灰白色假膜常超出扁桃体范围。假膜紧韧，不易擦去，强剥易出血	有时肿大，呈“牛颈状”；精神萎靡、面色苍白、低热、脉搏微弱，呈现中毒症状	涂片：白喉杆菌 血液：白细胞一般无变化
樊尚咽峡炎	一侧咽痛，吞咽困难	一侧扁桃体覆盖灰色或黄色假膜，擦去后可见下面有溃疡	患侧有时肿大；全身症状较轻	涂片：梭形杆菌及樊尚螺旋菌 血液：白细胞略增多
单核细胞增多症性咽峡炎	咽痛轻	扁桃体红肿，有时盖有白色假膜，易擦去	全身淋巴结肿大，有“腺性热”之称；高热、头痛，急性病容。有时出现皮疹、肝脾肿大等	涂片：阴性或查到呼吸道常见细菌 血液：异常淋巴细胞、单核细胞增多可占50%以上。血清嗜异性凝集实验（+）
粒细胞缺乏症性咽峡炎	咽痛程度不一	坏死性溃疡，上面盖有深褐色假膜，周围组织苍白、缺血。软腭、牙龈有同样病变	无肿大；脓毒性弛张热，全身情况迅速衰竭	涂片：阴性或查到一般细菌 血液：白细胞显著减少，粒细胞锐减或消失
白血病性咽峡炎	一般无痛	早期为一侧扁桃体浸润肿大，继而表面坏死，覆有灰白色假膜，常伴有口腔黏膜肿胀、溃疡或坏死	全身淋巴结肿大；急性期体温升高，早期出现全身性出血，以致衰竭	涂片：阴性或查到一般细菌 血液：白细胞增多，分类以原始白细胞和幼稚白细胞为主

【并发症】

1. 局部并发症　有扁桃体周脓肿、急性中耳炎、急性喉炎、咽旁脓肿等。

2. 全身并发症　常见有急性风湿热、急性关节炎、心肌炎及急性肾炎等，发病机制可能与各个靶器官对链球菌所产生的Ⅲ型变态反应有关。

【治疗】

1. 抗生素应用　为主要治疗方法。首选青霉素，适当加入抗病毒药物。高热者，可酌情使用解热镇痛剂。

2. 局部治疗　保持口腔卫生，常用复方硼砂溶液漱口。本病有一定传染性，要适当隔离。复发性扁桃体炎在急性炎症消退后行扁桃体切除术。

二、慢性扁桃体炎

慢性扁桃体炎（chronic tonsillitis）多由急性扁桃体炎反复发作或因扁桃体隐窝引流不畅所致。

【病因】

1. 多数为急性扁桃体炎反复发作而转为慢性。

2. 某些传染病如白喉、流行性感冒等感染后可并发此病。

3. 邻近器官的感染也可引发本病。

链球菌和葡萄球菌为本病的主要致病菌。

【病理】

1. 增生型　炎症反复刺激，淋巴组织与结缔组织增生，腺体肥大。

2. 纤维型　淋巴组织和滤泡变性萎缩，腺体小而硬，常与腭弓及扁桃体周围组织粘连。

3. 隐窝型　隐窝内有大量脱落上皮细胞、炎性细胞及细菌聚集形成脓栓，故内容物不能排出，形成感染灶。

【临床表现】　常有急性扁桃体炎发作史，平时自觉症状少，可有咽干、发痒、异物感、刺激性咳嗽等症状。扁桃体过度肥大，可引起呼吸不畅、打鼾、言语不清。由于隐窝脓栓被咽下，导致胃肠不适，隐窝内细菌、毒素被吸收引起全身反应，如头痛、乏力、低热等。

【检查】　扁桃体和腭舌弓呈慢性充血，黏膜暗红色，用压舌板挤压腭舌弓时，隐窝口有时可见黄、白色干酪样点状物溢出。儿童、青年扁桃体多增生肥大，成人扁桃体多已缩小。

【诊断及鉴别诊断】　根据病史、症状和体征进行诊断。测定血沉、抗链球菌溶血素"O"、血清黏蛋白、心电图等有助于诊断。本病应与下列疾病相鉴别：

1. 扁桃体生理性肥大　多见于小儿和青少年，无自觉症状及反复炎症发作病史，扁桃体隐窝口无分泌物潴留，与周围组织无粘连。

2. 扁桃体角化症　为扁桃体隐窝口上皮过度角化所致，而出现白色尖形砂粒样物，触之坚硬，附着牢固，不易擦拭掉。

3. 扁桃体肿瘤　单侧扁桃体迅速增大或扁桃体肿大并有溃疡，常伴有同侧颈淋巴结肿大，应考虑肿瘤的可能。

【并发症】　慢性扁桃体炎容易形成病灶，发生变态反应，产生各种并发症，如风湿性关节炎、风湿热、心脏病、肾炎等。

【治疗】　主要为手术切除扁桃体，但应严格掌握手术适应证，同时加强体育锻炼，增强机体免疫力。

【扁桃体切除术】

1. 适应证

（1）慢性扁桃体炎反复急性发作或多次并发扁桃体周脓肿者。

（2）扁桃体过度肥大，妨碍吞咽、呼吸、发音者。

（3）病灶性扁桃体炎引起其他脏器疾病者。

（4）扁桃体良性肿瘤者，可连同扁桃体一并切除；对恶性肿瘤则应慎重。

2. 禁忌证

（1）急性炎症时，宜在炎症消退后切除扁桃体。

（2）造血系统疾病、凝血机制障碍者及严重的全身性疾病者。

（3）在脊髓灰质炎及流行性感冒等呼吸道传染病流行季节。

（4）妇女月经期、妊娠期。

3. 手术方法

（1）扁桃体剥离术：常在局麻下进行。对不能合作的儿童用全身麻醉。麻醉后，先用扁桃体钳牵拉扁桃体，用镰状刀切开腭舌弓游离缘及腭咽弓部分黏膜。再用剥离器分离扁桃体被膜，然后自上而下游离扁桃体，最后用圈套器绞断下极根部，完整切除扁桃体（图 3-2-1），创面止血。

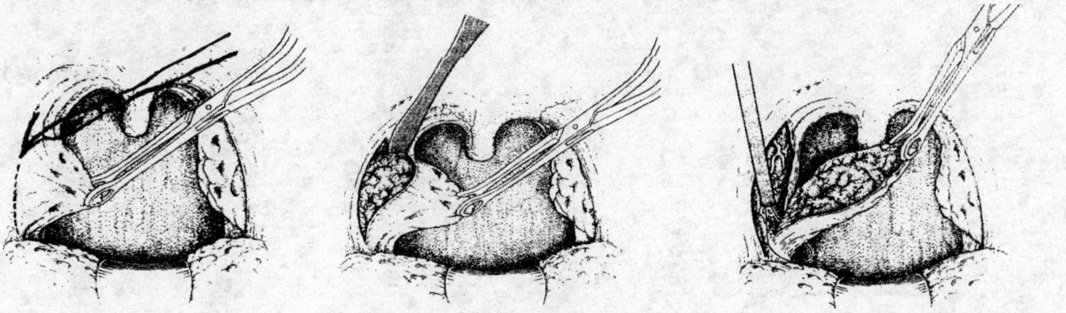

图 3-2-1 扁桃体切除术

（2）扁桃体挤切术：用挤切刀从扁桃体下极套入，将扁桃体完整套进，用另一只手拇指将其全部压入环内，收紧刀柄，迅速旋转拽拉，切除扁桃体（图 3-2-2）。

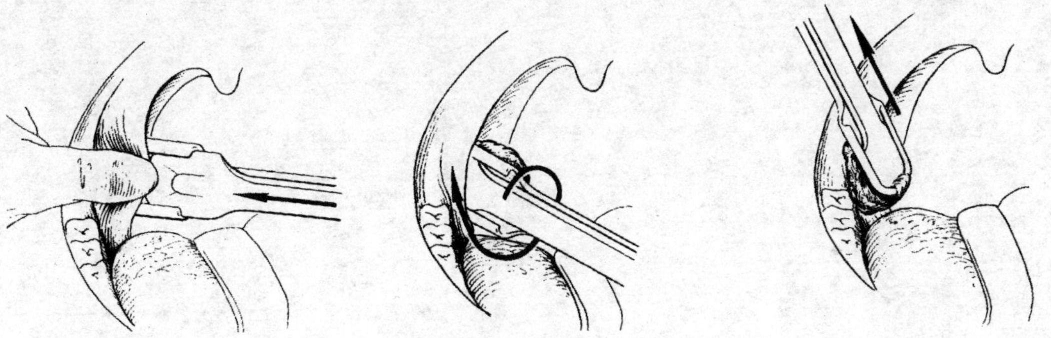

图 3-2-2 扁桃体挤切术

4. 术后处理

（1）术后体位：全麻者平卧头低，偏向一侧。局麻者多采用半坐位。

（2）术后饮食：术后 4 小时进冷流质食物，2～3 日后进半流食。

（3）术后出血：唾液中混有少量血丝是正常现象，如持续口吐新鲜血液，应立即止血。

（4）术后感染：术后体温超过 38℃是炎症表现，局部创口假膜生长不均或变黑说明有感染，应予处理。

（5）创口疼痛：术后 24 小时内，疼痛明显，吞咽时加重，可适当应用镇静、止痛药物。

5. 手术并发症及其处理

（1）术后出血：24 小时内发生者为原发性，最常见的原因为术中止血不彻底、遗有残体或肾上腺素的后作用所致；继发性出血常发生于术后 5～6 日，此时假膜开始脱落，若进食不慎擦伤创面可致出血。处理：小量出血用肾上腺素棉球或纱球压迫止血。活动性出血点应予结扎或电凝止血。

（2）伤口感染：术后 3～4 天咽痛逐渐加剧，患者体温升高，假膜无生长，腭弓肿胀，是感染的征象，应及时用抗生素治疗。

（3）肺部并发症：由于术中误吸过多血液或异物引起吸入性肺炎、肺不张、肺脓肿等。应给予足量敏感抗生素控制感染，必要时行支气管镜检查，吸除血液及异物。

（曲灵美）

第三章　咽部间隙脓肿

第一节　扁桃体周脓肿

扁桃体周脓肿（peritonsillar abscess）是发生在扁桃体周围隙内的化脓性炎症，中医称之为“喉痈”。早期为蜂窝织炎，继而形成脓肿。多见于青壮年。

【病因】 本病常继发于急性扁桃体炎，或慢性扁桃体炎急性发作。由于扁桃体隐窝，尤其是扁桃体上隐窝的炎症，使窝口阻塞，其中的细菌或炎性产物破坏上皮组织，向深部侵犯，穿透扁桃体被膜，进入扁桃体周围隙。初为炎性浸润，即扁桃体周围炎，继而形成脓肿。其致病菌为金黄色葡萄球菌、乙型溶血性链球菌、甲型草绿色链球菌和厌氧菌属（恶臭味）等。

本病单侧发病多见。按其发生部位的不同，临床上分前上型和后上型两种：前者最常见，脓肿位于扁桃体上极与腭舌弓之间；后者脓肿位于扁桃体和腭咽弓之间，较少见。

【临床表现】 大多数发生于急性扁桃体炎发病3～5天后，或急性扁桃体炎病情刚有好转之时，病人体温再度升高，严重者高热、寒战，全身出现中毒症状。一侧咽痛较扁桃体炎时加剧，常放射至同侧耳部及软腭肿胀，病人吞咽困难，口涎外溢，饮水向鼻腔反流，言语含糊不清。周围炎症波及翼内肌时，出现张口困难。脓肿甚大者可能引起上呼吸道梗阻、全身乏力、纳差、肌肉酸痛、大便秘结等。

【检查】 病人表现痛苦，头偏向患侧稍前倾。口臭多涎，舌苔厚腻，张口受限，颈淋巴结肿大、压痛。若为前上型脓肿，患侧舌腭弓上部及软腭充血、肿胀，明显隆起，扁桃体覆以脓性分泌物，被推向内下方，悬雍垂充血肿胀，转向内侧；后上型脓肿时，患侧咽腭弓明显肿胀隆起，扁桃体被推向前下方；下位型脓肿者极少见，但可并发咽、喉水肿及颈动脉鞘炎，以扁桃体下极与舌根部之间肿胀隆起为著，而软腭及悬雍垂充血肿胀不明显。

【诊断】 根据病史、症状及体征，诊断比较容易。通常根据下列各点，可判定脓肿已形成：发病4～5天后，张口受限，局部隆起明显，触痛点局限。必要时可在软腭隆起的最高处穿刺抽脓，以明确诊断。超声诊断有助于鉴别扁桃体周炎和扁桃体周脓肿。

【鉴别诊断】

1. 咽旁脓肿　患侧的咽侧壁连同扁桃体被推移向内隆起，也可出现张口受限，但咽部炎症较轻，扁桃体本身并无明显病变。颈侧放射性疼痛剧烈，常有炎性脓肿及明显触痛。

2. 智齿冠周炎　多伴有下颌智齿阻生和牙周袋形成，龈瓣及周围软组织红肿、疼痛，炎性肿胀可蔓延至舌腭弓，但扁桃体及悬雍垂不受波及。

3. 扁桃体脓肿　为扁桃体本身的脓肿，可在扁桃体内穿刺抽出脓液，从扁桃体上隐窝中可见脓液流出。患侧扁桃体肿大，炎症向周围浸润，但无张口受限。

【并发症】 炎症向下蔓延，可引起咽、喉部急性炎症，尤其是后下位脓肿，可发生上呼吸道阻塞，迅速出现呼吸困难。炎症扩散可经咽侧壁侵入咽旁隙，形成咽旁脓肿。若在熟睡中脓肿溃破而脓液流入喉及气管内，可发生窒息或吸入性肺炎，但罕见。

【治疗】

1. 给予足量敏感抗生素及适量的糖皮质激素控制感染，以防炎症扩散，引起严重的全身并发症。

2. 穿刺抽脓　通过穿刺可以明确脓肿是否已形成或脓肿的部位，同时也达到了治疗的目的。在0.5%～1%丁卡因黏膜表面麻醉下，选择脓肿最隆起和最软化处进针，注意方位，不可刺入太深，以免误伤咽旁大血管。针进入脓腔时有落空感，回抽时即有脓液抽出。尽量将脓液抽净，然后针头不动，换上空针，用抗生素冲洗。

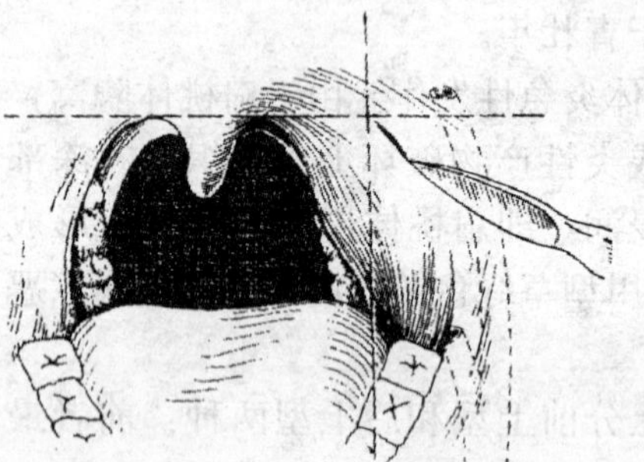

图 3-3-1　扁桃体周围脓肿切开部位

3. 切开引流　在局麻下于脓肿穿刺部位切开引流。若无法确定切口部位，则从悬雍垂根部作一假想水平线，从舌腭弓游离缘下端作一假想垂直线，两条线交点稍外，即为适宜切口处（图 3-3-1）。切口长 1～1.5cm，切开黏膜及浅层组织（不可过深），用一血管钳向后外方顺肌纤维走向逐层分离软组织，直达脓腔排脓。术后不置引流条，每日扩张切口并冲洗脓腔一次，数日即可痊愈。

4. 脓肿期施行扁桃体切除术　原则上，扁桃体急性炎症消退后 2～3 周方可实施手术。但对于扁桃体周围脓肿者，确诊后或切开排脓后数日，在足量抗生素控制下，便可实行患侧扁桃体切除术。此时扁桃体被膜与扁桃体窝之间已为脓液所分离，所以，手术剥离扁桃体较易，出血少，疼痛轻。扁桃体切除后，其脓腔完全敞开，排脓彻底，容易治愈。尽早除去病灶，可减少并发症的发生，亦可避免再次手术时的痛苦和因瘢痕形成造成剥离扁桃体的困难。

第二节　咽旁脓肿

咽旁脓肿（parapharyngeal abscess）是咽旁间隙的化脓性炎症，早期为蜂窝织炎发展而形成脓肿。尤其在儿童，这些部位是发生感染的常见部位，故咽旁隙是头、颈部最易受感染的间隙之一。

【病因】

1. 邻近组织的炎症，如急性扁桃体炎、急性咽炎，及急性鼻炎、鼻窦炎等可直接扩散或经血行感染侵入咽旁隙。

2. 邻近组织的脓肿，如扁桃体周脓肿、咽后脓肿、牙槽脓肿、颞骨岩部脓肿、Bezold 脓肿（耳源性颈深部脓肿）等可直接破溃入咽旁隙。

3. 拔牙、内镜检查损伤咽壁、扁桃体切除、口腔手术均可导致咽旁隙感染；咽壁的外伤或异物刺伤也可引起此病。

致病菌多为溶血性链球菌，其次为金黄色葡萄球菌、肺炎链球菌等。

【临床表现】

1. 全身症状　病人可出现持续高热、畏寒、头痛不适、精神不振等；严重时可呈衰竭状态。

2. 局部症状　表现为咽痛及颈侧剧烈疼痛，吞咽困难，言语含糊不清。感染累及翼内肌时，牙关紧闭，张口困难。

【检查】

1. 患侧颌下区及下颌角后方肿胀，触诊坚硬有压痛，头常偏向患侧以减轻疼痛，严重者肿胀范围上可达腮腺，下沿胸锁乳突肌延伸，前达颈前中线，后至项部。脓肿形成时，局部可能变软且有波动感。

2. 咽部检查　咽侧壁隆起，软腭充血水肿，病侧扁桃体及咽侧壁可突向咽中线，但扁桃体本身无明显病变。

【诊断】 根据上述症状和体征可明确诊断。颈部B超或CT扫描有参考价值，血象检查时可见白细胞计数明显增高。颈部触诊时，由于脓肿部位较深，不一定摸到波动感，所以不能以有无波动感为诊断咽旁脓肿的依据。必要时可在病侧压痛最明显处穿刺抽脓以明确诊断。

本病须与扁桃体周围脓肿、咽后脓肿及咽旁肿瘤等相鉴别。

【并发症】

1. 炎症向周围扩散，可导致咽后脓肿、喉水肿、纵隔炎等。

2. 颈动脉鞘感染是最常见、最严重的并发症，可导致致命性大出血。

3. 当炎症侵及颈内静脉，可引发血栓性静脉炎或脓毒败血症。

【治疗】

1. 病人卧床休息，多饮水，进软食。脓肿形成前以足量广谱抗生素和适量的糖皮质激素等药物治疗为主。

2. 脓肿形成后，行脓肿切开引流术：

（1）颈外径路：在局麻下，以下颌角为中点，在胸锁乳突肌前缘作纵切口，用血管钳钝性分离软组织进入脓腔。排脓后，置入引流条，切口部分缝合、包扎，每日换药。目前临床上多提倡颈外径路。

（2）经口径路：如果脓肿明显突向咽侧壁，且无血管搏动，则于咽侧壁最突出处作一纵行切口，然后用血管钳钝性分离到脓腔，引出脓液。

第三节　咽后脓肿

咽后脓肿（retropharyngeal abscess）是发生在咽后间隙的化脓性炎症，临床上分为急性和慢性两种。

【病因】

1. 急性型　常发生在3岁以下的婴幼儿，由于婴幼儿咽后间隙中有丰富的淋巴结，口、咽、鼻腔及鼻窦的炎症可引起这些淋巴结发炎继之化脓，最终形成脓肿。

2. 慢性型　大多数由咽后隙淋巴结结核或颈椎结核形成的寒性脓肿所致。

3. 其他　咽部异物及外伤后感染，或邻近组织炎症扩散侵入咽后隙，也可导致咽后脓肿。致病菌与扁桃体周脓肿相似。

【临床表现】

1. 急性型　起病急，先有呼吸道症状，畏寒、发热、咳嗽、咽痛拒食，患儿喝水时有呛咳。发病 2～3 日脓肿形成，患儿常有呼吸困难，入睡时加重伴有鼾声。烦躁不安，说话及哭声含糊不清，口似含物。患儿头部常偏向患侧以减轻疼痛，且可扩大气道减轻呼吸困难。如脓肿压迫喉入口处或炎症波及喉部，可导致吸入性呼吸困难更为明显，甚至窒息。

2. 慢性型　多数伴结核病的全身表现，起病慢，病程长；脓肿较大时，可出现呼吸道阻塞症状或咽部阻塞感。

【检查】　患者呈急性病容，常将头偏向患侧，颈淋巴肿大、压痛，颈部活动受限。咽后壁一侧明显隆起，黏膜充血，较大的脓肿可将病侧的腭咽弓和软腭推移向前。检查时动作应轻柔以免脓肿破裂、误吸而导致窒息。如发生意外，应迅速将患儿的头部倒下，防止脓液呛入气管，发生窒息或引起吸入性肺炎。外伤或异物引起的咽后脓肿多发生在喉咽部，须作直接或间接喉镜检查才能发现。慢性型可见咽后壁明显隆起，黏膜呈淡粉色。颈椎结核引起的脓肿，多位于咽后壁的中央。颈侧 X 线片检查，可见颈椎前的软组织隆起。若为颈椎结核引起者，可发现有骨质破坏征象。

【诊断】　根据病史、症状及体征，穿刺有脓，可明确诊断。影像学检查中，颈侧位 X 片或 CT 扫描可了解脓腔大小，偶见液平面，有助于脓肿与蜂窝织炎的鉴别。婴幼儿出现上述症状时，应首先考虑本病。

【并发症】

1. 窒息与肺部感染　较大的咽后脓肿向下发展，可压迫喉腔或并发喉水肿，发生呼吸困难；脓肿破裂，脓液涌入下呼吸道，可引起吸入性肺炎，甚至窒息死亡。

2. 咽旁脓肿　咽后脓肿向外发展，可溃破入咽旁间隙。

3. 出血　脓肿如侵蚀颈部大血管，可导致致命性大出血。

【治疗】

1. 病人卧床休息，多饮水，进软食。给予足量广谱抗生素和适量的糖皮质激素等药物治疗。

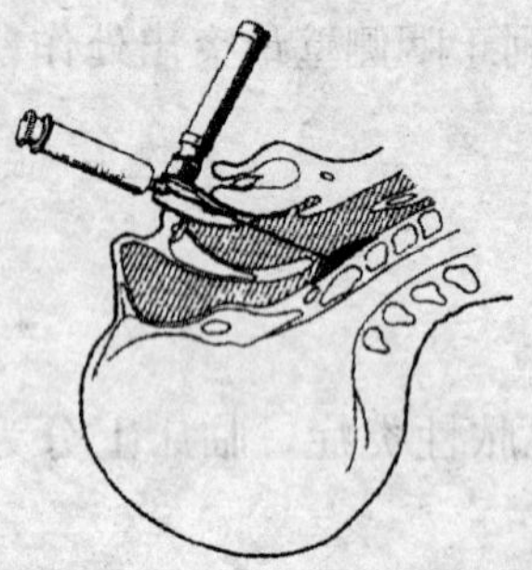

图 3-3-2　咽后脓肿穿刺抽脓

2. 急性型咽后脓肿　及早施行切开排脓。取仰卧头胸低位，头稍后仰，用直接喉镜或麻醉喉镜将舌根压向口底，暴露口咽后壁，直视下以长粗穿刺针抽脓，再用尖刀片于脓肿下方作一纵形切口（图 3-3-2），并用长血管钳扩大切口，吸尽脓液；以后每日扩张切口一次，直至无脓排出为止。若切开时脓液大量涌出来不及抽吸，应将病人转身俯卧，吐出脓液；必要时行气管切开术。

3. 慢性型咽后脓肿　在进行全身抗结核治疗的同时，可经口内穿刺抽脓，脓腔内注入 0.25g 链霉素液，但不可在咽部切开排脓，以免形成结核性瘘。并发颈椎结核者，应由骨科医生在治疗颈椎结核的同时，取颈外切口排出脓液。

（曲灵美）

第四章　阻塞性睡眠呼吸暂停低通气综合征

第一节　基本概念

一、阻塞性睡眠呼吸暂停低通气综合征

阻塞性睡眠呼吸暂停低通气综合征（obstructive sleep apnea hypopnea syndrome，OSAHS）是指睡眠时上气道反复发生塌陷、阻塞引起的呼吸暂停和通气不足，伴有打鼾、睡眠结构紊乱，频繁发生血氧饱和度下降、白天嗜睡等症状（2002年杭州标准）。此综合征是最常见的睡眠呼吸障碍形式，其发病率在西方国家报道约为2%～5%，我国目前尚无大样本的流行病学调查资料。OSAHS可发生在任何年龄阶段，但以中年肥胖男性发病率最高。OSAHS不仅严重影响患者的生活质量和工作效率，而且易并发心脑血管疾病，具有潜在的危险性。

二、呼吸暂停和低通气

呼吸暂停（apnea）是指睡眠过程中呼吸气流消失≥10s（彩图3-4-1）。呼吸暂停又可分为中枢性、阻塞性和混合性呼吸暂停。中枢性呼吸暂停是指无呼吸驱动的呼吸停止，呼吸暂停发生时口鼻无气流，同时丧失呼吸能力，胸腹呼吸运动停止；阻塞性呼吸暂停是指呼吸暂停发生时口鼻气流消失，但胸腹呼吸运动仍然存在，这种呼吸暂停发生时血氧饱和度下降相对更明显，结束时一般伴有微觉醒；混合性呼吸暂停是指一次呼吸暂停过程中开始时表现为中枢性呼吸暂停，继而表现为阻塞性呼吸暂停。

低通气（hypopnea）也称为通气不足，是指睡眠过程中呼吸气流强度较基础水平降低50%以上，并伴动脉血氧饱和度下降≥4%或微觉醒。

睡眠呼吸暂停低通气指数（apnea hypopnea index，AHI）是指平均每小时睡眠中呼吸暂停和低通气的次数（次/小时）。

三、正常的睡眠结构

研究发现正常睡眠是由非快动眼（non-rapid eye movement，NREM）睡眠与快动眼（rapid eye movement，REM）睡眠两个不同睡眠时相构成。在整个睡眠过程中，NREM睡眠与REM睡眠交替出现就形成了睡眠的循环周期。正常成人平均每个睡眠循环周期约为90～100min，儿童的睡眠周期根据年龄的不同有不同程度的缩短。NREM期又分为Ⅰ、Ⅱ、Ⅲ、Ⅳ期，在成人每昼夜总睡眠时间中，REM睡眠时间占20%～25%，NREM睡眠Ⅰ期占5%～10%，Ⅱ期约占50%，Ⅲ、Ⅳ期深睡眠约占20%。

正常情况下入睡首先进入NREM睡眠期，Ⅰ期睡眠约持续1～7min便进入Ⅱ期睡眠，大多数年轻人入睡后30～45min进入Ⅲ、Ⅳ期深睡眠，深睡眠从几分钟到1小时不等，然后

又变浅，回到Ⅱ期睡眠，开始入睡约 80～120min 后，出现第一次 REM 睡眠，通常约持续 5min，之后再进入Ⅰ期或Ⅱ期睡眠，意味着第二个睡眠周期的开始。从 REM 睡眠来看，第一次 REM 睡眠以后，两次 REM 睡眠之间的间隔逐渐缩短，而每次 REM 睡眠持续时间逐渐延长，一夜总共可出现 4～6 次 REM 睡眠。

睡眠对于机体的具体作用机制目前尚不十分清楚，但是睡眠结构和睡眠效率对人体白天的表现状态起着至关重要的作用。其中，NREM 的Ⅲ、Ⅳ期睡眠期与人体生长激素等激素的分泌和体力恢复有密切的关系，REM 期与人体的脑力恢复有很大关系，在 REM 期大脑的供血量明显增加，做梦也发生在 REM 期。

第二节　病因与病理生理

【病因】 OSAHS 的确切病因目前尚不十分清楚，但是任何可导致上气道解剖性狭窄和局部软组织塌陷性增强的因素均可成为其发病原因，目前研究表明本病成因主要为下述三方面因素：

1. 上气道解剖结构异常导致气道不同程度的狭窄

（1）鼻腔及鼻咽部狭窄：包括所有能导致鼻腔和鼻咽部狭窄的因素，如：鼻中隔偏曲、鼻息肉、鼻甲肥大、腺样体肥大等。鼻腔狭窄，鼻腔、鼻咽腔阻力增加在儿童发病中尤其重要，因为儿童处于生长发育阶段，长期张口呼吸会影响其颅面结构的发育，若不及时纠正，可因颅面部发育异常而使病情加重。另外，成人 OSAHS 患者中有时也存在腺样体肥大的情况。

（2）口咽腔狭窄：腭扁桃体肥大、软腭肥厚、咽侧壁肥厚、舌根肥厚等，均可引起该部位的狭窄。由于口咽腔左、右、前三面无骨性支架，因此口咽腔狭窄在 OSAHS 发病中占有重要的地位。在咽部阻塞过程中，咽侧壁的作用十分重要，有研究表明，两侧咽侧壁组织向中间位置的塌陷在咽部阻塞形成中起重要作用。

（3）喉咽腔狭窄：如婴儿型会厌、会厌组织的塌陷等，喉咽腔狭窄也可以是 OSAHS 的重要病因，但较为少见。

（4）上、下颌骨发育不良、畸形等也是 OSAHS 的常见及重要病因。

2. 上气道扩张肌肌张力异常　主要表现为颏舌肌、咽侧壁肌肉及软腭肌肉的张力异常，上气道扩张肌肌张力降低是 OSAHS 患者气道反复塌陷阻塞的重要原因。咽部肌肉的张力随着年龄的增长可有不同程度的下降，但造成 OSAHS 患者上气道扩张肌肌张力异常的因素目前还不十分清楚。

3. 呼吸中枢调节功能异常　主要表现为睡眠过程中呼吸驱动力降低及对高 CO_2、高 H^+ 及低 O_2 的反应阈值提高，此功能的异常可以为原发，也可继发于长期睡眠呼吸暂停和/或低通气而导致的睡眠低氧血症。

某些全身因素及疾病也可通过影响上述 3 种因素而诱发或加重本病，如肥胖、妊娠期、绝经和围绝经期、甲状腺功能低下、糖尿病等。另外，遗传因素可使 OSAHS 的发生几率增加 2～4 倍，饮酒、安眠药等因素可加重 OSAHS 患者的病情。

对于某一患者个体而言，常为多种病因共同作用的结果，但各因素所占的比例不同。上气道结构异常常为患病基础，肌张力异常常在结构异常的基础上发生作用，呼吸中枢调节功能异常常继发于长时期的睡眠低氧血症，故病史越长，病情越重，此因素所占比例越大。

【病理生理】 OSAHS患者由于睡眠时反复发生上气道塌陷阻塞而引起呼吸暂停和/或低通气，从而引发一系列的病理生理改变：

1. 低氧及二氧化碳潴留　当呼吸暂停发生后，血中氧分压逐渐下降，二氧化碳分压逐渐上升。不同患者发生呼吸暂停后其缺氧的严重程度不同，这取决于呼吸暂停持续时间的长短、机体耗氧量的大小、呼吸暂停发生前的血氧饱和度水平、患者肺容量的高低、基础疾病等情况。低氧可导致儿茶酚胺分泌增高，导致高血压的形成。低氧还可以导致心律失常、红细胞生成素升高、红细胞升高、血小板活性升高、纤溶活性下降，从而诱发冠心病和脑血栓等。低氧还可以导致肾小球滤过率增加，使夜尿增加，并且能使排尿反射弧受到影响，在儿童患者表现为遗尿，少数的成人OSAHS患者也偶有遗尿现象。总之，低氧对机体的影响几乎是全身性的，OSAHS所引起的病理生理改变也几乎是全身性的。

2. 睡眠结构紊乱　由于睡眠过程中反复发生呼吸暂停和低通气，引起睡眠过程中反复出现微觉醒，造成睡眠结构紊乱。Ⅲ、Ⅳ期睡眠和REM睡眠明显减少，使患者的睡眠效率下降，从而导致白天嗜睡，乏力，注意力不集中，记忆力减退，长期影响可使患者发生抑郁、烦躁、易怒等性格改变。机体内的许多内分泌激素，如生长激素、雄激素、儿茶酚胺、心房利钠肽、胰岛素等的分泌都与睡眠有关。OSAHS患者由于睡眠结构紊乱，不可避免地影响这些激素的分泌。生长激素的分泌与Ⅲ、Ⅳ期睡眠密切相关，Ⅲ、Ⅳ期睡眠减少，生长激素分泌就减少，严重影响儿童的生长发育；在成人患者，生长激素分泌过少也可引起机体的代谢紊乱，使脂肪过度增加，肥胖加重，进一步加重睡眠呼吸暂停的发生，形成恶性循环。OSAHS患者睾酮分泌减少，加之REM睡眠减少等因素造成的性器官末梢神经损害，可引起性欲减退、阳痿等性功能障碍。

3. 胸腔压的变化　发生睡眠呼吸暂停时，吸气时胸腔内负压明显增加，由于心脏及许多大血管均在胸腔内，因而胸腔内压的剧烈波动会对心血管系统产生巨大的影响，如心脏扩大和血管摆动等；同时由于胸腔高负压的抽吸作用，使胃内容物易反流至食管和/或咽喉部，引起反流性食管炎、咽喉炎。在儿童患者，长期的胸腔高负压还可引起胸廓发育的畸形。

另外，OSAHS患者往往有很高的血清瘦素水平，瘦素水平升高是一种代偿性反应，而高的瘦素水平可能直接影响呼吸中枢功能，直接引起呼吸暂停。OSAHS患者长期缺氧和睡眠质量下降还可造成机体免疫功能下降。

第三节　诊断与治疗

目前多导睡眠描记法（polysomnography，PSG）被认为是诊断OSAHS的金标准，但是要确诊OSAHS需结合临床症状。

【临床表现】

1. 症状

（1）睡眠打鼾：这是患者就诊的主要原因，随着年龄和体重的增加，打鼾症状可逐渐增加，并呈间歇性，出现反复的呼吸短暂停止现象，严重者可有夜间憋醒现象，呼吸暂停现象一般在仰卧位时加重，所以某些严重的患者不能仰卧位睡眠。

（2）白天嗜睡：是患者另一主要的临床症状，程度不一，轻者表现为轻度困倦、乏力，对工作、生活无明显的影响；重者可有不可抑制嗜睡，在驾驶甚至谈话过程中出现入睡现象。患者入睡很快，睡眠时间延长，但睡后精神体力无明显恢复。

（3）患者可有记忆力减退，注意力不集中，反应迟钝。

（4）患者晨起后口干，常有咽异物感。

（5）部分患者可有晨起后头痛，血压升高。

（6）部分重症患者可出现性功能障碍、夜尿次数增加甚至遗尿。病程较长的患者可出现烦躁、易怒或抑郁等性格改变。

（7）合并并发症者可出现相应的症状，如夜间心绞痛、心律失常等。

（8）儿童患者可有遗尿、注意力不集中、学习成绩下降、生长发育迟缓、胸廓发育畸形等表现。

2. 体征

（1）一般征象：成年患者多数比较肥胖或明显肥胖，颈部短粗。重症患者有较明显的嗜睡，常在就诊过程中出现瞌睡。部分患者有明显的上、下颌骨发育不良。儿童患者一般发育较同龄人差，可有颅面发育异常，还可见胸廓发育畸形。

（2）上气道征象：咽腔尤其是口咽腔狭窄，扁桃体肥大，软腭肥厚松弛，悬雍垂肥厚过长；部分患者还可见鼻中隔偏曲、鼻息肉、腺样体肥大、舌根肥厚、舌根淋巴组织增生、咽侧索肥厚等。

【诊断】

1. 多导睡眠描记法　多导睡眠监测作为目前诊断 OSAHS 的金标准，其监测指标主要包括以下项目（彩图 3-4-2）：

（1）脑电图：是 PSG 的重要指标，用于判定患者的睡眠状态、睡眠时相，以了解患者的睡眠结构并计算患者的睡眠有效率和呼吸暂停低通气指数。

（2）口鼻气流：监测睡眠过程中呼吸状态的指标，以了解有无呼吸暂停和低通气。

（3）血氧饱和度（SaO_2）：监测睡眠过程中的血氧变化，以了解患者夜间的血氧水平和变化，目前主要应用经皮脉搏血氧饱和度来进行监测。

（4）胸腹呼吸运动：监测呼吸暂停发生时有无呼吸运动的存在，据此判断呼吸暂停的性质，以区分阻塞性、中枢性和混合性呼吸暂停。

（5）眼电图和下颌肌电图：辅助判定睡眠状态、睡眠时相，对区分 REM 期和 NREM 期有重要的作用。

（6）体位：测定患者睡眠过程中的体位，用于了解体位与呼吸暂停低通气发生的关系，一般情况下，患者在仰卧位时呼吸暂停低通气发生的频率和程度较重。

（7）胫前肌肌电：主要用于鉴别不宁腿综合征，该综合征患者夜间睡眠过程中发生反复规律性腿动，引起睡眠的反复觉醒，睡眠结构紊乱，导致白天嗜睡。

2. 定位诊断及相关检查　目前可应用下述手段评估 OSAHS 的上气道阻塞部位，分析可能的病因。

（1）纤维鼻咽喉镜辅以 Müller 检查法：可观察上气道各部位的横截面积及引起狭窄的结构。Müller 检查法即嘱病人捏鼻闭口，用力吸气，用以模拟上气道阻塞状态下咽腔塌陷的情况。两者结合检查是目前评估上气道阻塞部位常用的方法。

（2）上气道持续压力测定：是目前最为准确的定位诊断方法，该方法是将含有微型压力传感器的导管自鼻腔经咽腔一直放入到食管内，该导管表面的压力传感器分别位于上气道的不同部位，正常吸气时导管上的全部传感器均显示一致的负压变化，当上气道某一处发生阻塞时，阻塞平面以上的压力传感器将不显示压力变化，据此可判定上气道的阻塞部位。

（3）头颅X线定位测量：该方法主要用于评价骨性气道的形态特点。

（4）上气道CT、MRI：可以对上气道进行两维和三维的观察、测量，更好地了解上气道的形态结构特点。

附：OSAHS的诊断依据及病情严重程度分级标准
（中华医学会耳鼻咽喉科学分会于2002年杭州会议制定）

（1）OSAHS诊断依据

症状：患者通常有白天嗜睡、睡眠时严重打鼾和反复的呼吸暂停现象。

体征：检查有上气道狭窄因素。

多导睡眠描记法（PSG）检查每夜7小时睡眠过程中呼吸暂停及低通气反复发作30次以上，或睡眠呼吸暂停和低通气指数≥5次/小时。呼吸暂停以阻塞性为主。

影像学检查：显示上气道结构异常。

（2）OSAHS需与下列疾病鉴别：中枢性睡眠呼吸暂停综合征；其他伴有OSAHS症状的疾病，如甲状腺功能低下、肢端肥大症等。

（3）OSAHS病情程度和低氧血症病情程度判断见表3-4-1、3-4-2。以AHI为标准对OSAHS病情程度评判，注明低氧血症情况。例如：AHI为25，最低SaO_2为88%，则报告为“中度OSAHS合并轻度低氧血症”。

表3-4-1　OSAHS病情程度判断依据

程度	AHI
轻度	5～20
中度	21～40
重度	>40

表3-4-2　低氧血症病情程度判断依据

程度	最低SaO_2（%）
轻度	≥85
中度	65～84
重度	<65

【治疗】

OSAHS的治疗应根据患者的不同病因、病情，选择不同的治疗方法，提倡个体化综合治疗。

1. 一般治疗　减肥、戒烟、戒酒、加强体育锻炼、建立侧卧睡眠习惯等。

2. 内科治疗

（1）持续正压通气治疗（彩图 3－4－3）：内科治疗中目前最有效的方法是持续正压通气（continuous positive airway pressure，CPAP）治疗。其原理是通过一定压力的机械通气，使患者的上气道保持开放状态，保证睡眠过程中呼吸通畅，其工作压力范围一般为 4～20cmH_2O，对接受 CPAP 治疗的患者需测定其最低有效治疗压力并设定之，如果压力过低则达不到治疗目的，并且可引起危险，压力过高时患者则不易耐受。

（2）口腔矫治器治疗：即睡眠时配戴特定的口内装置，将下颌向前牵拉，以扩大舌根后气道，主要适用于舌根后气道狭窄的病人，长期配戴有引起颞下颌关节损害的危险。

（3）药物治疗：尽管有较多药物治疗的尝试，但目前未发现明确有效的药物。

3. 手术治疗　手术治疗是目前治疗 OSAHS 的重要手段之一，针对 OSAHS 患者狭窄阻塞部位的不同，有各种不同的术式，主要包括：鼻腔、鼻咽手术，如鼻中隔偏曲矫正术、下鼻甲减容术、腺样体切除术等；口咽腔手术，如悬雍垂腭咽成形术（UPPP）、硬腭截短软腭前移术、软腭射频消融术等；喉咽部手术，如舌根部分切除术、颏前移术、舌骨悬吊术等。其中以 UPPP 开展最为广泛。

UPPP 手术自 1980 年 Fugita 首次报道以来，在临床上得到了广泛的应用，但手术的有效率仅为 50%左右，而且传统的 UPPP 手术容易造成鼻咽部瘢痕狭窄、闭锁、鼻腔反流、开放性鼻音等并发症。所以许多学者对传统的 UPPP 手术进行了各种改良，韩德民自 1998 年起通过对软腭、悬雍垂及其周围解剖结构深入研究后，首次提出了腭帆间隙的概念，并采用保留悬雍垂，保护软腭功能性肌肉和较完整保留黏膜组织的改良 UPPP 手术（H-UPPP）治疗以口咽部狭窄为主的 OSAHS，有效地避免了上述并发症的发生。

手术适应证的选择是保证手术疗效的关键，要根据患者的不同阻塞部位选择不同的手术方式，各种手术方式单独或联合应用。对于不适合手术的患者采取非手术内科治疗。

（叶京英）

第五章 咽部肿瘤

第一节 鼻咽纤维血管瘤

鼻咽纤维血管瘤（nasopharyngeal angiofibroma）常发生于10～25岁男性，极少见于女性，一般在25岁以后可能停止生长，瘤中含有丰富血管，容易出血，故又名“男性青春期出血性鼻咽血管纤维瘤，juvenile nasopharyngeal angiofibroma（JNA）”，是鼻咽部最常见的良性肿瘤。病理上虽属良性，但临床经过凶险。

【病因】 尚不明确。可能与性激素、发育异常、炎症刺激等因素有关。

【病理生理】 肿瘤起源于蝶骨体、枕骨基底部及上颌结节翼突内侧的骨膜。肿瘤无包膜，质硬，有粘连。瘤体表面覆以正常黏膜，可向邻近组织扩张生长，通过解剖孔、裂侵入鼻腔、鼻窦、眼眶及翼腭窝，极少情况下还可经蝶骨和鼻腔顶侵入颅内。镜下观，肿瘤主要由增生的血管及纤维结缔组织组成。典型的鼻咽纤维血管瘤主要由丰富的胶原纤维和多核成纤维细胞形成的网状组织所组成，其中分布大量无收缩能力的血管，受损伤后易发生大出血。电子显微镜下，成纤维细胞内可见电子颗粒及纤维板。本病属良性肿瘤，也有极少数病例多次复发后恶变的报道。

【临床表现】 本病临床经过极为凶险，大出血、颅内侵犯导致处理极为困难，有以下表现：

1. 出血 常为患者的首诊症状，多表现为反复鼻腔和口腔大量出血，颜色鲜红。患者可有不同程度的贫血。

2. 鼻塞 肿瘤堵塞后鼻孔可致鼻塞，初为单侧，肿瘤体积增大阻塞双侧后鼻孔时可致双侧鼻塞。常伴流涕、闭塞性鼻音、嗅觉减退等症状。

3. 其他症状 肿瘤压迫阻塞咽鼓管咽口时可致耳鸣、耳闷感和听力下降。压迫三叉神经可导致三叉神经痛。另外肿瘤侵犯邻近部位可引起相应占位症状：如侵入眶内，可致眼球移位、运动受限；压迫视神经可出现视力障碍；侵入翼腭窝或颞下窝可致面颊部或颞部隆起；侵入颅内可致头痛及脑神经功能障碍。

【检查】

1. 鼻腔检查 通过前鼻镜或鼻内镜可见一侧或双侧鼻腔有阻塞性炎症表现，鼻腔后部粉红色肿瘤，伴或不伴出血征象。

2. 鼻咽部检查 通过间接鼻咽镜或内镜可见鼻咽部圆形或分叶状粉红色肿瘤，表面光滑，表面有血管纹（彩图3-5-1）。有时可见肿瘤侵入鼻腔或推压软腭突出于口咽。

3. 触诊 用手指或器械触诊可触及肿块基底部，瘤体活动度小，中等硬度，若瘤体侵入颊部，通过触诊可了解瘤体蒂部与邻近部位粘连情况。但触诊极易引起大出血，临床应尽量少用。

4. 影像学检查 增强CT扫描和MR血管成像（MRA）能显示瘤体位置、大小、形态，可帮助了解肿瘤范围、有无骨质破坏以及与周围结构之间的关系。

5. 数字减影血管造影　可显示肿瘤的供血血管，在术前行血管栓塞，可减少肿瘤血供。

【诊断】 本病的诊断主要根据患者的症状及检查结果，结合发病年龄和性别。由于肿瘤活检极易引起难治性大出血，术前应尽量避免活检。若非要活检，可在作好止血的前提下，经前鼻孔活检。本病需与后鼻孔出血性息肉、腺样体肥大，以及鼻咽部恶性肿瘤、脊索瘤等鉴别。确诊依赖于术后病理检查。

鼻咽纤维血管瘤临床分期常用 Fisch 分期，这决定治疗方式、手术径路、切除范围等。

Ⅰ期：肿瘤局限于鼻腔或鼻咽部，无骨质破坏。

Ⅱ期：肿瘤侵犯翼腭窝与鼻窦，伴骨质破坏。

Ⅲ期：肿瘤侵犯颞下窝、眼眶、海绵窦侧壁的蝶鞍旁区。

Ⅳ期：肿瘤侵犯海绵窦、视交叉或垂体窝。

【治疗】 以手术切除为主，术前可给予减少术中出血的辅助措施。

1. 减少术中出血的辅助措施

（1）数字减影血管造影及瘤体供血动脉栓塞术：术前瘤体供血动脉栓塞后施行肿瘤根治性手术切除是目前最常见的治疗方法。颈外动脉系统造影可以清楚地显示肿瘤范围的大小及供血动脉，选择性栓塞是利用能提供优质影像的数字减影血管造影法在 X 线透视控制下进行的，栓塞材料通常采用吸收性明胶海绵。目前国内外已有很多学者报道，栓塞后肿瘤切除术中出血量较未栓塞者明显减少。

（2）颈外动脉结扎术：鼻咽血管纤维瘤的供血动脉主要来自同侧颈外动脉系统的分支，结扎同侧颈外动脉可明显减少术中出血。也有人主张术中暂时阻断颈外动脉血流，避免因结扎颈外动脉后瘤体复发所产生的新的颈内动脉系统供血分支，同时可便于术后血管造影复查。

（3）低温冷冻法：采用液氮冷冻达－180℃，以特制冷冻头抵住肿瘤主要部位，冷冻3～5min，肿瘤即冻成白色块状，然后迅速分离，可使术野清晰，出血减少。

（4）药物治疗：术前口服己烯雌酚 2～4 周，可使瘤体缩小，减少术中出血。

（5）术中采用控制性低血压麻醉。

（6）瘤体内注射硬化剂。

2. 手术径路　根据肿瘤的范围和部位，结合临床分期，可采取不同的手术入路。常用的入路有：硬腭入路，适用于Ⅰ期肿瘤位于鼻咽部或侵入鼻腔鼻窦者；硬腭入路加颊侧切口，适用于肿瘤侵犯翼腭窝者；经面中部入路（包括鼻侧切开、面中部掀翻、上颌骨外旋），适于肿瘤侵犯鼻腔、鼻窦、眶、翼腭窝、颞下窝、海绵窦内侧部分，适于绝大部分病例，面中部入路有可能影响面骨的发育；颞下窝入路，适于向侧方扩展的病例（翼腭窝、颞下窝、海绵窦外侧部分）；颅颌联合入路，适用于肿瘤侵入颅内者。随着鼻内镜手术技术的成熟，鼻内镜下行鼻咽纤维血管瘤切除术逐步在国内许多单位开展，术前 DSA 栓塞＋鼻内镜手术适用于大多数患者（Ⅰ期、Ⅱ期及部分Ⅲ期）。该方法有肿瘤暴露好、创伤较小等优点，但对手术技巧要求较高，需要具备扎实的解剖学知识、良好的手术设备条件和丰富的鼻内镜手术经验后才能开展。

（蒲章杰　王延飞）

第二节 鼻咽癌

鼻咽癌（nasopharyngeal carcinoma）是指原发于鼻咽部黏膜和腺体上皮的恶性肿瘤，最常见于我国南方（如广东、广西和湖南等地）和东南亚的一些国家，因此过去又俗称其为“广东瘤”。在广东则以珠江和西江流域的广州、佛山和肇庆地区为高。好发于40～50岁，男性发病约为女性的2～3倍。但目前鼻咽癌的发病已呈现出北移和趋向年轻化的特点。鼻咽癌发病率占耳鼻咽喉恶性肿瘤之首，占全身恶性肿瘤的30.97%，占头颈部恶性肿瘤的78.08%。

【病因】 目前认为鼻咽癌的发生主要与遗传、EB病毒及环境3种因素密切相关。

1. 遗传因素 鼻咽癌有明显的种族易感性和家族聚集性。研究发现鼻咽癌患者存在基因组的不稳定性，为一种多因素遗传性肿瘤，提出了鼻咽癌发病的多米诺骨牌效应模式。鼻咽癌主要见于我国南方人，这类人群即使移居国外，其后代仍保持高发病率的倾向；大约10%的鼻咽癌患者有癌家族史，特别是鼻咽癌家族史。据报告，有一个高癌家族两代49人中有9人患鼻咽癌。广州地区一个家族3代9人中有5人患鼻咽癌。所以说，鼻咽癌存在很强的地域性和种族性。近来的研究表明，鼻咽癌在染色体和基因水平上均存在遗传变异，鼻咽癌的遗传易感区已被定位于4号染色体上。也有研究认为，3p21区亦为易感区。

2. EB病毒 鼻咽癌患者血清中含有EB病毒相关的各种高滴度抗体而且与病情和预后有关；鼻咽癌细胞中存在EB病毒的核酸并且呈单克隆性。同时，在多数鼻咽癌标本中可检出具有转化活性的EB病毒潜伏膜蛋白（LMP1）。LMP1的致瘤性基本被肯定。有报道指出，EB病毒先后与佛波醇酯（TPA）和正丁酸盐结合后，可导致移植在裸鼠皮下的人胚鼻咽组织形成低分化癌。但目前仍不能确定EB病毒就是鼻咽癌的病因。

3. 环境因素 咸鱼是广东人喜欢的食物，研究表明，无论是成人和儿童，进食咸鱼与鼻咽癌的发病率均存在着剂量-反应效应，特别是儿童，这种效应更为明显。其他的腌制食物如虾酱和腌制的植物根茎叶也被认为是鼻咽癌的发病因素。目前主要认为，可能与这类食物中所含的亚硝酸盐和亚硝胺有关。此外，还发现某些微量元素、环境中的灰尘、吸烟和化学燃料、家庭中的某些草木和蚊香燃烧的烟雾、粤语发音，甚至某些传统的中药都可能与鼻咽癌的发病有关。目前认为，鼻咽癌的发病是涉及多个基因、多阶段的过程，但目前未克隆和定位出本病的易感基因。最近发现纳米菌有可能参与鼻咽癌的发病。有研究认为，鼻咽癌的发病与端粒酶活性及其亚单位hTERT激活有密切关系。

【病理】 鼻咽癌好发于鼻咽部咽隐窝和顶后壁，大体病灶可呈结节型、溃疡型、菜花型和黏膜下型等多种形态。显微镜下绝大多数属于非角化型低分化鳞癌。一般可分为鳞癌、黏液表皮样癌、鳞腺癌和腺癌等。WHO近年将鼻咽癌病理组织类型分为非角化性癌和角化性癌两大类，前者又分为未分化性和分化性两类。有报道，在未经治疗的鼻咽癌中，非角化性中的未分化性癌占绝大多数，角化性比例少。而在治疗后复发的鼻咽癌中，角化性、分化型非角化性癌的比例升高。

【临床表现】 鼻咽癌由于发病部位隐匿，早期症状不明显和缺乏特异性，临床表现多样化。因此，容易延误诊断，所以必须提高警惕，重视临床症状，才能早发现、早治疗。回缩性血涕、耳鸣、耳闷可作为临床的早期表现。常见症状如下：

1. 鼻部症状　鼻咽癌早期即有易出血倾向，常见为晨起吸鼻后，吐出的痰中带血或擤出带血的鼻涕，可时有时无，因此常被误以为一般的鼻出血而多不引起患者的重视。等到出血明显时，病变常已进入晚期。瘤体如位于后鼻孔附近或增大后，可阻塞后鼻孔而引起鼻塞。早期可为一侧，晚期则双侧均可出现鼻塞，易误诊为鼻炎。

2. 耳部症状　肿瘤堵塞或侵犯咽鼓管咽口时，可引起该侧耳鸣、耳堵塞感及听力下降，可伴有鼓室积液，因此常可误诊为分泌性中耳炎。这种情况尤其多见于肿瘤原发于咽隐窝者。

3. 颈部淋巴结肿大　早期即可出现，主要发生在位于上颈部的颈深上淋巴结群。开始为单侧，继之发展为双侧，并可向颈中、下段蔓延。肿大的淋巴结一般无痛，质较硬，活动度差，迅速增大、固定和融合。因此常可误诊为结核性淋巴结炎或淋巴瘤。

4. 头痛　早期症状轻而部位不确定，当头痛剧烈而位置固定时，往往提示肿瘤已侵犯颅底或向颅内蔓延。应注意与一般的神经痛鉴别。

5. 脑神经症状　鼻咽癌引起的脑神经症状复杂多样。肿瘤常沿颈内动脉管或破裂孔向颅内蔓延，一般先侵犯第Ⅴ及第Ⅵ脑神经，继而可累及第Ⅳ、Ⅲ及Ⅱ脑神经。这时除头痛加重外，还可出现相应的脑神经受损表现，如复视、面部麻木、眼睑下垂、视物模糊，甚至眼球固定或失明等。肿瘤也可通过直接侵犯咽旁间隙或肿大的颈深部淋巴结压迫穿出颅底的第Ⅸ、Ⅹ、Ⅺ和Ⅻ脑神经，导致出现软腭麻痹、吞咽困难、声嘶、反呛和伸舌偏斜等球麻痹表现。

6. 远处转移　鼻咽癌容易发生远处转移，常见的转移部位有骨（特别是脊椎、骨盆和肋骨）、肺和肝等，常有多处同时发生转移性病变。这时患者可出现顽固性的咳嗽、胸痛、腰痛和肝区疼痛、黄疸等。

【检查】

1. 鼻咽部检查　有间接鼻咽镜、鼻内镜、电子鼻咽镜或光导纤维鼻咽镜检查，这些检查有助于发现早期的微小病变。咽隐窝和顶后壁是鼻咽癌的高发部位，应重点观察。早期病变不明显，可仅见黏膜局部充血、糜烂或粗糙不平，或仅有小结节和肉芽样突起，触之易出血。晚期肿瘤增大时可呈现为结节型、溃疡型、菜花型和黏膜下型的表现。尤其应注意黏膜下型，因其仅表现为病变局部黏膜隆起或一侧咽隐窝较饱满而表面黏膜光滑（图 3－5－2）。

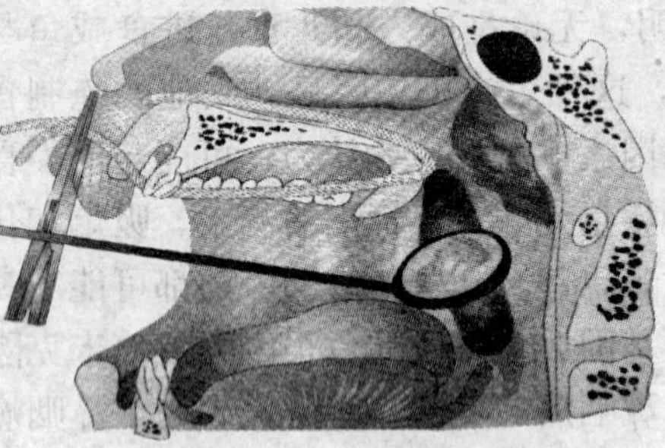

图 3－5－2　鼻咽癌的间接鼻咽镜检查

2. 颈部触诊　应双侧对称地进行，重点检查上颈部特别是下颌角后下方的区域，注意有无触及质硬、活动度差或不活动、无痛性的肿大淋巴结。

3. EB 病毒血清学检查　EB 病毒的血清学检查可作为鼻咽癌诊断和判断治疗后是否复发的辅助指标。现已在临床上广泛开展的有 EB 病毒壳抗原、EB 病毒早期抗原、EB 病毒核抗原和 EB 病毒特异性 DNA 酶等抗体的检测。同时多种血清学指标阳性或以上特异性抗体随病情的发展而持续升高则更具临床意义。

4. 影像学检查　X 线的鼻咽侧位和颅底拍片有助于大概了解鼻咽和颅底的骨质情况，但如有条件，应尽可能采用分辨率更高的 CT 或 MRI 检查，以便更准确地了解肿瘤的侵犯范围及颅底骨质的破坏情况。PET（positron emission computed tomography）显像技术对原发病灶及转移灶可从功能方面作出早期诊断。放射性核素全身骨扫描可以比较早期地了解是否存在骨转移。此外，还可进行胸部X线、肝B型超声等检查，以了解是否存在其他的转移病变。

【诊断】 凡有耳鼻症状，持续2周以上，特别是原籍我国南方（尤其是广东）或东南亚居民伴有单侧头痛或颈侧上方有淋巴结肿大者，都应仔细检查鼻咽部。特别要注意鼻咽部易出血的黏膜小颗粒或小斑块，必要时取活检。同时还可进行EB病毒血清学和影像学等必要的检查，以帮助明确诊断。病理确诊后，为了了解是否存在转移病灶，还应进行放射性核素全身骨扫描、胸部X线、肝B型超声等检查，以便对患者的病情有一个全面的了解，有助于进行临床分期，为治疗方案的制定提供参考。必须要注意的是，对于部分黏膜下型的病例，往往需要多次活检才能获得阳性结果。因此，对于可疑的病人，应注意密切随访。对有颈部淋巴结肿大而高度怀疑鼻咽癌的患者，应重点检查鼻咽部，不要轻易行颈部的淋巴结活检，以免促进癌瘤的扩散。

附：鼻咽癌TNM分期（1992年福州分期）

T_1 肿瘤局限在鼻咽腔。

T_2 有局部浸润，鼻腔、口咽、茎突前间隙、软腭、颈前软组织、颈动脉鞘区部分侵犯。

T_3 颈动脉鞘区肿瘤占据，前组或后组脑神经损害，颅底、翼突区、翼腭窝侵犯。

T_4 前、后组脑神经同时损害，鼻窦、眼眶、海绵窦侵犯，肿瘤直接长入颅内、颞下窝，直接浸润第1、2颈椎。

N_1 颈深上群有活动的淋巴结肿块，直径小于4cm。

N_2 颈深下群触及活动的淋巴结肿块，或活动受限，或直径为4～7cm。

N_3 锁骨上区触及淋巴结肿块，或直径大于7cm，或固定及皮肤浸润。

M_0 无远处转移。

M_1 有远处转移。

【治疗】 由于绝大多数鼻咽癌属于非角化性鳞癌，对放射治疗敏感，所以治疗上首选放疗。①常规放疗：常规体外选用高能射线，常采用^{60}钴或直线加速器高能放疗。②近距离放射治疗：即腔内、导管内、组织间、术中置管治疗。③三维适形放疗（3-dimensional conformal radiation therapy，3DCRT）：能精确将放疗量集中于病变区，同时保护周围正常组织。有报道3DCRT用于局部中晚期鼻咽癌具有明显的剂量分布优势。④调强适形放疗（intensity modulated radiation therapy，IMRT）属于3DCRT的一种类型。全部采用计算机操作，是常规治疗计划的逆过程，又称逆向计划设计，可以依据医生的要求，按确定的剂量分布设计一个治疗方案，按设计好的射线强度分布，在治疗机上采用某种调强方式使射野内各处束流强度能按要求的方式调整，提供一个客观的优化治疗方案。对于早期的病例，单纯放疗即可取得良好效果，但中晚期病例应采用包括放疗在内的综合治疗方案，即放疗辅以化疗（新辅助化疗或称诱导化疗）或中医中药及免疫治疗，以防止远处转移，提高放疗的敏感性和减轻放疗的并发症，提高远期生存率。目前我国鼻咽癌治疗后的五年生存率已提高到60%左右。随着放疗技术的进一步改进例如逆向调强等新技术的广泛应用，以及包括同步化疗等临床综合治疗方案研究的进展，鼻咽癌的远期治疗效果可望得到进一步的提高。

鼻咽癌的手术适应证主要是：①足量放疗后鼻咽部的残余病灶或短期内的复发灶，但疗效不佳；②足量放疗后颈部淋巴结的残余肿块，疗效已获肯定；③对放疗不敏感的腺癌。

（王延飞　蒲章杰）

第三节　口咽部肿瘤

一、口咽部良性肿瘤

口咽部良性肿瘤较少见，但良性肿瘤种类繁多。较常见的良性肿瘤有：乳头状瘤、纤维瘤、混合瘤、血管瘤、腺瘤，罕见的有脂肪瘤、畸胎瘤、淋巴管瘤等。以乳头状瘤和纤维瘤最多见。

1. 乳头状瘤　为咽部最常见的良性肿瘤。病因可能为人乳突状瘤病毒（HPV）感染。常发生于悬雍垂、软腭、腭舌弓、腭咽弓及扁桃体黏膜表面。表面呈颗粒状，形若桑葚，色白或淡红，常多个聚集，广基者多见，单个带蒂者较少见。多无明显症状，常在检查时发现。治疗可将其切除并激光灼烧基底部防止复发。位于扁桃体表面者可连同扁桃体一并切除。

2. 纤维瘤　为咽部较常见的良性肿瘤。发生部位和乳头状瘤相似。瘤体多呈圆形突起，表面光滑，覆有正常黏膜，触之较硬，可有广基和带蒂者。肿瘤小时可无症状，肿瘤逐渐增大时常妨碍言语和吞咽，甚至引起呼吸障碍。治疗以切除肿瘤为主。

二、扁桃体恶性肿瘤

扁桃体恶性肿瘤（carcinoma of tonsil）为口咽部常见恶性肿瘤，占口咽部恶性肿瘤的一半以上，其病因尚不明确，可能与长期炎症刺激、吸烟、饮酒以及扁桃体角化症、白斑病等癌前病变等因素有关。

【病理】 扁桃体癌发生率较高，包括鳞癌、淋巴上皮癌、未分化癌、腺癌；肉瘤发病率次之；其他恶性肿瘤有恶性淋巴瘤、恶性血管内皮瘤、恶性黑色素瘤等。

【临床表现】 扁桃体恶性肿瘤早期症状不典型，常为咽部不适、异物感，逐渐可出现一侧咽痛，吞咽时明显。晚期咽痛加剧，引起同侧反射性耳痛、吞咽困难、言语含混、呼吸困难等。

【检查】 一侧扁桃体明显肿大，表面溃疡不光滑或呈结节状隆起，质地硬，触之易出血。扁桃体与周围组织粘连不活动。可有同侧颈深上组淋巴结或中组淋巴结肿大。影像学检查如 CT 和 MRI 可了解肿瘤大小、侵犯范围以及与周围结构的关系。

【诊断】 对于中年以上出现单侧扁桃体肿大、表面溃疡（尤其是火山口样溃疡）、质地硬、不活动，伴同侧颈深上段或中段淋巴结肿大的病例应高度怀疑扁桃体恶性肿瘤。少数病例一侧扁桃体肿大充血，表面光滑，颈部无肿大淋巴结，需与扁桃体炎症鉴别。确诊依靠组织病理活检。影像学检查能为临床分期提供依据。

【治疗】 放射治疗是主要的治疗手段，同时配合化疗和免疫治疗。扁桃体切除术适用于病变局限于扁桃体者。颈淋巴结转移者行颈淋巴结清扫术，术后行辅助化疗和放疗。

（蒲章杰　王延飞）

第四节　喉咽部肿瘤

一、喉咽部良性肿瘤

喉咽部良性肿瘤较为少见，主要为乳头状瘤、血管瘤、纤维瘤、脂肪瘤等，可发生于梨状窝、咽侧壁及咽后壁。

【临床表现】 临床症状不典型，早期常与慢性咽炎相似，易造成喉咽部肿瘤延误诊断甚至误诊。肿瘤增大或压迫周围结构可出现吞咽梗阻感，喝水反呛感等。

【诊断】 喉咽部肿瘤由于自身解剖部位隐匿，间接喉镜难以发现早期小的肿瘤，尤其是被覆正常黏膜更难发现。纤维喉镜、电子喉镜结合喉咽部 CT、MRI 等影像学检查，有助于诊断。

【治疗】 纤维瘤、脂肪瘤需要采用支撑喉镜下手术治疗，血管瘤可辅助激光、冷冻等治疗。

二、喉咽部恶性肿瘤

喉咽部恶性肿瘤一般指喉咽癌（下咽癌），按发病部位分为梨状窝癌（占 70%～85%）、喉咽后壁癌及环状软骨后区癌，前者最多见，后两者发生较少。

【病因】 未明确。可能与长期大量的吸烟、饮酒等慢性刺激以及营养因素有关，女性患者可能与内分泌功能紊乱有关。

【病理生理】 以鳞状细胞癌占绝大多数，占 97%，腺癌、肉瘤、淋巴瘤少见。

下咽鳞癌一般分化较差，以浸润型生长为主，易侵犯邻近组织器官如喉、颈段食管、气管、甲状腺，甚至口咽、舌根等。下咽癌易出现转移，一般半数以上的患者早期出现颈部淋巴结转移，主要为颈深中组淋巴结。血行转移主要转移到骨、肝、肺等。

【临床表现】 早期症状不典型，仅仅表现为咽部异物感、喉部轻压迫感等非特异性表现。一旦出现下列症状，表示病程已到中晚期。

1. 吞咽困难　为肿瘤累及梨状窝尖、食道入口等部位所致。随肿瘤增大，吞咽困难逐渐加重，由进普食到流食，最后严重时滴水不能进。

2. 咽喉疼痛　肿瘤破溃或继发感染或侵及喉部软骨时可出现疼痛，甚至剧痛。

3. 声音嘶哑　当肿瘤累及环杓关节、喉返神经及声带时可出现。

4. 转移症状　颈部淋巴结肿大非常常见，有时成为就诊的首发症状。肿大淋巴结质硬、无痛，多为单侧，亦可是双侧。晚期出现骨、肝、肺等远处转移。

【检查】 最简单常用的检查方法是间接喉镜检查，还可以采用纤维喉镜、电子喉镜、支撑喉镜等检查活检。常见于梨状窝肿块，可为正常黏膜覆盖，也可破溃出血，形成溃疡、菜花样，累及周围结构后很难判断原发部位。

【诊断】 早期诊断很困难。因此，对于年龄大于 40 岁，咽部不适、异物感、咽痛、声嘶等出现两周者，应作进一步详细检查。间接喉镜、纤维喉镜应列为常规检查。影像学检查（CT、MRI）可了解病变部位、肿瘤侵犯范围、软骨破坏情况、颈淋巴结转移情况。也可采用增强手段确定肿瘤血供及与颈部大血管的关系。最后确诊依靠病理检查。

【治疗】 首选手术治疗，辅以术前或术后化学治疗或放射治疗，单一治疗目前少用，效果不佳，现主张联合治疗。最常用联合为手术加术后放疗。

（王延飞　蒲章杰）

第六章　咽部的其他疾病

第一节　腺样体肥大

咽扁桃体又称腺样体，正常情况下 6～7 岁时发育最大，但到 10 岁以后开始萎缩。由于鼻咽部炎症的反复刺激，咽扁桃体发生病理性增生，而引起相应的症状，称咽扁桃体肥大，习称腺样体肥大。

【病因】 鼻咽部及其毗邻部位或腺样体自身炎症的反复刺激，使腺样体发生病理性增生。

【临床表现】 腺样体肥大的主要症状为鼻塞。由于肥大的腺样体堵塞后鼻孔，患者长期张口呼吸，致使面骨发育发生障碍，上颌骨变长，腭骨高拱，牙列不齐，上切牙突出，咬合不良，上唇厚、翘起，鼻翼萎缩，鼻孔狭窄，鼻唇沟平展，精神萎靡，面容呆板，反应迟钝，出现所谓“腺样体面容”。腺样体肥大常并发鼻炎、鼻窦炎，有鼻塞及流鼻涕症状。说话时带闭塞性鼻音，睡觉时可发出鼾声。因分泌物向下流并刺激呼吸道黏膜，常引起咽、喉及下呼吸道黏膜炎症，并发气管炎。肥大的腺样体可阻塞咽鼓管咽口，或反复发炎而并发分泌性中耳炎，导致听力减退和耳鸣，是儿童患分泌性中耳炎的主要原因之一。腺样体肥大对儿童发育有不良影响，主要表现为全身发育及营养状况较差，并有睡眠不足、打鼾、夜惊、磨牙、遗尿、消瘦、低热、贫血、性情烦躁、记忆力减退、注意力不集中等症状。此外，长期呼吸道阻塞，肺换气不足，将引起患儿肺动脉高压和肺源性心脏病，重者可导致右心衰竭。对心理发育的影响除智力差外，还会产生自卑退缩等心理，性格倔强怪异。

【检查】 有上述“腺样体面容”患儿应考虑本病。患儿张口呼吸，口咽检查可见硬腭高而窄，常伴有腭扁桃体肥大。患儿有鼻阻塞症状，前鼻孔镜检查可见鼻腔内有黏性或黏脓性分泌物。对鼻甲大不易检查者，可充分收缩鼻黏膜后进行检查，可经前鼻孔看到鼻咽部红色块状隆起。对能合作的儿童可进行鼻咽镜检查，可见鼻咽顶部和后壁表面有纵行裂隙的分叶状淋巴组织团块，似半个剥去外皮的橘子，纵沟中常有分泌物，肥大显著的咽扁桃体可充满鼻咽腔。也可用纤维鼻咽镜、鼻内镜检查（彩图 3－6－1）。对患儿可用手指触诊，可触及鼻咽顶部有柔软的块状增生物。鼻咽部侧位 X 线拍片（彩图3－6－2）、CT 可协助诊断。

【治疗】 症状轻者可采用黏膜血管收缩剂，如 0.5%～1%麻黄碱生理盐水，或用抗生素溶液滴鼻，保持鼻腔通畅。预防感冒，治疗邻近器官炎症。若症状重，影响呼吸，伴有鼻炎、鼻窦炎、咽炎、扁桃体炎、气管炎、支气管炎，或分泌性中耳炎久治不愈，以及已有“腺样体面容”或影响小儿发育者，应施行手术切除。手术时一般常同肥大的腭扁桃体一并切除。但是腭扁桃体肥大不明显，也无明确的手术指征者，可单独切除腺样体。腺样体肥大症状重、年龄在 4 岁以上者，宜及早手术切除。

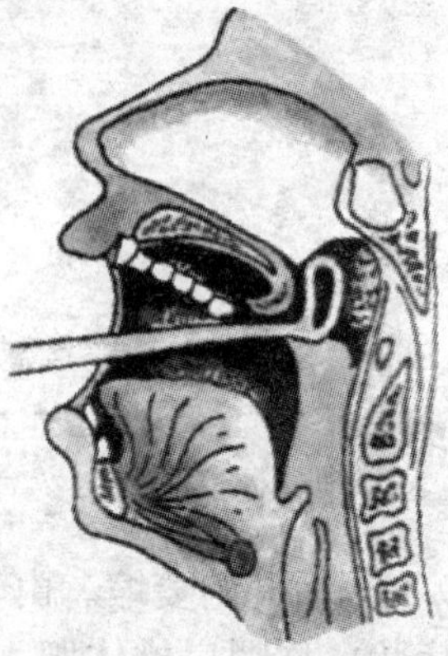
图 3-6-3 腺样体切除术

腺样体切除术一般采用全身麻醉，将腺样体切除器或刮除器沿咽后壁放入鼻咽部（图 3-6-3），将腺样体完全切除。也可以用等离子消融器或电动吸割器切除腺样体。

（蒲章杰 王延飞）

第二节 咽部灼伤

【病因】 咽部灼伤多为误咽沸水或化学腐蚀剂所致，常见于儿童，可导致口腔、咽部黏膜损伤，重者还出现全身中毒。若发生在成人，可见于精神失常或企图自杀者。常见的腐蚀剂为强酸、强碱、来苏儿等。

【病理】 咽部黏膜灼伤程度因误咽物质的温度、化学性质、浓度、进入量及停留时间而异。

【临床表现】

1. 症状 伤后主要症状为口腔、咽部疼痛，饮水及进食使疼痛加重，吞咽疼痛导致咽下困难、流涎。如伴有喉水肿可出现呼吸困难，重度灼伤者常有发热及中毒症状。

2. 检查 口腔及咽部受伤较重的部位常在唇、颊、咽峡、咽后壁、喉入口等处。可见局部充血、肿胀，黏膜起泡、糜烂或表面覆盖白膜。轻度灼伤如无继发感染，3～5 天后白膜自行消退，创面愈合。重度灼伤 2 天～3 周后结缔组织增生，形成瘢痕粘连致咽喉狭窄甚至闭锁。

【治疗】

1. 对伤后呼吸困难渐趋严重者，应准备行气管切开术，以保持呼吸道通畅。

2. 对因强酸、强碱灼烧咽喉部而立即就诊者，应给予中和疗法。强碱灼伤可用醋、橘子汁、柠檬汁中和，强酸灼伤可用镁乳、氢氧化铝凝胶中和。

3. 应用抗生素控制感染。

4. 较重的咽喉灼伤者应使用糖皮质激素治疗，以预防水肿和抑制结缔组织增生。

5. 加强口腔护理，用 1%过氧化氢、朵贝尔溶液漱口，局部可涂甲紫或紫草油，或喷洒碱式碳酸铋粉末保护创面。

6. 进食困难者可采取鼻饲、静脉营养、肠内营养以维持水、电解质、酸碱平衡。

（王延飞 蒲章杰）

第三节 咽异感症

咽异感症（abnormal sensation of throat）常泛指除疼痛以外的各种咽部异常感觉。中医称之为“梅核气”。

【病因】 产生咽异感症的病因极为复杂，许多有关的生理和病理变化还有待进一步探讨，通常认为与下列因素有关：

1. 咽部疾病 各种类型的炎症、扁桃体及会厌病变等。

2. 咽邻近器官的疾病 茎突过长、甲状软骨上角过长、咽侧间隙和颈部肿块、喉部疾病（如慢性喉炎、喉部良性肿瘤和恶性肿瘤）、口腔疾病等。

3. 远处器官的疾病 消化道疾病、心血管系统疾病、肺部疾病、膈疝等。

4. 全身因素 严重的缺铁性贫血、自主神经功能失调、长期慢性刺激（如烟、酒、粉尘和化学药物）、更年期内分泌失调等。

5. 精神因素和功能性疾病 咽喉、气管、食管无器质性疾病，主要由大脑功能失调所引起的咽部功能障碍。

【临床表现】 本症临床常见，30～40 岁女性较多。病人感到咽部或颈部中线有团块阻塞感、烧灼感、痒感、紧迫感、黏着感等。位置常在咽中线上或偏于一侧，多在环状软骨或甲状软骨水平，其次在胸骨上区，较少在舌骨水平，吞咽饮食无碍。病程较长的病人，常常伴有焦虑、急躁和紧张等精神症状，其中以恐癌症较多见。

【检查】

1. 排除器质性病变 对咽异感病人，首先应考虑器质性因素，以免误诊和漏诊。

2. 仔细检查咽部 观察有无黏膜充血、肿胀、萎缩、淋巴组织增生、瘢痕或肿瘤等，还应注意咽黏膜皱褶之间的微小黏膜糜烂、鼻咽顶部的咽囊开口、咽隐窝内的粘连、黏膜下型鼻咽癌、扁桃体实质内的病变等。除视诊外，触诊亦很重要。可采用下列方法进行：①咽部触诊，②颈部触诊，③咽-颈部联合触诊。

3. 邻近器官及全身检查。

【诊断】 根据症状和检查的全部资料进行综合分析后方可作出诊断。诊断中注意区分器质性因素和功能性因素，区分全身因素和局部因素。

【治疗】

1. 病因治疗 针对各种病因进行治疗。

2. 心理治疗 排除器质性病变后，针对病人的精神因素如“恐癌症”等，耐心解释，消除其心理负担。

3. 对症治疗

（1）避免烟、酒、粉尘等，服用镇静剂。

（2）颈部穴位封闭法，可取穴廉泉、双侧人迎，或加取阿是穴进行封闭。

（3）中医中药治疗。

（蒲章杰 王延飞）

第四节 咽异物

【病因】 咽部异物常由于疏忽、仓促进食、牙齿不全、无意中将未咀嚼碎的食物或食物中央夹杂的异物咽下而发生。

异物的种类甚多，有矿物、化学物品、动物、植物等。常见发生原因有下列情况：①饮食不慎，将肉骨、鱼刺、果核等咽下；②儿童玩耍戏闹，将硬币、曲别针、小钉、小玩具、笔帽等放入口内，不慎咽下；③昏迷病人、睡眠或酒醉时发生误咽，将口含物或义齿咽下；

④病人企图自杀，有意将较大尖锐的异物咽下，如小水果刀、小剪刀、钥匙等。异物可停留于咽部成为咽异物，如咽下进入食管，可造成食管异物。

鼻咽部异物：常发生在呕吐、呛咳时误将呕吐物、药片等挤入鼻咽部，或鼻咽部手术填塞物遗留，或是在取喉咽及食管异物时口内脱落，进入鼻咽部。

口咽及喉咽部异物：多是经口进入的细长尖锐异物，常刺入扁桃体、咽侧壁、舌根或会厌谷等处。较大的异物咽下常在梨状窝存留。偶见尖锐异物刺透黏膜进入黏膜下层，埋于咽部黏膜下，成为“埋藏性异物”，常引起继发感染，甚至形成脓肿（图 3－6－4）。

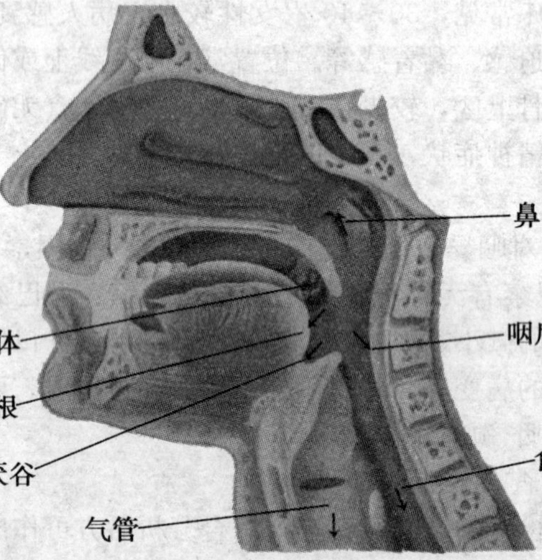

图 3－6－4　咽部异物容易停落的部位及可能进入的方向

【临床表现】 咽部异物最常见的症状是有咽部异物感，吞咽困难，局部疼痛，多呈刺痛，部位比较固定而持续，吞咽时或推动喉部时症状加重。鼻咽部异物常见有鼻阻塞症状，异物存留过久常有腥臭味。若咽部黏膜下有“埋藏性异物”，可有急性炎症症状。如“埋藏性异物”属金属异物（如不锈钢针、屑），亦可长期埋藏而无任何症状。

【诊断】 咽部异物经细心的口咽视诊或作间接喉镜、鼻咽镜检查，一般都较容易发现。如经一般检查未能发现异物，而异物属不透 X 线的异物时，可采用 X 线拍片、CT 扫描检查确诊定位。

【治疗】 口咽部的异物，大部分可在压舌板显露下用镊子或异物钳取出；部位较深，如位于舌根、会厌谷、梨状窝、咽侧壁等处的异物，可用 1%丁卡因液黏膜表面麻醉后，在直接或间接喉镜下用异物钳取出。鼻咽部的异物，经检查确诊定位后，作好充分麻醉，牵开软腭，可在间接鼻咽镜下，用后鼻孔弯钳取出，或用纤维鼻咽镜取出。穿入咽壁黏膜下层的“埋藏性异物”，因日久并发咽后或咽旁脓肿者，需经口或颈侧切开排脓，将异物取出；确诊为咽壁“埋藏性异物”，但无症状者，也可暂时观察不予处理。

（王延飞　蒲章杰）

第四篇　喉科学

第一章　喉科学基础

第一节　喉的应用解剖学

喉（larynx）为单一不成对器官，居于颈前正中，其上方为舌骨及舌根，下方为气管，前方有颈前带状肌及甲状腺，后方有下咽腔及颈椎。成人喉投影高度相当于 C_4～C_6 水平，由一系列软骨、连接软骨的韧带、黏膜及保证软骨活动的肌肉所组成。

一、喉软骨

组成喉的软骨（laryngeal cartilage）从功能上可主要分为两类：一类是支架软骨，另一类是活动软骨。支架软骨有：环状软骨、甲状软骨及会厌软骨，它们均位于颈前正中，单一不成对。活动软骨是杓状软骨。杓状软骨是成对软骨，在发音及吞咽活动中发挥着重要作用。此外，构成喉软骨支架的还有小角软骨、籽状软骨及楔状软骨，由于这些软骨有的并不恒定存在，且在喉生理活动中并无太大作用，故临床意义不大（图 4-1-1）。

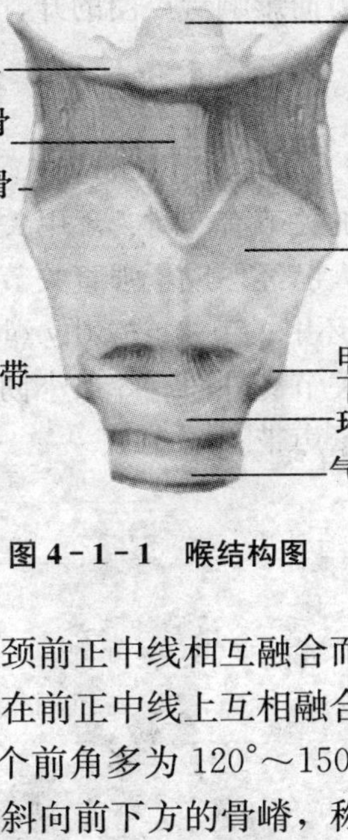

图 4-1-1　喉结构图

（一）甲状软骨（thyroid cartilage）

甲状软骨位于喉正前方，为所有喉软骨中体积最大者。甲状软骨形似一面盾牌，由左、右两块甲状软骨板于颈前正中线相互融合而成，形成一个角在前、开口向后的两面角。这个由左、右甲状软骨板在前正中线上互相融合而形成的前角称为喉结。在成年男性，前角多为 90°，而在女性，这个前角多为 120°～150°，故成年男性的喉结较女性明显。每侧甲状软骨板外面有一条从后上斜向前下方的骨嵴，称为甲状软骨板斜线，为胸骨甲状肌附着处，甲状软骨板上缘的前正中线区软骨向下凹陷呈“V”形，称为甲状软骨切迹，此切迹常作为颈前正中线的解剖标志。甲状软骨板后缘垂直于地面，该后缘分别向上、下延伸，形成甲状软骨上角及甲状软骨下角。两侧的甲状软骨下角与其下方的环状软骨形成环甲关节，而甲状软骨上角借甲舌侧韧带与舌骨大角相连接。甲状软骨板内面从上到下分别有会厌脚、室带及声带附着。成年以后的甲状软骨板会有不同程度的骨化。

（二）环状软骨（cricoid cartilage）

环状软骨位于喉最下方，约达 C_6 水平，是所有喉软骨中惟一完整的软骨环。其形似一杓戒指，前部呈环状，称为环状软骨弓，后部呈板状，称为环状软骨板。环状软骨的每侧分别有上、下两个关节面，上方关节面位于环状软骨板上缘，与其上的杓状软骨形成环杓关节，下方关节面位于环状软骨侧方相当于环状软骨弓与环状软骨板交界处，该关节面与甲状软骨下角形成环甲关节。环状软骨环的完整性对于维持喉腔的通畅至关重要，外伤或手术若造成其断裂，则可引起喉狭窄。

（三）会厌软骨（epiglottic cartilage）

会厌软骨位于喉腔正上方，形似一片“站立的”树叶，其下方的会厌脚借甲状会厌韧带附着于甲状软骨前角上 1/3 与中 1/3 交界处内面。会厌软骨有前、后两个面，前面紧邻舌根，称为舌面，后面面对喉腔，称为喉面。会厌舌面正中黏膜与舌根之间形成舌会厌皱襞，该皱襞两侧为会厌谷。会厌舌面黏膜下组织较为疏松，炎症时易肿胀而阻塞喉腔。

（四）杓状软骨（arytenoid cartilage）

杓状软骨左、右成对，位于环状软骨板上方，为惟一可活动的软骨。该软骨形似三棱柱状，高度约 1.5cm 左右，其基底部与下方的环状软骨板形成环杓关节，该关节使杓状软骨具有侧滑及旋转活动能力。杓状软骨基底部有两个突起，一个突起向前，有声带肌附着，称为声带突，另一个突起向后外侧，有其他喉内肌附着，称为肌突。杓状软骨借其侧滑与旋转活动能力而影响着声门的开、闭，故其在嗓音功能活动中具有重要临床意义。

二、喉的关节、韧带

（一）喉的关节（laryngeal articulation）

喉的关节有 3 对：环甲关节、环杓关节及杓角关节，其中，杓角关节常不恒定出现，或是在成人已经形成了强直关节，故没有临床意义。

1. 环甲关节（cricothyroid articulation）　由甲状软骨下角与环状软骨板关节面之间形成，该关节囊外面有 3 条小韧带加固，其活动范围很有限，主要是使甲状软骨向前下移位，从而拉紧声带。

2. 环杓关节（cricoarytenoid articulation）　从嗓音生理学意义上来说，环杓关节是所有喉的关节中最重要的一对关节，由呈凹面的杓状软骨关节面与其下方呈凸面的环状软骨关节面所组成。环杓关节囊非常松弛，作用是方便杓状软骨进行侧滑及绕中轴的旋转运动：环杓后肌的收缩使杓状软骨肌突内收，从而使声带突外展而打开声门；反之，环杓侧肌的收缩使声带突内收，从而使声门关闭。

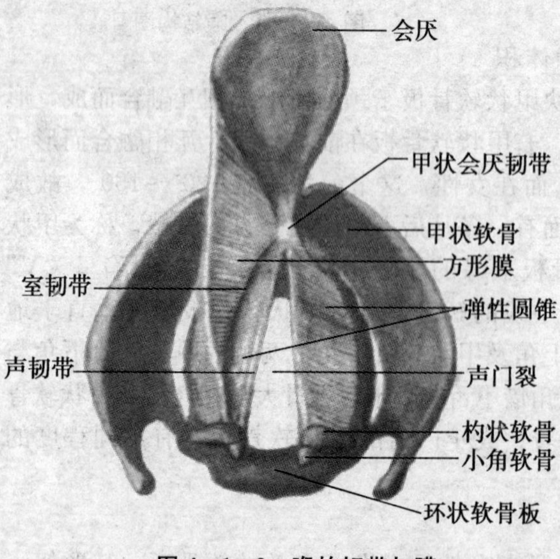

图 4-1-2　喉的韧带与膜

（二）喉的韧带及膜（laryngeal ligament and membrane）

喉的软骨借相互间的膜及韧带相互连接，这种膜及韧带又把喉与毗邻器官及组织相连接为一个有机整体，故从功能上来说，喉的韧带及膜又可分为喉内韧带及喉外韧带

(图 4-1-2)。

1. 喉内韧带及膜　主要有环甲膜、甲状会厌韧带、颊韧带及喉弹性膜。

(1) 环甲膜 (cricothyroid membrane)：为连接环状软骨上缘与甲状软骨下缘的较为坚韧的一层纤维膜，其中份增厚称环甲中韧带，两侧较薄称为环甲侧韧带。

(2) 甲状会厌韧带 (thyroepiglottic ligament)：为连接会厌脚末端与甲状软骨前角后面的纤维韧带。

(3) 颊韧带 (jugal ligament)：呈"Y"形的条形纤维韧带，其下端附着于环状软骨板后上缘正中，上端呈分叉状连接于左、右两侧的小角软骨。

(4) 喉弹性膜 (elastic membrane of larynx)：为喉腔黏膜下一层增厚的纤维，这层纤维膜局部增厚形成 3 组韧带将杓状软骨分别与会厌及甲状软骨连接起来，这 3 对韧带分别是连接会厌侧缘与杓状软骨外侧缘的杓会厌韧带、室韧带及声韧带。

2. 喉外韧带及膜　其作用是将喉体与上方的舌骨及下方的气管环相连，主要有环气管膜、甲状舌骨膜及舌会厌膜。此外，还有附属的小韧带，舌会厌韧带及咽会厌韧带分别将舌根、咽腔与喉相连接。

三、喉　肌

喉肌 (laryngeal muscle) 按功能分为两类：喉内肌及喉外肌。喉内肌的起止均在喉软骨上，直接参与喉的功能活动。喉外肌将喉与颅底、下颌骨、舌骨及胸骨相连，间接参与喉的功能活动。

(一) 喉内肌

根据喉内肌的不同功能活动特点将其分为四组，分别是：声门开放肌、声门关闭肌、声带紧张肌及会厌活动肌 (图 4-1-3)。

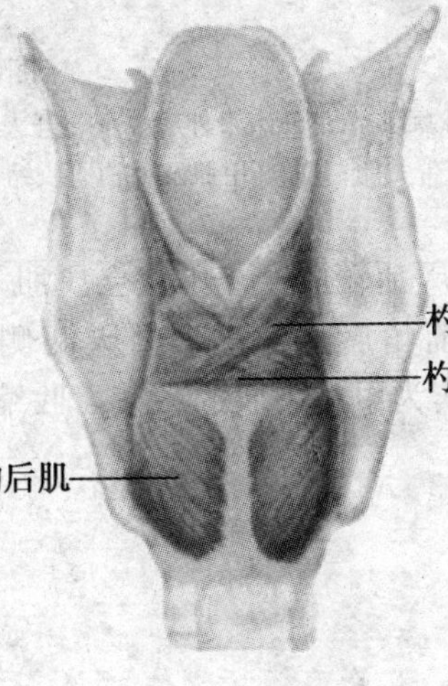

图 4-1-3　喉内肌

1. 声门开放肌——环杓后肌　环杓后肌 (posterior cricoarytenoid muscle)　左右成对，起于环状软骨板背面，止于杓状软骨肌突后内侧。该肌收缩时使肌突向内旋，从而带动声带突向外转，导致声门开放。环杓后肌是喉内肌中惟一一对使声门开放的肌肉，由喉返神经支配。

2. 声门关闭肌——环杓侧肌及杓（间）肌　环杓侧肌 (lateral cricoarytenoid muscle) 左右成对，起于环状软骨弓上缘的后外侧，肌肉斜向后上行走，止于杓状软骨肌突前面，该肌收缩时使杓状软骨声带突内旋，导致声门关闭，其作用与环杓后肌相反。杓（间）肌 (interarytenoid muscle) 为不成对肌，由深面的横肌束及浅面的斜肌束构成，起、止于双侧杓状软骨背面，该肌收缩时使双侧杓状软骨向内滑行，从而关闭声门。环杓侧肌及杓（间）肌由喉返神经支配。

3. 声带紧张肌——环甲肌及甲杓肌

(1) 环甲肌 (cricothyroid muscle)：形似宽三角状，左右成对，起于环状软骨弓前面，其肌纤维呈扇形向后上行走，止于甲状软骨板下缘及甲状软骨下角前缘，该肌收缩时使甲状软骨板向前下转动，从而拉紧声带 (图 4-1-4)。

(2) 甲杓肌(thyroarytenoid muscle)：左右成对，其肌纤维的构成在喉内肌中最为复杂，一般可分为甲杓上肌、甲杓中肌及甲杓下肌几个部分。甲杓下肌是真正意义上的声带肌，起于甲状软骨前角后面下 1/3，肌纤维向后行走，止于杓状软骨声带突，收缩时使声带张力增加。甲杓中肌起点同甲杓下肌，其肌纤维向后行走，分别止于杓状软骨外侧、杓会厌皱襞及会厌侧缘，收缩时使声门关闭，使会厌向喉腔方向关闭。甲杓上肌起于甲状软骨前角后面上 1/3，肌纤维向后止于杓状软骨肌突外侧，收缩时使声带内收。

环甲肌是惟一不受喉返神经支配的喉内肌，由喉上神经外支支配，甲杓肌由喉返神经支配。

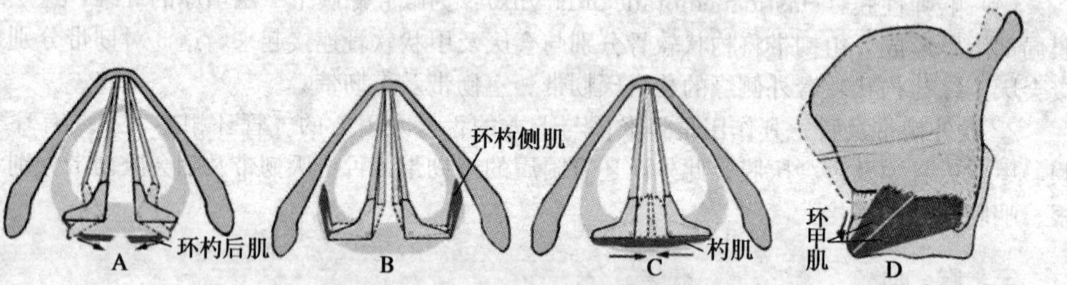

图 4-1-4　喉肌功能示意图

A. 环杓后肌收缩使声带外展，声门开大；B. 环杓侧肌收缩使声带内收，声门关闭；C. 杓肌收缩使声带内收，声带关闭；D. 环甲肌及甲杓肌收缩，使声带紧张

4. 会厌活动肌——甲状会厌肌及杓会厌肌　甲状会厌肌(thyroepiglottic muscle)起于甲状软骨前角后面，止于会厌两侧缘，收缩时会厌向前上转动，杓会厌肌(aryepiglottic muscle)实为甲杓中肌的一束，收缩时会厌向后下转动。甲状会厌肌及杓会厌肌均为喉返神经支配。

(二) 喉外肌

喉外肌将喉与颅底、舌骨、胸骨等连接起来，不直接参与喉的功能活动，按其功能将其分为升喉肌组及降喉肌组。

(1) 升喉肌组：主要有茎突舌骨肌、二腹肌、下颌舌骨肌、颏舌骨肌及甲状舌骨肌。其作用主要是在吞咽时使喉上提从而有利于会厌下降而关闭喉腔。

(2) 降喉肌组：主要有胸骨舌骨肌、胸骨甲状肌及肩岬舌骨肌等，其作用主要是使喉体下降。

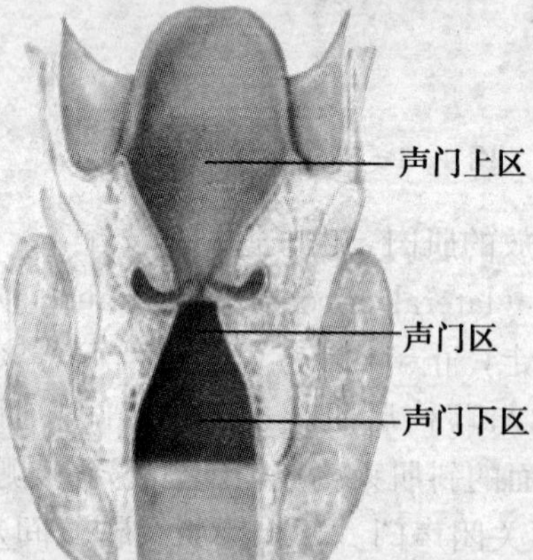

图 4-1-5　喉腔分区示意图

四、喉　腔

喉的各种软骨、韧带、肌肉及被覆的黏膜上皮围成了喉腔，从上到下按解剖及病理特点分为 3 个区，分别是：声门上区、声门区及声门下区(图 4-1-5)。

（一）声门上区（supraglottic portion）

声门上区为位于声门之上的区域，由两个部分组成，分别是上方的喉前庭及下方的室带、喉室。喉前庭形似漏斗口状，前部由会厌喉面构成，两侧为杓会厌皱襞，后部为杓间区。室带前端起于甲状软骨前角中部的后面，向后止于杓状软骨，表面覆盖黏膜，深层为增厚韧带及肌肉。喉室为介于上方室带及下方声带之间的凹陷腔。在喉镜下，喉室为介于室带与声带之间的缝隙状小腔。

（二）声门区（glottic portion）

声门区为左、右两条声带之间的区域，这个区域呈一个尖端向前的等腰三角形裂隙，其长度在男性约25～30mm，在女性约20～23mm。两条声带位于室带下方，但其游离缘较室带更靠中线。声带上面呈水平状，构成喉室的底，下面则斜向外、下方，与声门下区相连。左、右两条声带在前端呈锐角相接，形成声带前联合，在声带后方，则由双侧杓状软骨声带突及杓（间）肌构成声带后联合。在喉镜下，声带呈珠白色，透过黏膜可见少许纵行纤细的血管。

（三）声门下区（subglottic portion）

声带以下、环状软骨下缘以上区域称为声门下区，形状呈一口在下、底朝上的倒漏斗形，其下界接第一气管环。

五、喉的血管

喉的每一侧均有3支供血动脉，分别是：喉上动脉、喉下动脉（环甲动脉）及喉后动脉。喉上动脉起源于甲状腺上动脉，于甲状软骨上角稍前方深入甲状舌骨膜降行于梨状窝黏膜下，供应声门上区喉组织，其终末支与同侧喉后动脉吻合。喉下动脉（环甲动脉）同样起源于甲状腺上动脉，发出后沿同侧甲状软骨板外面斜线下行，于环甲膜前面穿入并与同名对侧血管吻合，形成环甲动脉弓，供应声门下区前部。喉后动脉起源于甲状腺下动脉，管径较小，发出后沿气管两侧上行，并与同侧喉返神经伴行，穿入咽下缩肌后走行于环杓后肌表面，与同侧喉上动脉吻合，供应喉腔后部区域。喉的静脉与同名动脉伴行，喉上及喉下静脉汇入甲状腺上静脉，喉后静脉汇入甲状腺下静脉，部分小静脉直接汇入咽静脉，最终汇入颈内静脉（图4-1-6）。

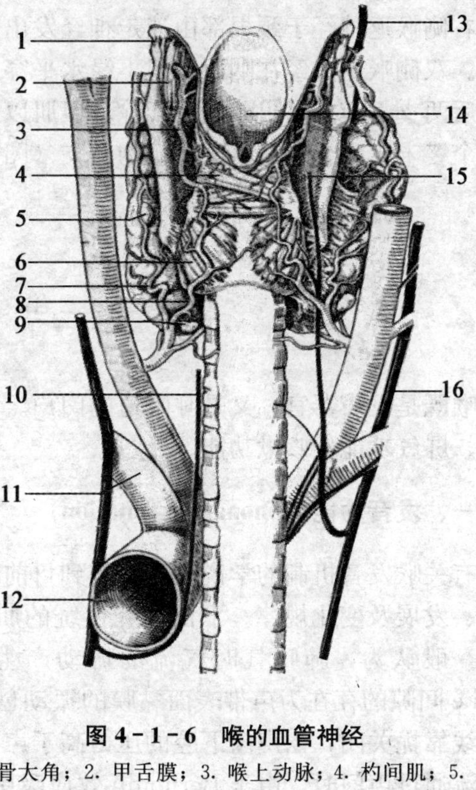

图4-1-6　喉的血管神经

1. 舌骨大角；2. 甲舌膜；3. 喉上动脉；4. 杓间肌；5. 上甲状旁腺；6. 环杓后肌；7. 喉后动脉；8. 甲状腺下动脉；9. 下甲状旁腺；10. 左喉返神经；11. 左锁骨下动脉；12. 主动脉弓；13. 右喉上神经；14. 会厌喉面；15. 右喉返神经；16. 右迷走神经

六、喉的淋巴

喉的淋巴（laryngeal lymph）在喉内形成淋巴网，分为两个区域：声门上区淋巴及声门下区淋巴。声门上区淋巴网特别丰富，而声门下区淋巴网则相对较细、少，声带游离缘淋巴网最不丰富。

七、喉的神经

喉的神经（laryngeal nerve）分布十分丰富，其神经支配靠两支神经：喉上神经及喉返神经，这两支神经均是迷走神经的分支。

（一）喉上神经（superior laryngeal nerve）

喉上神经是以感觉为主的混合神经，起自颈静脉下方的迷走神经干，斜向前、向下走行，于舌骨大角水平分为内、外两支。外支沿咽下缩肌表面垂直下降，于甲状软骨板后缘弯曲向前达环甲肌并支配该肌，部分纤维穿入环甲膜，分布于声门下区黏膜；内支穿入甲舌膜后，又多分为 3 小支，司同侧喉腔黏膜感觉。

（二）喉返神经（recurrent laryngeal nerve）

喉返神经为以运动为主的混合神经，其左、右行程不同。左侧喉返神经起源于胸腔的迷走神经干，向后绕到主动脉弓后方后上行于气管食管沟内，再沿左侧甲状腺背面继续上行达喉。右侧喉返神经于颈根部由迷走神经发出，然后绕过右锁骨下动脉，沿右气管食管沟上行达喉。双侧喉返神经在咽下缩肌下缘水平穿入喉腔。大部分喉返神经于环甲关节稍下方分为前、后两支，前支发出分支支配除环甲肌以外的所有喉内肌，后支上行与同侧喉上神经内支的一个终末支吻合形成盖氏神经吻合支（图 4－1－6）。

（蒲章杰　王延飞）

第二节　喉的生理

喉既是发声器官，又是呼吸道的门户。其主要生理功能是：发音功能、呼吸功能、吞咽功能、屏气功能及咳嗽功能。

一、发音功能（phonation function）

有关喉发音机制的学说有多种，到目前为止，任何一种单一学说均难以全面解释嗓音的发生、发展及变化规律。下面简介传统的肌弹力学说，以帮助大家概要地理解喉的发音功能：一般认为，肺呼气时气流的振动产生声音，而这个振动就是由声带产生的。声带 Reinke 间隙的存在为声带表面黏膜的振动创造了有利条件，发音时双侧声带全段同步内收在中线靠拢关闭，当声门下腔的压力高于声门关闭压时，气流冲声门而出振动声带，而当高速气流通过声门时，由于 Bernoulli 效应吸引双侧声带相互在中线靠拢关闭声门，声门下腔的压力又升高，当此压力高于声门关闭压力时，声门又被气流冲开放，如此周而复始，每秒钟内通过声门的气流振动的频率决定了音调的高低。当然，正常嗓音最后的形成，还有赖于咽腔、口腔、鼻腔及口唇的结构与功能正常。

二、呼吸功能（respiration function）

呼吸活动的正常进行有赖于喉腔的正常开放及管腔结构的完整，尤其是环状软骨的正常完整。中枢神经系统对喉内肌的控制作用又可在呼气及吸气期调整声门裂的宽窄，有利于空气的进出。

三、吞咽功能（swallow function）

喉在吞咽活动中扮演着重要角色。当吞咽、呕吐及食物反流时，喉腔需及时关闭以防止误吸。喉腔的关闭主要从以下几个方面来实现：升喉肌的作用使喉体上升以利于会厌关闭喉入口，喉内收肌组的作用使室带及声带内收关闭喉腔。

四、屏气功能（breathholding function）

当需要胸、腹腔一定压力而有助于进行如举重、跳高、咳嗽及排便等活动时，声带内收使声门关闭，呼吸暂停，胸、腹腔内保持一定压力，从而有利于上述活动的完成。

五、喉的循环反射系统

主动脉的压力感受器的传入纤维，经过喉的深部组织、交通支、喉返神经感觉支，传至中枢神经，形成反射弧。喉内这些神经如果受到刺激则会减慢心率或出现心律不齐，喉内表面麻醉，不会消除这种反射，因为神经位置深，当施行气管插管和喉、气管支气管镜检查喉部扩张时，则会引起这一反射，此反射可用阿托品抑制。

（王延飞　蒲章杰）

第三节　喉的临床检查

一、喉部的一般检查

（一）喉的外部检查

首先观察喉的外部有无畸形、大小是否正常、位置是否在颈前正中部、两侧是否对称。应注意喉部有无肿胀、触痛、畸形以及颈部有无肿大的淋巴结或皮下气肿等。触诊时用拇指、食指按住喉体向两侧推移，可扪及正常喉关节的摩擦和移动感觉，如病变累及喉内关节，这种感觉往往消失。

（二）间接喉镜检查

间接喉镜检查是临床最常用、最简便的检查法。将间接喉镜置于口咽部，观察镜中喉及喉咽部的影像。检查时让受检者正坐，上身稍前倾，头稍后仰，张口，将舌伸出。检查者先调整额镜对光，使焦点光线能照射到悬雍垂，然后用纱布包裹舌前部 1/3，避免下切牙损伤舌系带，以左手拇指（在上方）和中指（在下方）捏住舌前部，把舌拉向前下方，食指推开上唇，抵住上列牙齿，以求固定。再用右手按执笔姿势持间接喉镜，稍稍加热镜面，使不起雾，但切勿过热，以免烫伤黏膜。将喉镜伸入咽内，镜面朝向前下方，镜背紧贴悬雍垂前面，将软腭推向上方，避免接触咽后壁引起恶心。检查者可根据需要，略转动和调整镜面的角度及位置，首先检查舌根、舌扁桃体、会厌谷、喉咽后壁、喉咽侧壁、会厌舌面及游离缘、杓状软骨及两侧梨状窝等处。然后嘱受检者发"衣——"的声音，使会厌上举，此时可观察到会厌喉面、杓状会厌襞、杓间区、室带与声带及其闭合情况。

在正常情况下，喉及喉咽左右对称，梨状窝无积液，黏膜呈淡红色，声带呈珠白色条状。发"衣"声时，声带内收，向中线靠拢，深吸气时，声带分别向两侧外展，此时可通过声门窥见声门下区及部分气管软骨环。检查时应注意观察喉的黏膜色泽，有无充血、水肿、增厚、溃疡、瘢痕、新生物或异物存留等，同时观察声带及杓状软骨活动情况。若会厌不能上举妨碍观察时，可让受检者发高音的"衣"声，以便暴露声门。若经上述努力仍检查困难时，可在黏膜表面麻醉后，让受检者自己拉舌，检查者用左手持喉镜，右手持会厌拉钩将会厌拉起，进行检查。对于咽反射敏感者，可于悬雍垂、软腭和咽后壁处喷以1%丁卡因2～3次，表面麻醉黏膜后再进行检查。

二、喉的内镜检查

（一）喉纤维内镜检查

喉纤维内镜又称纤维喉镜，检查时患者取坐位或仰卧位，在鼻、咽喉处施以表面麻醉。检查者左手握镜柄的操纵体，右手持镜杆远端，轻轻送入鼻腔，沿鼻底经鼻咽部，进入口咽，调整远端伸至喉部。可观察舌根、会厌谷、会厌、杓状会厌襞、梨状窝、室带、喉室、声带、前连合、后连合及声门下区，并能窥清直接喉镜下不能检查的部位，如会厌喉面、喉室等处。纤维喉镜可顺利检查颈部有畸形和张口困难者，亦可用于年老体弱者。若镜管同时配以负压吸引及活检钳插入通道，可同时进行吸引及局部活检。

（二）电子喉纤维内镜检查

喉电子内镜影像系统是在纤维内镜尖端配以电荷耦合装置，获得的影像转换为电子信号后传输，同时可连接于数字影像处理系统，进行实时动态处理、重建、放大，并可避免传统喉镜影像上的蜂房影像。由于最初的尖端相对较厚，起先用于胃肠道的检查，后用于支气管镜检查。1993年鼻喉电子内镜影像系统投入市场，比传统的纤维喉镜具有更佳的辨别率。

（三）直接喉镜检查

直接喉镜（direct laryngoscope）检查并不是喉的常规检查法，它的基本原则是使口腔和喉腔处于一条直线上，以便视线直达喉部，检查喉腔各部。一般用于间接喉镜检查不能查明的局部病变；或因解剖上的原因，如会厌短而后倾呈婴儿型，不易上举；或在小儿间接喉镜检查不合作时；也有因声门下区、梨状窝、环后隙等处病变，间接喉镜不易查清者，常需作直接喉镜检查。

三、影像学检查

影像学检查在喉部疾病的诊断中有重要作用，目前所采用的方法有常规X线检查、计算机断层摄影（CT）和磁共振成像（MRI）。

（一）常规X线检查

常用的有喉正侧位片、喉正位体层摄片，主要用于诊断喉部肿瘤及喉狭窄的范围。

（二）CT 检查

包括横断面扫描、造影剂增强扫描。喉外伤时通过平扫可显示有无喉软骨骨折、错位，喉腔内有无黏膜撕脱、黏膜下血肿及外伤后喉腔阻塞的情况。用于喉肿瘤时可了解肿瘤大小、侵犯范围，喉软骨是否受累，颈部淋巴结转移情况等，为喉癌的 TNM 分期和制定手术方案提供依据。

（三）MRI 检查

MRI 对软组织的显示优于 CT，对喉软骨的显示不如 CT，故目前 MRI 检查在喉部的应用主要是显示肿瘤的大小以及侵犯的范围，如 MRI 的 T1 加权像显示会厌前间隙内高信号的脂肪中出现等信号的软组织块影，表示声门上喉癌侵犯到会厌前间隙。MRI 检查能更清楚地显示颈部淋巴结转移。

（蒲章杰　王延飞）

第二章　喉部先天性疾病及畸形

第一节　先天性喉蹼

喉腔内有一先天性膜状物，称为先天性喉蹼（congenital laryngeal web），其具体发病原因不详，可能与遗传及喉腔发育不全有关。本病可伴有其他先天性畸形，亦有一家中数人发生的报告。发生于声门上区的喉蹼称为声门上蹼，多见于两侧室带之间；发生于两侧声带之间的喉蹼称为声门间蹼（彩图 4－2－1）；发生于声门下区的喉蹼称为声门下蹼。声门间蹼最多见，其次为声门上蹼，声门下蹼较少见。胚胎第 8 周时，杓间的封闭上皮开始吸收，若喉腔内组织吸收不全，形成先天性喉蹼，若基本没有吸收，则形成先天性喉闭锁。因组织吸收过程自后向前，因此以声门前部喉蹼较多见，少数出现于声门后段。极少数病人可发现喉腔前、后部分均有蹼状膜，仅膜中间留一小孔，称为喉隔，蹼若将喉腔完全阻塞，称为先天性喉闭锁。

【临床表现】 喉蹼的临床表现随蹼的大小不一而异，婴幼儿症状与成人症状亦有差异。大的喉蹼常导致喉阻塞及严重的吸气性呼吸困难，患儿无哭声，若不及时抢救，可因窒息而死亡，中、小程度的喉蹼常出现声音嘶哑、哭声弱及不同程度的吸气性呼吸困难。成人喉蹼常无明显症状，可出现不同程度声嘶，不经喉镜检查常难以发现疾病。

【诊断】 早期诊断，以防引起患儿窒息。喉镜检查时，可见喉腔内有白色、粉红色蹼状膜，多位于两侧声带之间，声带外展时，蹼平整，声带内收时，蹼可向上或下皱缩呈团块状。

【治疗】 喉蹼小而无明显症状时，可不治疗。蹼较大而引起明显声嘶或呼吸困难时，可应用激光切除。对于先天性喉闭锁患儿，应立即在直接喉镜下插入婴儿型硬管支气管镜，吸出气管、支气管内分泌物，以防患儿窒息。

第二节　先天性喉喘鸣

先天性喉喘鸣（congenital laryngeal stridor）是指婴儿出生后因喉部组织软弱松弛，吸气时喉组织塌陷、喉腔狭窄而引起的吸气期的喉鸣，可由会厌卷曲、喉组织软弱、会厌大而软或杓状软骨脱垂引起。

【临床表现】 婴儿出生后即出现吸气期喉鸣及胸骨上窝、肋间窝、锁骨上窝凹陷，喉鸣声响大小不一，症状可为间歇性或持续性，睡眠或安静时无症状，哭闹时症状明显，但哭声及咳嗽声正常，无声音嘶哑现象。症状严重者可出现呼吸困难及发绀等症状。

【诊断】 详细询问病史，根据出生后即出现吸气性喉鸣、“三凹”征，无声音嘶哑，哭声正常可作出初步诊断，直接喉镜下挑起会厌后喉鸣消失，则可确诊。

【治疗】 症状不严重的，可不治疗，仅需对患儿加强营养，预防感冒及其他上呼吸道感染，吸入性呼吸困难明显者，需行气管切开术。

（蒲章杰　王延飞）

第三章　喉部的炎性疾病

第一节　急性喉炎

急性喉炎（acute laryngitis）是喉黏膜急性弥漫性炎症，病情轻重悬殊，此病多发生于冬春季节，是一种常见的急性呼吸道感染性疾病。

【病因】

1. 感染　常发生于感冒之后，多在病毒感染的基础上合并细菌感染，多继发于鼻腔、鼻咽及口咽部的急性卡他性炎症，也可单发于喉部。致病菌有金黄色葡萄球菌、溶血性链球菌、肺炎链球菌等。

2. 用声过度　用声过度也可引起急性喉炎，如说话过多、大声喊叫、剧烈咳嗽等。

3. 其他　喉部外伤、吸入有害气体及粉尘、烟酒过度等均可引起急性喉炎。

【临床表现】

（一）症状

1. 声嘶　是急性喉炎的主要症状，严重者可失音。

2. 喉痛　一般不严重，发音时加重，伴有咽喉部不适、干燥和异物感。

3. 咳嗽、咳痰　初为干咳，至晚期则脓性分泌物增多，出现咳痰现象，有时分泌物黏稠而难以咳出。

4. 多数患者伴有鼻部、咽部症状。

5. 成人全身症状轻，小儿多严重，可有发热、畏寒、食欲不振等症状。

（二）检查

喉镜检查可见喉黏膜弥漫性充血，以声带处为重，声带表面有黏液或黏脓性分泌物附着，声带有时增厚，虽运动尚好，但闭合不全。

【诊断】　根据病史有上呼吸道感染及过度用声等诱因而导致声嘶，及喉镜检查见双声带充血，可诊断急性喉炎。

【治疗】

1. 抗感染治疗　应给予足量抗生素及适量糖皮质激素。

2. 控制用声　尽量少讲话，使声带得以休息。

3. 可以行蒸汽或雾化吸入　使喉黏膜保持湿润，同时也可加入药物进行吸入而达到治疗目的。

4. 全身可给予支持治疗。

第二节　小儿急性喉炎

小儿急性喉炎（acute laryngitis in children）是小儿以声门下为主的喉黏膜急性炎症。

好发于6个月～3岁的儿童，由于小儿喉腔小，黏膜下组织疏松，炎症时易发生肿胀而导致喉腔狭窄而出现呼吸困难。另外，小儿咳嗽反射差、力量小，分泌物不易咳出。同时小儿神经系统不稳定，易受炎症刺激而发生喉痉挛，因而其症状较严重。

【病因】 多发生于上呼吸道感染，如普通感冒、急性鼻炎、急性咽炎等，也可继发于流行性感冒、麻疹、百日咳等。

【临床表现】 起病急，主要症状为声嘶、阵发性犬吠样咳嗽、吸气性喘鸣，严重时，可出现吸气性呼吸困难、三凹征，同时可出现发绀、面色苍白、出汗、烦躁不安，此时如不及时治疗会造成患儿死亡。

【诊断】 依据病史、症状及体征可以作出初步诊断，因小儿不配合，若强行检查易引发喉痉挛造成窒息，故行喉镜检查应慎重。在诊断时也应与气管异物、小儿喉痉挛、先天性喉病等疾病相鉴别。

【治疗】

1. 本病易造成喉梗阻而危及患儿的生命，故解除呼吸困难是治疗该疾病的关键。及时、足量应用抗生素及激素进行抗炎和消除水肿，同时作好气管切开的准备，如药物治疗无好转，则应及时行气管切开。

2. 吸氧、雾化或蒸汽吸入、化痰、解除痉挛也是重要的治疗手段。

3. 使患儿安静，减少哭闹。

4. 加强全身支持治疗，维持水、电解质平衡。

第三节 急性会厌炎

急性会厌炎（acute epiglottitis）又称声门上喉炎，起病急，发展迅速，容易导致上呼吸道梗阻，是一种可危及生命的严重感染，多发生于冬春季。

【病因】

1. 感染 感染是最常见病因，致病菌有流感嗜血杆菌、葡萄球菌、A群乙型溶血性链球菌、肺炎链球菌等。

2. 变态反应 对某种变应原发生反应，引起会厌变态反应性炎症而导致会厌肿胀。

3. 其他 外伤、异物、创伤、吸入有害气体、误咽化学物质、放射线损伤等。

4. 邻近组织的急性感染波及会厌。

【临床表现】

1. 全身症状 发热，畏寒，体温38～39℃，全身不适。

2. 咽喉疼痛 多数病人有剧烈咽喉痛，吞咽时加重，严重者出现说话含糊。

3. 呼吸困难 会厌肿胀严重时，可出现吸气性呼吸困难，如病情进一步恶化，可导致窒息，甚至死亡。

4. 吞咽困难 轻者咽部有阻塞感，重者可出现饮水呛咳，甚至连唾液也难以咽下。

【检查】 应特别注意患者的全身状况，有无明显的呼吸困难。喉镜检查：可见会厌明显充血、肿胀，严重时会厌肿胀可呈球形，由于会厌肿胀无法抬举，故声带、室带等喉部结构不能窥清。实验室检查：白细胞总数增加，中性粒细胞多增加。影像学检查：一般较少应用，儿童不能配合检喉时，喉部X线侧位片有助于诊断。

【诊断】 对有剧烈咽喉疼痛且吞咽加重者，口咽部检查无明显异常或不足以解释症状时应作喉镜检查，如见充血、肿大的会厌即可诊断为急性会厌炎。

【治疗】

1. 抗感染　全身用足量抗生素和糖皮质激素。

2. 气管切开　病人床边应准备好气管切开包及抢救设施，如呼吸困难严重者需立即作气管切开。

3. 如有会厌脓肿，需及时作脓肿切开。

4. 注意全身状况的纠正，注意水、电解质平衡。

第四节　慢性喉炎

慢性喉炎（chronic laryngitis）是指喉部慢性非特异性炎症，是喉部常见病，临床上将其分为慢性单纯性喉炎（chronic simple laryngitis）、肥厚性喉炎（hypertrophic laryngitis）和萎缩性喉炎（atrophic laryngitis）。

【病因】

1. 过度用声或用声不当，多见于长期用嗓的人员，如教师、讲解员、导游等。

2. 急性喉炎反复发作。

3. 鼻腔、鼻窦及咽部慢性炎症直接蔓延至喉部。

4. 吸入有害气体或粉尘。

5. 烟酒过度。

6. 下呼吸道疾病，长期咳嗽及分泌物刺激喉部黏膜。

【临床表现】

1. 声音嘶哑为慢性喉炎的主要症状，程度轻重不一，有些患者禁声一段时间后声嘶缓解，但讲话多了又出现声嘶，还有一些患者晨起声嘶较重，待讲一段时间话后或喉部分泌物咳出后声嘶反而减轻。

2. 喉部不适感，喉部有时有疼痛感、异物感、烧灼感及干燥感。

3. 有的患者喉部分泌物增多，每当讲话时需咳嗽清嗓才感轻松。

【检查】

1. 慢性单纯性喉炎　喉黏膜弥漫性充血，声带为粉红色，声带边缘圆钝，两侧对称，黏膜表面有黏稠的分泌物附着，常于声门运动时在两侧声带之间形成黏液丝。

2. 肥厚性喉炎　两侧声带除充血外，还有不同程度的肥厚，边缘圆钝，室带也肥厚，且常因肥厚而掩盖声带。杓间区黏膜亦肥厚。

3. 萎缩性喉炎　喉黏膜干燥、变薄而发亮，严重者喉黏膜表面有黄绿色或褐色痂皮形成，声门常常闭合不严。

【诊断】 临床上根据症状和检查，诊断并不难。但引起声嘶的原因很多，需与诸多疾病相鉴别。如急性喉炎、喉异物、喉白喉、声带小结或声带息肉、癔病性失声、声带麻痹、喉结核或喉梅毒、喉外伤、喉乳突状瘤以及喉癌等。

【治疗】

1. 去除病因　如避免长期过度用声，注意嗓音休息，戒除烟酒，去除有害气体和粉尘刺激因素，积极治疗鼻、鼻窦、口咽及下呼吸道等处的慢性疾病。

2. 局部可用蒸汽或雾化吸入治疗。

3. 中西医结合治疗。

（崔晓波）

第四章　嗓音与言语疾病

言语交流是人类活动的基础，人的发声器官具有复杂的功能，主要是发声和言语。临床嗓音学是一门研究发声和言语障碍病因、临床表现及防治方法的科学。

第一节　发音障碍

【发声器官及病因】 声音的发生有赖于以下器官：动力器官、振动器官、共鸣器官和构音器官。发音时声门下气流振动声带产生原始基音，后经共鸣及构音器官的调节形成最终的言语。

1. 动力器官　即呼吸器官，包括肺、胸廓及有关的呼吸肌群。其主要功能是提供声音产生及维持的气流动力。

2. 振动器官　主要的振动器官是喉，其振动体为声带，靠呼出的气流冲击和振动闭合的声带而发出声音。声音具有3个主要因素，即音强、音调和音色。音强（intensity）指声音的强弱，取决于声带振动的幅度，并与声门下气流压有关。声门下压高，声带振幅大，音强大，声音则响；反之声音就弱。音调（pitch）指声音的高低，取决于声带振动的频率，而其频率与声带长度、厚度、紧张度有关。声带短、薄而紧张者，振动次数多，音调高；反之则音调低。音色（timbre）指声音的品质，因人而异，取决于人声泛音的多少和强弱。

3. 共鸣器官　发声时参与共鸣的器官有鼻腔、鼻窦、咽腔、喉腔、口腔、胸腔等。其作用为使微弱音量、单调难听的喉原音变成和谐、圆润、丰满的声音，并赋予声音独特个性。

4. 构音器官　主要通过唇、舌、齿、腭及颊，变化口腔和咽腔形状或容积，发出元音和辅音。发音时气流不受阻碍，根据张口大小、唇的圆扁及舌位的前后、高低，形成不同的元音。气流在吐字器官受到阻力而发出辅音。

【临床表现】 有音强、音调及音色3方面的反常。

1. 音强反常　正常的声响强度调整范围有上下20dB的变化。

(1) 功能过强性嗓音障碍（hyper-functional voice disorders）：发出的声音尖、弱、不悦耳，是由于声带及共鸣腔肌肉过度收缩，使声带张力太大，声门关闭过紧，共鸣腔变小所致。如发声时过于紧张、方法不当或唱歌时选择音域不恰当等。

(2) 功能减弱性嗓音障碍（hypo-functional voice disorders）：发出的声音如吹风样呼气声，声音嘶哑和漏气、低弱、发声不能持久、易疲劳。由于喉肌张力减退、声带松弛所致。检查可见声带闭合不全，如双侧减弱，发声时声门裂呈梭形或三角形裂隙，单侧减退时呈弓形裂隙。多见于各种原因引起的喉麻痹、发声方法不当或喉内肌肌炎后肌纤维萎缩导致的喉肌张力下降。

2. 音调反常　正常的语调，女性约为256Hz，男性约为128Hz。语调的高低虽然有个体差异，但如语调超过或低于正常人一个音阶（8度音调）以上，属音调反常。男性青春期变声障碍为高频反常，又称“男声女调”，是由于性激素分泌不足或受精神因素等影响，变声期音调不降，带着童声进入成年期。低频反常较少见，女性用男性激素治疗疾病后，可出现语调过低。

3. 音色反常（abnormal timbre）　喉部病变引起的音色反常表现为发出的声音沙哑、嘶哑、粗糙及失声等。共鸣腔病变所致的音色变化表现为开放性鼻音和闭塞性鼻音。

（1）室带性发声障碍：为发声时室带内收参与发音而出现嗓音异常。较常见的病因为代偿性室带内收，如声带运动障碍、手术切除声带后、慢性喉炎等可致室带代偿内收或代偿性肥厚。表现为语声沉闷、沙哑、粗糙、音调低沉、发声费力、易疲劳。喉镜检查可见发音时室带内收，向中线靠拢，部分或全部遮盖声带。

（2）痉挛性发音障碍：为喉肌张力障碍而致喉部发声运动紊乱引起的发音困难。分为两型：一型是内收型，较常见，其特征为发音时声带过度内收或闭合过紧，出现发音频繁中断、失去连贯性，声音震颤、挤压感，发声疲劳；另一型为外展型，较少见，表现为发音时声带外展，发音频繁中断及暂时性漏气。发声时常伴有颈面部肌肉痉挛，并呈种种面部怪像，或表现颈静脉怒张。耳语、歌唱、哭笑时发音往往正常。喉肌电图检查可见喉肌异常肌电活动。

【检查】

1. 一般检查

（1）喉部检查：间接喉镜及纤维喉镜检查，了解声带的色泽、形态、运动和声门闭合状况。检查时应分别观察呼吸时及发声时的声带情况。

（2）共鸣器官检查：包括鼻腔、鼻窦、咽腔、口腔的检查，有无水肿、炎症及肿瘤等。

2. 发声功能检查

（1）声时测定：声时也称时值，是深吸气后能持续发声的最长时间，可以推测受检者喉部调节功能及发声的持续能力。

（2）气流率测定：以每秒钟经声门呼出的气流量（ml）除以声时（s）所得的值为气流率。正常时认为气流率小于200ml/s。声带有病变时，由于声时缩短，气流率高于正常人。

（3）发声频率范围测定：通过发声频率检查装置，可测试声音的频率范围。一般选单元音进行测试。声带有病变时，发声功能减退，致最低频率提高，最高频率降低，发声频率范围变窄。

（4）喉动态镜检查：主要用于了解声带振动状况。由于喉动态镜具有与声带振动频率一致并同步的光源，检查时可观察声带振动方式、幅度、黏膜波、对称性、周期性及闭合状况等。正常情况下，发低音时，声带振动速度慢、振幅大；发高音时，振动速度快、振幅小。正常两侧声带振动时声带黏膜波同步对称。

（5）喉肌电描记法：是利用肌电描记器将声带肌、环甲肌等喉内肌活动时所产生的肌电流引导出来，加以放大并将其电位变化记录下来而形成的描记图。

3. 影像学检查　平静呼吸及发声时喉部影像学检查可用于嗓音病变的研究。X线喉侧位片、胸部正侧位片、食管钡透，及喉CT、MRI等检查，有助于发音障碍病因的查找和鉴别诊断。

【治疗】　发音障碍的病因较复杂，目前常用的治疗方法包括：

1. 发音休息　声带因炎症或手术后引起反应性充血、肿胀时，应禁声或少说话，使声带休息，以利炎症消退。

2. 音声训练

（1）对于喉肌功能过强如男声女调，男性青春期变声异常致语调高尖者，应引导患者在发声时使喉肌放松，语调降低。采用发声咀嚼法或叹息哈欠法有助于改善发声。

（2）对于喉肌功能弱者，练习屏气动作，使声带紧闭；或采用挤压甲状软骨板法，使声带内收。经过反复练习，有助于增加声带张力。

（3）对于音色反常者，进行呼吸训练，调节呼吸及发音，改胸式呼吸为胸腹式混合呼吸，控制呼气能力，使呼气慢而均匀，呼气期延长。

3. 药物及物理治疗

（1）雾化吸入与理疗。

（2）药物离子透入疗法。

（3）脉冲嗓音治疗法。

（4）激光治疗。

（5）肉毒素 A 喉内肌注射。

4. 手术治疗　良性增生性病变经药物治疗未能消退者，可行嗓音显微外科手术切除，手术时应避免损伤正常声带。

5. 重视嗓音保健。

6. 精神心理治疗　功能性发音障碍的患者进行嗓音及言语矫治的同时应配合心理治疗。

第二节　言语障碍

语言（language）是用声音、姿势、动作、表情、图画等符号作为代码的系统。言语（speech）是口说的语言。以语音为代码的言语是人类最常用于交流的工具。眼、耳等感觉器官接受外界各种信息后，传递至大脑，经言语中枢、神经系统和舌、腭、咽、唇、齿等言语器官的配合协调，最终形成言语。

正常言语的形成须具备 5 个基本解剖生理条件：①听觉、视觉功能良好；②完善的言语中枢：习惯用右手者，言语中枢在左侧大脑颞叶，习惯用左手者，则在右侧颞叶；③与言语有关的神经联络通路通畅；④小脑的协调功能良好；⑤声带、舌、腭、唇、齿等言语器官正常。如形成言语的任何一个环节有病变时，均可引起言语障碍。此外，言语的正常与否，还与精神、情绪、习惯、训练及环境条件等有关。

【分类及临床表现】

1. 言语缺陷

（1）学语迟缓：小儿言语发育的年龄可有个体差异，一般指 2 岁时仍不会任何言语者，可列入学语迟缓。常见的病因有听力障碍、大脑发育不全、智力低下、脑外伤、言语器官结构异常，表现为表达能力低于同龄儿童，或所用词汇与其年龄不相适应。重者则不会讲话。

（2）发声困难：是构音器官缺陷或支配发音运动的神经系统功能障碍所致的言语问题。多由中枢运动神经系统功能障碍或周围性肌肉病变，如小脑病变、脊髓空洞症、重症肌无力时，舌、软腭等言语器官的肌肉发生痉挛、瘫痪或共济失调而引起。表现为言语含糊不清，讲话费力、缓慢，发不出或发不好某些音，但无语句结构或用词方面的缺陷。

（3）言语困难：系对言语的组成、表达及理解有障碍的病态，常伴有定向力丧失、进食困难及大小便失禁等。多发生于脑血管意外、颅脑外伤、脑炎后遗症、脑肿瘤等。以言语表达能力缺陷为主者，表现为不能用单词或语句表达自己的意愿。接受能力障碍为主者，常表现为不理解别人的言语。

（4）失语症：是由大脑病变引起的言语功能障碍。脑脓肿、脑血栓、脑肿瘤疾病，如侵犯大脑颞叶言语中枢时，则引起失语症。有言语表达障碍，不能说出想说的话，用手势表达意愿者，为运动性失语。说话能力正常，但不能记忆起有关的词语，不能理解别人说话的意义，是为感觉性失语。对有关的或特定的人、物和事的名称或其相互关系不能准确而恰当地说出者，是为命名性失语。

2. 语音缺陷

（1）构音困难：由于腭裂、舌体肥大、舌系带过短、咬合不佳、腭咽闭合不全、软腭麻痹、听力障碍、不良发声习惯等可引起语音不清、吐字不准。

（2）口吃：是言语节律异常，多发生于儿童言语发育时期。病因不明，可能与大脑对言语器官的支配不协调、不正确的模仿、遗传等因素有关。常表现为首字难发、语句中断或语词重复，致说话不流畅。

【治疗】 针对病因，采取相应的治疗措施。

1. 因听力障碍致病者，应尽早进行声导抗测试、耳声发射检测及听性脑干诱发电位等检查。根据病因及听力减退的程度，积极治疗，提高听力，并加强言语训练。

2. 及时治疗腭裂、唇裂等言语器官疾病，以便尽早进行言语训练。

3. 言语训练　对于学语迟缓、口吃、脑血管意外遗留的言语障碍，应加强言语训练。训练要有耐心，持之以恒，并克服紧张情绪，树立信心，敢于与人交谈，增加实践机会。

（蒲章杰　王延飞）

第五章 喉肿瘤

第一节 喉部良性肿瘤

喉部良性肿瘤指发生于喉部，在临床及病理表现上具有良性特点的真性肿瘤。这些良性肿瘤多起源于上皮或结缔组织，由高分化的成熟细胞组成，不向邻近组织浸润或远处转移。喉部的良性肿瘤以乳头状瘤最多见，其他还有神经鞘瘤、血管瘤、软骨瘤、纤维瘤等，但在临床上少见。本节将对喉乳头状瘤着重介绍。

喉乳头状瘤（papilloma of larynx）约占喉部良性肿瘤的70%，发病率无明显性别差异，可发生于任何年龄，甚至新生儿，但以10岁以下儿童多见。发生在儿童的乳头状瘤常为多发性，生长较快，易复发，在青春期以后复发的趋势降低，甚至有可能自行消失，成人乳头状瘤多为单发，有恶变倾向。

【病因】 喉乳头状瘤的病因尚不十分清楚，目前认为由乳头状瘤病毒（HPV）感染引起，近年研究证明，在HPV的各个亚型中HPV6和HPV11是喉乳头状瘤的主要致病因素。电镜检查已证实在细胞内有乳头状瘤病毒体的存在。也有人认为喉乳头状瘤与喉部慢性刺激及内分泌失调有关。

【病理】 喉乳头状瘤是一种来自上皮组织的真性良性肿瘤，由复层鳞状上皮及其下富含血管的结缔组织向表面呈乳头状生长形成，一般不侵犯基底组织，可单发或多发。

【临床表现】 声音嘶哑以至失声是最常见症状，病程较长，药物治疗效果不佳。肿瘤较大者，可出现喘鸣及呼吸困难。儿童患者喉腔小，肿瘤生长较快，且呈多发性，因此容易发生呼吸困难。

【检查】 喉镜检查，可见喉部有多发性或单发性新生物，表面粗糙不平，或呈息肉状，颜色苍白、淡红或暗红色。儿童患者的肿瘤基底往往较广，成人则以单个带蒂者较为常见。喉乳头状瘤有特殊的发病部位，好发于鳞状上皮与纤毛柱状上皮交界处，如会厌喉面中央、喉室上下缘、声带表面或下缘等。此外，气管切开术后的患者，乳头状瘤好发于气管切开造瘘口周围及套管远端气管内壁（与气管套管末端接触处），原因可能是由于损伤的纤毛柱状上皮以鳞状上皮化生方式愈合，形成医源性的鳞状-纤毛柱状上皮。喉乳头状瘤还可以通过播散种植的方式扩散转移到气管、支气管中，有损伤的部位更容易发生，因此手术时应尽量避免气管内黏膜的损伤。

【诊断】 根据症状、体征及相关检查，诊断多无困难，病理检查可确诊。

【治疗】 针对喉乳头状瘤易复发的特性，治疗和预防其复发的方法尝试较多，但迄今仍以手术切除为主，术后采用各种疗法预防肿瘤复发。虽然治疗方法很多，但疗效并不尽如人意。

1. 手术切除 广泛多发性喉乳头状瘤需要全麻直接喉镜或支撑喉镜下，用喉钳切除肿瘤，常需反复多次手术。手术易引起喉狭窄或肿瘤种植，因此手术过程中要注意保护正常的喉内黏膜，防止瘢痕粘连。显微镜下支撑喉镜手术是目前最理想的治疗方法，可以在彻底切除肿瘤的情况下较好地保护喉部正常组织黏膜。应用 CO_2 激光切除肿瘤组织，其优点为切除范围准确，出血少，损伤小，术后不易引起喉水肿，缓解期较长，气管切开率低。

2. 药物治疗　可作为手术切除肿瘤后的辅助治疗，常用的局部或全身治疗药物有雌激素、左旋咪唑、氟尿嘧啶及中药薏苡仁等，但疗效都不十分确定。

3. 物理治疗　如电灼、超声波治疗、冷冻治疗、激光治疗及放疗等。乳头状瘤对放射线不敏感，并且可损害儿童喉部软骨，影响发育，可能诱发癌变，故多不赞成使用。冷冻疗法多采用液氮制冷，把肿瘤用喉钳切除，充分止血后，直接喷至创面。

4. 免疫疗法　近年来有学者试用牛痘疫苗、转移因子及干扰素治疗，对病程有暂时缓解作用，但仍需进一步研究。目前应用最为广泛的免疫治疗方法是干扰素的使用，干扰素具有抗病毒和抗肿瘤作用，能减少 DNA 合成。20 世纪 80 年代初 Maglund 首先应用 α-干扰素肌内注射治疗喉乳头状瘤，发现肿瘤生长受到抑制，但停药后又复发，再次应用后肿瘤又缩小，其后也有一些类似的报道。

第二节　喉部癌前病变

喉部癌前病变（laryngeal premalignant lesions）是指一些具有恶变倾向的喉部疾患，主要包括喉乳头状瘤（成人）、喉黏膜白斑、喉厚皮病等。正常鳞状上皮由增生逐步发展成为恶性肿瘤，要经过一个由量变到质变的过程，组织病理学改变的顺序为：正常上皮、单纯增生、非典型增生、原位癌、浸润癌。单纯增生和异常增生是喉黏膜上皮过度生长的表现，通常有可逆性。非典型增生属癌前病变，增生的上皮细胞具有基底层细胞形态、核染色质深染及轻度多形性，可以观察到部分不典型、散在的有丝分裂像，上皮下间隙充满了免疫活性细胞。

喉白斑病（leukoplakia of the larynx）为喉黏膜上皮增生和过度角化所发生的白色斑块病变，病变可发生在喉内不同部位，以声带最为常见。多见于 40 岁以上的男性，其发病与吸烟、嗜酒、喉慢性炎症、胃食管咽喉反流等因素刺激有关，全身因素与维生素 A、B 的缺乏和发病也有关。

喉白斑病的主要症状是持续性声音嘶哑，检查可见黏膜表面呈白色斑块状隆起，一般为单个，大小约数平方毫米，轻者白斑质软，边界清楚，稍高出于黏膜表面；重者呈疣状或颗粒状。如伴有糜烂应考虑可能有恶变。

喉白斑病根据病史和局部检查多可作出诊断，但确诊仍需要病理检查。喉白斑病一旦诊断，应积极行显微镜下支撑喉镜手术，完整剥离切除白斑，目前显微镜下支撑喉镜 CO_2 激光切除被认为是较好的治疗方式，其手术损伤小，术后发音功能恢复较好。此外，对一些刺激诱发因素也应积极预防治疗。

喉部癌前病变的早期干预有助于控制病变的恶化发展，阻断癌前病变向癌的转变，从而防止癌症的发生。目前随着微创手术的发展，使得喉部癌前病变的早期干预越来越简单有效，显微镜下支撑喉镜 CO_2 激光治疗喉部癌前病变，疗效显著，且手术创伤小，术后恢复快，是目前公认的治疗喉部癌前病变的好方法。另外，喉部癌前病变的早期干预还应包括减少致癌因素的刺激、免疫调节治疗、药物治疗促进非典型增生的细胞向正常细胞转化等。

第三节 喉 癌

喉癌（carcinoma of the larynx）是头颈部常见的恶性肿瘤，发病率仅次于鼻咽癌，据北美及欧洲流行病学研究显示其发病率为（7.0～16.2)/10万人。我国部分省市的发病率约为（1.5～3.4)/10万人。1983—1992年我国13个省（市）部分医院恶性肿瘤就诊患者中，喉癌占头颈部肿瘤的13.9%，占全身恶性肿瘤的2.1%。我国华北和东北地区的发病率远高于江南各省。近年来喉癌的发病率有明显增加的趋势。喉癌的城市发病率高于农村，男性比女性多见，其比例约为（7～10）：1，以40～60岁最多。喉部恶性肿瘤中96%～98%为鳞状细胞癌，其他如腺癌、基底细胞癌、低分化癌、淋巴肉瘤和恶性淋巴瘤等较少见。

【病因】 喉癌的病因至今仍不十分明了，与以下因素有关，常为多种致癌因素协同作用的结果。

1. 吸烟 一般估计，吸烟者患喉癌的危险度是非吸烟者的3～39倍。据统计约95%的喉癌患者有长期吸烟史，而且开始吸烟年龄越早、持续时间越长、数量越大、吸粗制烟越多、吸入程度越深，发病率越高。研究认为烟草燃烧后产生的苯并芘可使呼吸道黏膜充血、水肿，上皮增生和鳞状上皮化生，纤毛运动停止或迟缓，成为致癌的基础。

2. 饮酒 临床观察和流行病学调查结果均显示长期乙醇摄入与喉癌发生有一定相关性。饮酒者患喉癌的危险度是非饮酒者的1.5～4.4倍。而且当吸烟和饮酒共存时，可发生相加重叠的协同致癌作用。

3. 病毒感染 由人乳头状瘤病毒（HPV）引起的成年型喉乳头状瘤目前认为是喉癌的癌前病变。分子生物学的研究证实，HPV的部分亚型尤其是其高危型（HPV 16/18）与喉癌的发生关系比较密切。

4. 环境因素 多种环境因素可能与喉癌发生有关，其中包括各种有机化合物（多环芳香烃、亚硝胺)、化学烟雾（氯乙烯、甲醛)、生产性粉尘和废气（二氧化硫、石棉、重金属粉尘）和烷基化物（芥子气）等。目前石棉和芥子气的致癌作用已基本肯定。

5. 放射线 长期接触镭、铀、氡等放射性同位素可引起恶性肿瘤。有研究报道少数病人头颈部放疗可诱发喉癌、纤维肉瘤和腺癌等恶性肿瘤。

6. 性激素 喉癌的发病率男性明显高于女性，相同分期的喉癌患者，女性的治疗效果好于男性，研究表明喉癌患者体内雄激素水平相对较高，而雌激素水平则降低。

【病理】 原发性喉癌中鳞状细胞癌约占95%～98%，其他类型的喉癌极少见，在鳞状细胞癌中以分化较好者（Ⅰ～Ⅱ级）为主。喉鳞癌早期病变仅局限于上皮层，基底膜完整，癌突破上皮基底膜可在固有层内形成浸润癌巢。喉癌可发生于喉内所有区域，但以声门癌（glottic carcinoma）最为多见，约占60%；声门上癌（supraglottic carcinoma）次之，约占30%，但在我国东北地区则以声门上癌为主，声门上癌一般分化较差，转移较多见；声门下癌（subglottic carcinoma）极为少见，约占6%。

喉癌的大体形态可分为：

1. 溃疡浸润型 癌组织稍向黏膜面突起，表面可见向深层浸润的凹陷溃疡，边界多不整齐，界限不清。

2. 菜花型 肿瘤主要外突生长，呈菜花状，边界清楚，一般不形成溃疡。

3. 结节型或包块型 肿瘤表面为不规则隆起或球形隆起，多有较完整的被膜，边界较清楚，很少形成溃疡。

4. 混合型 兼有溃疡和菜花型的外观，表面凹凸不平，常有较深的溃疡。

【喉癌的扩散转移】 由于喉的解剖特点，喉癌的生长扩散受到下列因素的影响：①喉癌发生于喉腔黏膜，外有喉软骨、弹性膜和韧带包裹，形成阻碍喉癌局部扩散的有形屏障；②喉的发生来源于两个胚基，胚胎发育的差异可能在喉各区之间形成阻碍肿瘤扩散的天然屏障；③喉内淋巴管和血管的走向使肿瘤的转移扩散有一定的规律性。

喉癌的扩散转移与其原发部位、分化程度和肿瘤的大小等有密切关系，主要的转移途径有：

1. 直接扩散 喉癌常向黏膜下浸润扩散，位于会厌的声门上型癌可向前侵犯会厌前间隙、会厌谷、舌根等。声门型癌易向前侵及前联合和对侧声带，还可以向前破坏甲状软骨，侵犯颈前软组织。声门下型癌可向下蔓延至气管，向前外可穿破环甲膜至颈前肌层，向两侧侵犯甲状腺，向后累及食管前壁。

2. 淋巴转移 发生颈淋巴结转移的早晚与肿瘤的原发部位、分化程度以及患者对肿瘤的免疫力有关。一般来说，肿瘤的分化越差，患者的免疫力越低，则颈淋巴结转移越早。肿瘤原发部位的淋巴管越丰富，颈淋巴结转移率越高。声门上型喉癌多数分化程度较低，声门上区淋巴管丰富，因此易早期发生颈淋巴结转移。声门型喉癌一般分化程度较高，声门区淋巴管较少，因而早期很少发生颈淋巴结转移。声门下型喉癌多数转移至喉前和气管旁淋巴结。

3. 血行转移 少数晚期的喉癌患者可随血液循环转移至肺、肝、肾、脑、骨等部位。

【喉癌的 TNM 分类】 根据肿瘤的生长范围和扩散的程度，按国际抗癌协会（UICC）TNM 分类标准（2002），方案如下：

<u>解剖分区</u>

1. 声门上区

（1）舌骨上会厌（包括会厌尖、舌面、喉面）；

（2）杓会厌襞，杓会厌襞喉面；

（3）杓状软骨；

（4）舌骨下部会厌；

（5）室带。

2. 声门区

（1）声带；（2）前联合；（3）后联合。

3. 声门下区

<u>TNM 临床分类</u>

1. 原发肿瘤（T）

T_x 原发肿瘤不能估计；

T_0 无原发肿瘤证据；

T_{is} 原位癌。

（1）声门上型

T_1 肿瘤限于声门上一个亚区，声带活动正常；

T_2 肿瘤侵犯声门上一个亚区以上，侵犯声门或侵犯声门上区以外（如：舌根黏膜、会厌谷、梨状窝内壁黏膜），无喉固定；

T_3 肿瘤限于喉内，声带固定，和/或下列部位受侵：环后区、会厌前间隙、声门旁间隙和/或伴有甲状软骨局灶破坏（如：内板）；

T_{4a} 肿瘤侵透甲状软骨板和/或侵及喉外组织（如：气管、颈部软组织、带状肌、甲状腺、食管等）；

T_{4b} 肿瘤侵及椎前间隙，包裹颈总动脉，或侵及纵隔结构。

（2）声门型

T_1 肿瘤侵犯声带（可以侵及前联合或后联合），声带活动正常；

T_{1a} 肿瘤限于一侧声带；

T_{1b} 肿瘤侵犯两侧声带；

T_2 肿瘤侵犯声门上或声门下，和/或声带活动受限；

T_3 肿瘤局限于喉内，声带固定，和/或侵犯声门旁间隙，和/或伴有甲状软骨局灶破坏（如：内板）；

T_{4a} 肿瘤侵透甲状软骨板或侵及喉外组织（如：气管、包括舌外肌在内的颈部软组织、带状肌、甲状腺、食管等）；

T_{4b} 肿瘤侵及椎前间隙，包裹颈总动脉，或侵及纵隔结构。

（3）声门下型

T_1 肿瘤限于声门下；

T_2 肿瘤侵及声带，声带活动正常或受限；

T_3 肿瘤限于喉内，声带固定；

T_{4a} 肿瘤侵透环状软骨或甲状软骨板，和/或侵及喉外组织（如：气管、包括舌外肌在内的颈部软组织、带状肌、甲状腺、食管等）；

T_{4b} 肿瘤侵及椎前间隙，侵及或包裹颈总动脉。

2. N分级

N 颈部淋巴结转移；

N_x 颈部淋巴结转移不能确定；

N_0 无颈部淋巴结转移；

N_1 同侧单个淋巴结转移，最大直径等于或小于3cm；

N_2 同侧单个淋巴结转移，最大直径大于3cm，不超过6cm；或同侧多个淋巴结转移，最大直径均不超过6cm；或双侧或对侧多个淋巴结转移，最大直径均不超过6cm；

N_{2a} 同侧单个淋巴结转移，最大直径大于3cm，不超过6cm；

N_{2b} 同侧多个淋巴结转移，最大直径均不超过6cm；

N_{2c} 双侧或对侧多个淋巴结转移，最大直径均不超过6cm；

N_3 淋巴结转移，最大直径超过6cm。

注：中线淋巴结视为同侧淋巴结。

3. M分级

M 远处转移；

M_x 远处转移的存在不能确定；

M_0 无远处转移；

M_1 有远处转移。

表 4-5-1 喉癌的临床分期

0期	T_{is}	N_0	M_0
Ⅰ期	T_1	N_0	M_0
Ⅱ期	T_2	N_0	M_0
Ⅲ期	T_3	N_0	M_0
	T_1，T_2，T_3	N_1	M_0
ⅣA期	T_{4a}	N_0，N_1	M_0
	T_1，T_2，T_3，T_{4a}	N_2	M_0
ⅣB期	任何T	N_3	M_0
	T_{4b}	任何N	M_0
ⅣC期	任何T	任何N	M_1

【临床表现】

1. 声门上癌 包括原发部位在会厌、室带、喉室、杓会厌襞、杓间区等处的喉癌，大多原发于会厌喉面根部。早期，甚至肿瘤已发展到相当程度，常仅有轻微的或非特异性的症状，如喉部不适感、异物感、吞咽不适感等。声嘶在肿瘤侵犯杓状软骨、声门旁间隙或累及喉返神经以后出现。咽喉痛常于肿瘤向深层浸润或出现较深溃疡时才出现。呼吸困难、咽下困难、咳嗽、痰中带血或咯血等常为声门上癌的晚期症状。声门上癌分化差、发展快，早期即可发生淋巴转移，故肿瘤常在出现颈淋巴结转移时才引起警觉。原发于会厌喉面或喉室的肿瘤，由于位置隐蔽，间接喉镜检查常不易发现，纤维喉镜仔细检查可早期发现病变。

2. 声门癌 肿瘤多发生在声带前中部，早期症状为声音改变，起初为发声易疲劳或声嘶，无其他不适，常误以为“感冒”或“喉炎”，特别是以往有慢性喉炎者。随着肿瘤增大，声嘶逐渐加重，可出现发声粗哑，甚至失声。呼吸困难是声门癌的另一常见症状，常为声带运动受限或固定，加上肿瘤组织堵塞声门所致。肿瘤组织表面出现糜烂时可出现痰中带血。晚期，肿瘤向声门上区或声门下区发展，除严重声嘶或失声外，尚可出现放射性耳痛、呼吸困难、咽下困难、频繁咳嗽、咳痰困难及口臭等症状。

3. 声门下癌 即位于声带平面以下、环状软骨下缘以上部位的癌肿。声门下癌少见，因为位置隐蔽，早期症状不明显，不易在常规喉镜检查中发现。当肿瘤发展到相当程度时，可出现刺激性咳嗽、声嘶、咯血和呼吸困难等。

4. 跨声门癌 是指原发于喉室的癌肿，跨越两个解剖区域即声门上区及声门区，癌组织在黏膜下浸润扩展，以广泛浸润声门旁间隙为特征。该型癌肿尚有争议，UICC组织亦尚未确认。由于肿瘤深在而隐蔽，早期症状不明显，当出现声嘶时，常已有声带固定，而喉镜检查仍未能窥见肿瘤。其后随癌肿向声门旁间隙扩展，浸润和破坏甲状软骨时，可引起咽喉痛，并可于患侧摸到甲状软骨隆起。

【局部检查】 对可疑喉癌患者应使用间接喉镜、直接喉镜或纤维喉镜等对喉部进行仔细检查，特别应注意会厌喉面、前连合、喉室及声门下区等隐蔽部位，以免漏诊。喉癌的形态有菜花样、结节样或溃疡样，常为灰白色或暗红色。检查时应注意观察声带的活动情况，仔细触摸颈部有无淋巴结肿大，喉体是否肿大，颈前软组织和甲状腺有无肿块。对可疑或确诊喉癌的病人行喉部 CT、MRI 等检查有助于了解肿瘤浸润的范围及颈部淋巴结转移情况。

【诊断与鉴别诊断】 对多数喉癌患者来说，根据症状、体征，多可比较容易作出初步诊断，对可疑病变应积极行组织活检，以明确诊断。喉癌须与下述疾病相鉴别：

1. 喉结核　主要症状为喉部疼痛和声嘶，发音低弱，甚至失声，喉痛通常比较剧烈，常妨碍进食。喉镜检查见喉黏膜苍白水肿，有浅溃疡，上覆黏脓性分泌物，偶可见结核瘤呈肿块状。病变多位于喉的后部。胸片检查，患者多患有活动性肺结核。喉部活检可作为鉴别时的重要根据。

2. 喉乳头状瘤　主要症状为声嘶，病程较长，肿瘤可单发或多发，呈乳头状生长，病变仅局限于黏膜表层，无声带运动障碍，喉部活检可确诊。

3. 喉梅毒　病人声嘶而有力，喉痛较轻。喉镜检查病变多位于喉前部，黏膜红肿，常有隆起的梅毒结节和深溃疡，组织破坏较重，愈合后常瘢痕收缩粘连，致喉畸形。血清学检查及喉部组织活检可确诊。

4. 喉淀粉样变　主要症状为声嘶，检查可见声带、喉室或声门下区有暗红色肿块，表面光滑。病理检查易于鉴别。

【治疗】 和其他恶性肿瘤一样，喉癌的治疗手段包括手术、放疗、化疗及免疫治疗等，目前多主张以手术为主的综合治疗。

1. 手术治疗　为治疗喉癌的主要手段，其原则是在彻底切除肿瘤的前提下，尽可能保留或重建喉的功能，以提高病人的生存质量。喉癌的手术包括喉全切除术和各种喉部分切除术。近几十年来，随着喉外科的发展和临床经验的积累，喉部分切除术逐渐被广泛采用。喉部分切除术的术式很多，不同术式的选择主要根据肿瘤的部位、范围以及患者的全身状况等因素而定。早期声门和声门上癌可选择显微镜下支撑喉镜 CO_2 激光手术。

喉癌常有颈淋巴结转移，为此颈淋巴结清扫术是喉癌手术的重要组成部分。特别是声门上癌，颈淋巴结转移率可高达 55%，N_0 期的隐匿性转移也可高达 38%。故除了对临床上可触及颈淋巴结肿大的病例行颈淋巴结清扫术外，对 N_0 期的声门上癌，也应行分区颈淋巴结清扫术。

2. 放射治疗

（1）单纯放疗：主要适用于：①早期声带癌，向前未侵及前连合，向后未侵及声带突，声带活动良好；②位于会厌游离缘，比较局限的声门上癌；③全身差，不宜手术者；④晚期肿瘤，不宜手术治疗的各期病例，可采用姑息性放疗。

（2）术前放疗：对病变范围较广，波及喉咽且分化程度较差的肿瘤，常采用放疗加手术的方式。术前放疗的目的是使肿瘤缩小，癌细胞活力受到抑制，更有利于彻底手术切除病变。

（3）术后放疗：①原发肿瘤已侵至喉外或颈部软组织；②多个颈淋巴结转移或肿瘤已侵透淋巴结包膜；③手术切缘十分接近瘤缘（小于 5mm）或病理证实切缘有肿瘤残留者可采用术后放疗。

3. 化学治疗　喉癌中98%左右为鳞状细胞癌，常对化疗不太敏感，虽然近几年来化疗有一定的进展，但在喉癌的治疗中仍不能作为首选治疗方法。

4. 生物治疗　近几十年来，随着分子生物学、细胞生物学、肿瘤免疫学及遗传工程的发展，肿瘤生物治疗有可能成为肿瘤治疗的第四种方式。生物治疗主要包括：生物反应调节和基因治疗。

【预后】 喉癌的预后与患者的全身状况、机体的免疫状态、肿瘤的分期和生物学特性、治疗方法的选择以及术后的康复情况等因素有关。总体来讲，早期喉癌的外科治疗5年生存率可达80%以上，中晚期喉癌的5年生存率在50%～60%之间。

（叶京英）

第六章　喉梗阻

第一节　喉梗阻的诊断和治疗

喉梗阻（laryngeal obstruction）又称喉阻塞，系因喉部或其邻近组织的病变，使喉部通道发生狭窄或阻塞，以致喉的呼吸功能发生障碍引起呼吸困难，是耳鼻咽喉科常见的急症之一，若治疗不及时，可引起窒息死亡。本病多见于幼儿。

【病因】

1. 炎症　小儿急性喉炎、喉气管支气管炎、急性会厌炎、咽后脓肿、扁桃体周脓肿、口底蜂窝织炎等。

2. 外伤　喉挫伤、喉裂伤、喉烧伤等。早期因喉黏膜肿胀、喉软骨骨折、错位或异物、血块存在等，导致喉腔狭小而妨碍呼吸；中后期因黏膜、软骨错位愈合或瘢痕形成可导致喉狭窄。

3. 异物　喉异物，不仅造成机械性阻塞，还可引起喉痉挛而导致呼吸困难。大的食管异物亦可压迫气管后壁导致呼吸困难。

4. 水肿　药物过敏反应，或喉血管神经性水肿。

5. 肿瘤　喉癌、甲状腺癌、舌癌等。

6. 畸形　喉蹼、先天性喉喘鸣、喉软骨畸形。

7. 声带麻痹　任何原因引起的两侧声带麻痹。

8. 其他　巨大喉息肉、喉结核、喉淀粉样变、喉囊肿、环杓关节固定等。

小儿因下列解剖和生理上的特点和某些易感因素，患病机会较成人多：

1. 小儿喉腔、声门均狭小，轻度的炎症和水肿就可导致呼吸困难。

2. 小儿喉软骨柔软，尚未钙化。

3. 小儿声门下区黏膜下组织疏松，淋巴组织丰富，炎症时易肿胀发生喉阻塞。

4. 小儿咳嗽功能不强，不易排出喉及下呼吸道分泌物，更使呼吸困难加重。

5. 小儿神经系统不稳定。

【临床表现】

1. 吸气性呼吸困难　是喉梗阻的主要特征。主要表现为吸气延长费力，呼吸深而慢，但通气量不增加。正常情况下，吸气时气流将声带斜面向内下推压，但同时伴有声带外展作用，使声门裂开大，呼吸通畅。而病变时，喉黏膜充血肿胀，声门裂变窄，吸气时，气流将声带斜面向内下推压，使已变窄的声门裂更加狭窄，造成呼吸困难。呼气时气流向上冲开声带，故呼吸困难不显著（图 4－6－1）。

2. 吸气性喉鸣　吸气时气流通过狭窄的声门裂时，形成涡流反向冲击声带，出现的一种震颤的鸣响，通道愈狭窄，响声愈高。

3. 吸气性软组织凹陷　由于吸气时空气不易通过声门进入肺，胸腹部辅助呼吸肌加强运动，致使胸腔内负压增加，将胸壁及周围软组织吸入，乃出现胸骨上窝、锁骨上窝、肋间隙、胸骨剑突下或上腹部凹陷，称四凹征（图 4-6-2）。

4. 声嘶　若病变发生于声带，则有声嘶，甚至失音。其他部位病变导致的喉梗阻此症状不明显。

5. 全身症状　吸气性呼吸困难可导致严重缺氧，病人可出现烦躁不安、出冷汗、脉快、发绀，甚至心力衰竭、窒息致死亡。

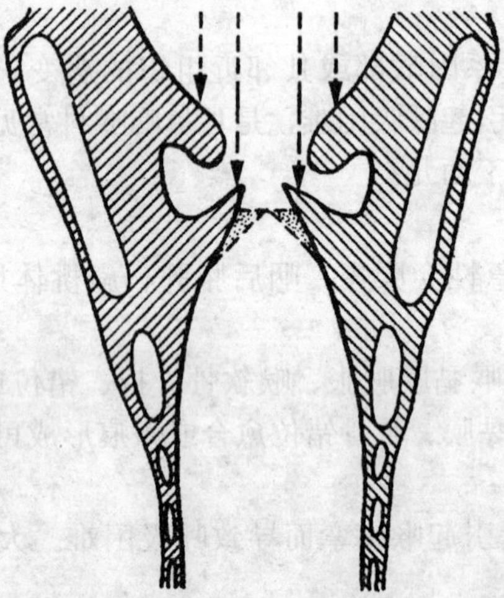

图 4-6-1　吸气性呼吸困难

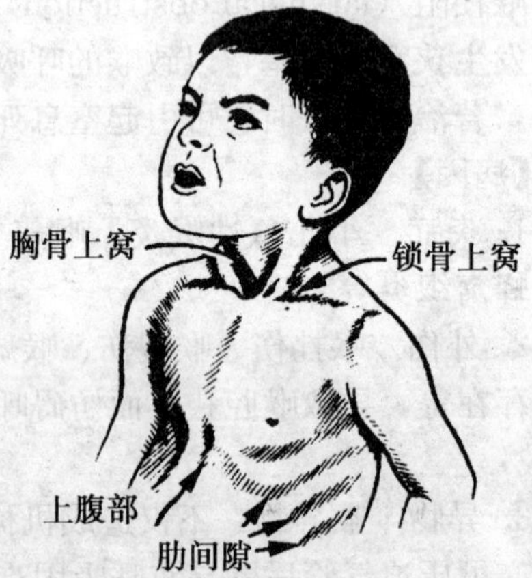

图 4-6-2　四凹征

【检查】 根据病情的程度，将喉梗阻分为 4 度。各度表现如下：

一度：安静时无呼吸困难表现，活动或哭闹时有轻度吸气性呼吸困难、喉鸣和轻度四凹征。

二度：安静时有轻度呼吸困难、喉鸣及四凹征，活动时加重，但不影响睡眠和进食，亦无烦躁不安等缺氧表现。

三度：安静时有明显的呼吸困难及四凹征，且因缺氧出现烦躁不安，脉搏增快，不易入睡或入睡后被屡屡憋醒，不愿进食等。但心跳整齐有力。

四度：呼吸极度困难，病人烦躁不安，手足乱动，出冷汗，面色苍白或发绀，心律不齐，脉搏细速，昏迷，大、小便失禁等。如不及时抢救，可因窒息及心力衰竭而死亡。

【诊断】 喉梗阻主要是根据其典型的症状和体征进行诊断，但重要的是找出引起喉梗阻的病因，以便进行相应的治疗。轻者可以进行间接喉镜或纤维喉镜检查，但小儿因易引起喉痉挛，因此作此检查要慎重；如果一时找不出病因或重度喉梗阻，则先抢救，再找病因。另外应注意吸气性呼吸困难、呼气性呼吸困难、混合性呼吸困难的鉴别要点，见表4-6-1。

表 4-6-1　三种阻塞性呼吸困难的鉴别要点

	吸气性呼吸困难	呼气性呼吸困难	混合性呼吸困难
病因	舌根、咽喉及气管上段阻塞性疾病，如舌体肥大、扁桃体肥大、咽后脓肿、喉炎、肿瘤、喉异物	小支气管阻塞性疾病，如支气管哮喘、肺气肿	气管中下段或上、下呼吸道同时患阻塞性疾病，如喉气管支气管炎、气管肿瘤
呼吸深度与频率	吸气期延长，吸气运动增强，呼吸频率基本不变或稍慢	呼气期延长，呼气运动增强，吸气运动亦略增强	吸气与呼气运动均增强
四凹征	吸气期明显	无	不明显，若以吸气性呼吸困难为主则有
呼吸时伴发的声音	吸气期喉喘鸣	呼气期哮鸣	一般不伴发明显声音
检查	上呼吸道或气管内有阻塞性病变，肺膨胀不全	有肺气肿的体征	听诊可闻呼吸期哮鸣音

【鉴别诊断】

1. 支气管哮喘　多有过敏史和阵发性咳嗽，呼气期有典型的哮鸣音和呼吸困难，无四凹征。

2. 喉气管支气管炎　发病较急，常有全身中毒症状。不论呼气还是吸气均有喉喘鸣和呼吸困难，肺部听诊，两肺呼吸音粗糙，有干湿啰音。

3. 呼吸道异物　往往有异物吸入史，除具有呼吸困难的症状外，喉异物多有声音嘶哑，气管异物可有喉拍击音，支气管异物有呼吸音降低且有肺气肿或肺不张的表现。

【治疗】应根据不同病因、呼吸困难与缺氧程度等具体条件，采取强有力的治疗措施，尽快解决呼吸困难，使病人尽早脱离危险。

一度：明确病因，针对病因进行积极治疗。由炎症引起者，使用足量类固醇激素和抗生素。一般可不作气管切开。

二度：若为炎症或变应反应性水肿引起者，及时使用类固醇激素和抗生素等药物治疗；若为异物，应予以手术取出。并做好气管切开术的准备工作。

三度：如短时间内病变能解除，呼吸困难能缓解，应积极对病因进行治疗，比如异物取出、炎性病变应用药物治疗等，并做好气管切开的准备工作，一旦保守治疗无效或梗阻时间较长，全身情况较差时，应及早手术，避免造成窒息或心力衰竭。若不能解除，如喉外伤、喉肿瘤、双侧喉返神经麻痹等，应及早行气管切开术。

四度：立即行气管切开术，同时吸痰、给氧或进行人工呼吸，情况缓解后再行病因治疗。

第二节　气管切开和气管插管术

一、气管切开术

气管切开术（tracheotomy）是一种切开颈段气管前壁并插入气管套管，使病人直接经套管呼吸的急救手术。

【应用解剖】 颈段气管位于颈部正中，上接环状软骨下缘，下至胸骨上窝，约有7～8个气管环，前覆有皮肤和筋膜，两侧胸骨舌骨肌及胸骨甲状肌的内侧缘在颈中线相接形成白色筋膜线，沿此线分离肌肉，较易暴露气管。甲状腺峡部一般位于第2～4气管环，气管切口宜于峡部下缘处，以避免损伤甲状腺造成出血。相当于第7～8气管环前壁横过无名动、静脉，故切口也不宜过低。气管后壁无软骨，与食管前壁相接，切开气管时，切勿切入过深，以免损伤气管后壁及食管。

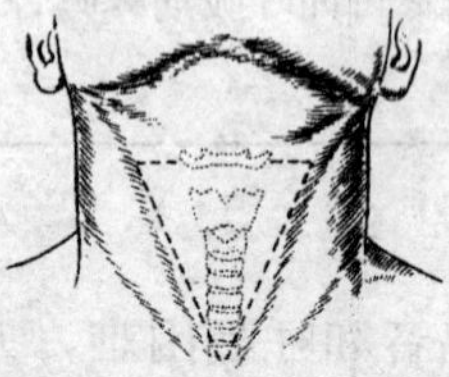

图4-6-3　颈部安全三角

颈总动脉、颈内静脉位于两侧胸锁乳突肌的深部，于环状软骨水平，上述血管离颈中线较远，向下逐渐移近颈中线，于胸骨上窝处与气管靠近。故若以胸骨上窝为顶，两侧胸锁乳突肌前缘为边的三角形区域称为安全三角区（图4-6-3）。气管切开术应在该区内沿中线进行，可避免误伤颈部大血管。

右胸膜顶较高，以儿童为著。暴露气管时过于向下分离或偏离中线，易伤及胸膜顶引起气胸。

【适应证】

1. 喉梗阻　任何原因引起的三～四度喉梗阻，尤其病因不能很快解除时应及时行气管切开术。

2. 下呼吸道分泌物阻塞　如昏迷、颅脑病变、多发性神经炎、呼吸道烧伤、胸部外伤等。

3. 某些手术的前置手术　如颌面部、口腔、咽、喉部手术时，为防止血液流入下呼吸道或术后局部肿胀阻碍呼吸，行预防性气管切开术。

4. 较长期需人工呼吸机辅助呼吸的。

5. 下呼吸道异物不能经喉取出者。

【术前准备】

1. 详细了解病情及颈部触诊，了解喉、气管的位置，颈前有无影响气管切开的因素。

2. 备好手术器械包括手术刀、剪刀、甲状腺拉钩、止血钳、镊子、吸引器。

3. 气管套管号别按年龄选用（表4-6-2）。图4-6-4显示金属套管，用于普通病人；图4-6-5显示塑料套管，主要用于喉、下咽、颈部肿瘤手术后需放疗以及气管切开后需行CT、MRI检查的病人；图4-6-6显示硅胶带气囊的套管，用于需要人工呼吸机辅助呼吸的病人。

4. 备好氧气、气管导管、麻醉喉镜及抢救药品。

表 4-6-2　气管套管选用表

号别	00	0	1	2	3	4	5	6
内径（mm）	4.0	4.5	5.5	6.0	7.0	8.0	9.0	10
长度（mm）	40	45	55	60	65	70	75	80
适用年龄	1～5 个月	1 岁	2 岁	3～5 岁	6～12 岁	13～18 岁	成年女子	成年男子

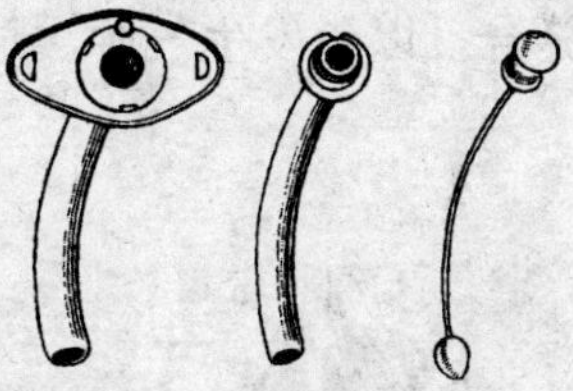
图 4-6-4　金属气管套管

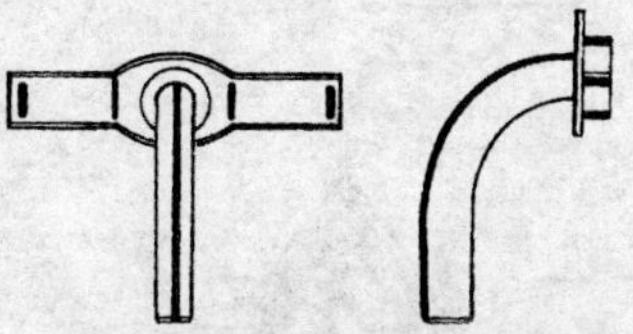
图 4-6-5　塑料气管套管

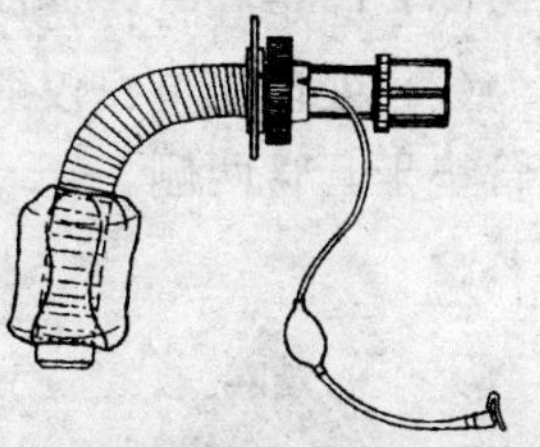
图 4-6-6　硅胶气管套管

【手术方法】

1. 体位　一般取仰卧位，垫肩，头后仰，并保持正中位。如垫肩呼吸困难加重，则可待切开皮肤，分离颈前组织后再垫肩（图 4-6-7）。若呼吸困难严重不能仰卧时，可取半卧位或坐位进行手术。

2. 麻醉　一般采用局麻。用 1% 普鲁卡因或利多卡因作颈前皮下及筋膜下浸润麻醉。

3. 操作步骤

（1）切口：有纵、横两种。纵切口：是常用的手术切口，于颈前正中，自环状软骨下缘至胸骨上窝上 2cm 处，纵行切开皮肤及皮下组织并进行分离，暴露颈前正中的白线（图 4-6-8）。横切口：在环状软骨下约 3cm 处，沿颈前皮肤横纹作 4～5cm 切口，切开皮肤、皮下及颈阔肌后，向上、下分离。

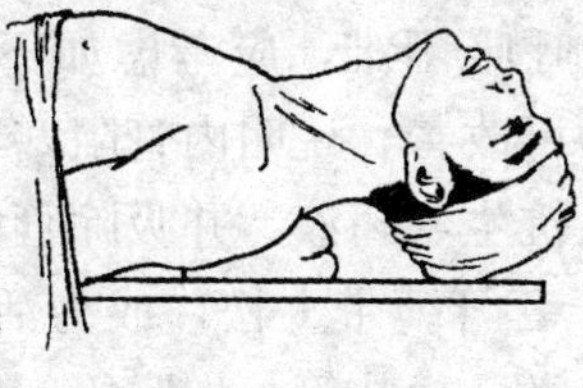
图 4-6-7　气管切开术体位

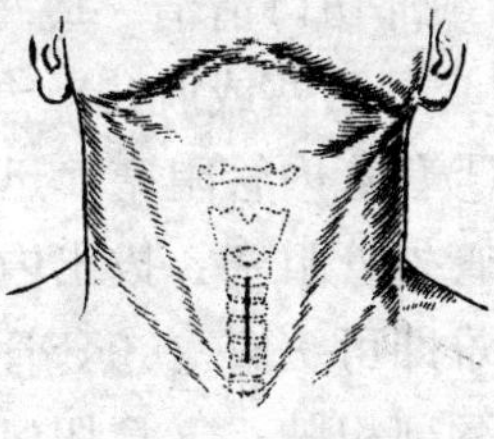
图 4-6-8　皮肤切口

（2）分离颈前带状肌：以止血钳沿正中线纵行钝性分离，用拉钩将胸骨舌骨肌、胸骨甲状肌，以相等力量牵向两侧，并注意保持正中位。经常用手指探触气管环，以防气管移位。

（3）暴露气管：将肌肉均匀拉向两侧，即可看到甲状腺峡部横跨在第 2～4 气管环前，一般应沿其下缘稍行分离，向上牵拉暴露气管（图 4-6-9）。若峡部较宽，可将其切断、缝扎。

（4）切开气管：充分暴露气管前壁，不宜向气管两侧分离，避免发生气肿。在切开气管前先用注射器穿刺，若能抽出空气即可确认为气管，注入 1% 丁卡因 0.5ml 于气管内以免发生呛咳。在第3～4环处纵向切开气管或作一舌形瓣（图4-6-10），避免切开第1环，以免损伤环状软骨而导致喉狭窄。切口亦不应低于第5环，以防发生大出血。

（5）插入气管套管：止血钳或气管扩张器撑开气管切口，插入带有管芯的套管（图4-6-11），迅速拔出管芯，即有分泌物咳出，用吸引器将其吸除，并置入套管内管。如无分泌物咳出，可用少许棉絮置于管口，视其是否随呼吸飘动，如无飘动，则套管不在气管内，应拔出套管，重新插入。

（6）固定套管：将两侧系带缚于颈部，其松紧要适当，以免套管脱出。

（7）处理切口：仅缝合套管上方的切口，套管下方切口不予缝合，以免发生气肿。放置气管垫于套管两侧。

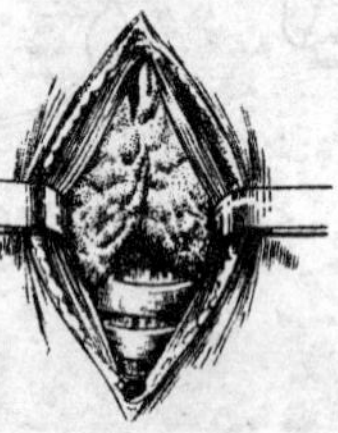

图4-6-9　暴露气管

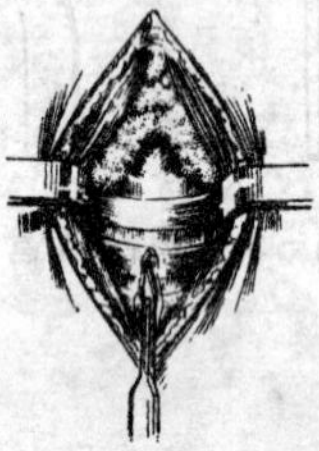

图4-6-10　切开气管

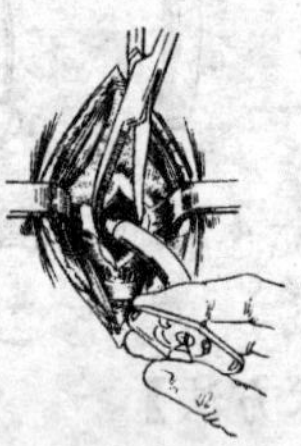

图4-6-11　置入气管套管

【术后护理】

1. 保持套管内管通畅　是术后护理的关键。一般每4～6小时清洗套管内管1次，清洗消毒后立即放回。如分泌物较多，要增加清洗次数，以防分泌物干涸于管内壁阻塞呼吸。

2. 室内保持适宜的温度和湿度　室内温度宜在22℃左右，湿度在90%以上，要注意气道湿化，避免产生气管干燥、纤毛运动障碍、痰痂形成，阻塞气道。

3. 维持下呼吸道通畅　及时吸除套管内分泌物，气管内分泌物黏稠者可用雾化吸入或蒸汽吸入，定时通过气管套管滴入少许生理盐水、抗生素及糜蛋白酶或沐舒坦。

4. 保持颈部切口清洁　应每日清洁消毒切口，更换套管垫布。

5. 防止套管阻塞或脱出　气管切开后病人再次发生呼吸困难，应考虑如下3种原因，及时处理：①套管内管阻塞：迅速拔出套管内管，呼吸即可改善，说明内管阻塞，清洁后再放入。②套管外管阻塞：拔出内管后仍无呼吸改善，滴入抗生素药液，并吸除管内深处分泌物后呼吸困难即可缓解。③套管脱出：脱管的原因多见于套管缚带太松，或为活结易解开；套管太短或颈部粗肿；气管切口过低；皮下气肿及剧烈咳嗽、挣扎等。如脱管，应立刻重新插入套管。

6. 拔管　经治疗，喉阻塞及下呼吸道阻塞症状解除，呼吸恢复正常，可考虑拔管。拔管前先堵管24～48小时，如在活动及睡眠时呼吸平稳，方可拔管。并在1～2天内严密观察呼吸。

【术后并发症】

1. 皮下气肿　是气管切开术后最常见的并发症，约占14%。其发生原因主要有：①过多分离气管前软组织；②气管切口过长及皮肤切口缝合过紧；③切开气管或插入套管时发生剧烈咳嗽，易促使气肿形成。气体经切口进入颈部软组织中，沿肌肉、筋膜、神经、血管壁间隙扩散而达皮下。轻者仅限于颈部切口附近，重者蔓延至颌面部、胸、背、腹部等。皮下气肿一般在24小时内停止发展，可在1周左右自行吸收。严重者应立即拆除切口缝线，以利气体逸出。

2. 纵隔气肿　多因剥离气管前筋膜过多，气体沿气管前筋膜向下发展进入纵隔所致。轻者症状不明显，X线检查时才能发现。重者呼吸短促，听诊心音低而远，叩诊心浊音界不明。X线片可见纵隔影变宽，侧位像见心脏与胸壁之间的组织内有条状空气影。应于胸骨上方，沿气管前下区向下分离，将纵隔气体放出。

3. 气胸　右胸膜顶较高，以儿童为著。暴露气管时过于向下分离或偏离中线，易伤及胸膜顶引起气胸。也可因喉阻塞严重，胸内负压过高，剧烈咳嗽使肺泡破裂，引起自发性气胸。

4. 出血　分为原发性和继发性出血。原发性出血较常见，多因损伤颈前动脉、静脉、甲状腺等，术中止血不彻底或血管结扎线头脱落所致。术后少量出血，可在套管周围填入碘仿纱条，压迫止血。若出血多，立即打开伤口，结扎出血点。继发性出血较少见，其原因为：因气管切口过低，套管下端过分向前弯曲磨损无名动脉、静脉，引起大出血。遇有大出血时，应立即换上带气囊的套管或麻醉导管，气囊充气，以保持呼吸道通畅，同时采取积极的抢救措施。

5. 拔管困难　多因气管切开位置过高，损伤环状软骨，气管腔内肉芽增生，原发疾病未彻底治愈或套管型号偏大等引起。应行喉镜、气管镜检查，喉侧位X线拍片及CT等，查明原因加以治疗。

二、环甲膜切开术

环甲膜切开术（cricothyroidotomy）是用于需紧急抢救的喉阻塞的病人，来不及作气管切开术的暂时性急救方法。

【手术方法】　摸清甲状软骨和环状软骨的位置，于甲状软骨、环状软骨间隙作一长约3～4cm横行皮肤切口（图4-6-12），并分离颈前肌层，迅速行环甲膜处横切口，长约1cm直至喉腔完全切通，用止血钳撑开，插入气管套管。插管时间不宜超过48小时，待呼吸困难缓解后，尽快转作常规气管切开术以免环状软骨压迫受损并发喉狭窄。情况十分紧急，来不及切开时，可用一根粗注射针头或快速环甲膜穿刺器，经环甲膜直接刺入喉腔，暂时缓解呼吸困难。随后，可行气管插管，并转作常规气管切开术。

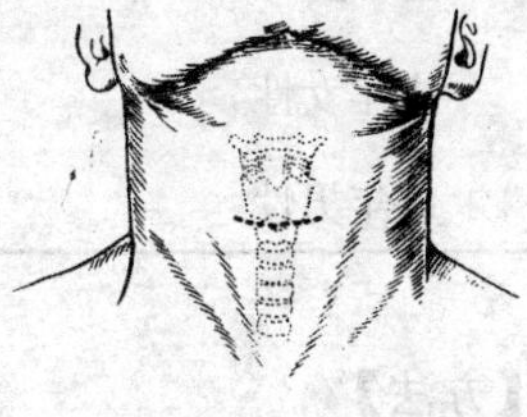

图4-6-12　环甲膜切开切口

三、气管插管术

气管插管术（trachea intubation）为紧急解除上呼吸道阻塞、保证呼吸道通畅、抽吸下呼吸道分泌物和进行辅助呼吸的有效急救方法。

【适应证】

1. 急性喉阻塞　如新生儿呼吸困难、急性感染性喉阻塞、颈部肿块压迫喉或气管引起呼吸困难、紧急气管切开术预先置入气管导管以解除呼吸困难者。

2. 需抽吸下呼吸道潴留的分泌物，或各种原因导致的呼吸功能衰竭需进行人工呼吸者。

【器械】 需麻醉喉镜（图4－6－13）和气管插管（图4－6－14）。常用的有硅胶聚乙烯、聚氯乙烯或橡胶插管。规格内径（ID）以mm编号，每号相差0.5mm；法制（F）按导管周径编号，其换算关系为：

F号＝ID×4＋π或F＝导管外径（OD）×π

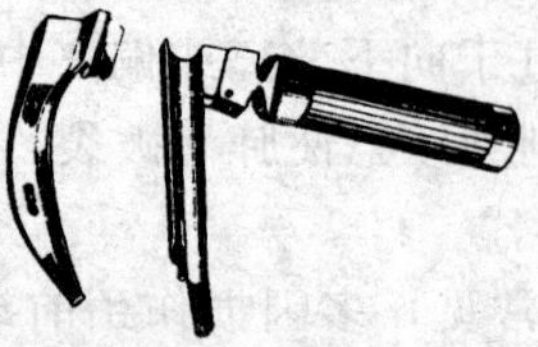

图4－6－13　麻醉喉镜

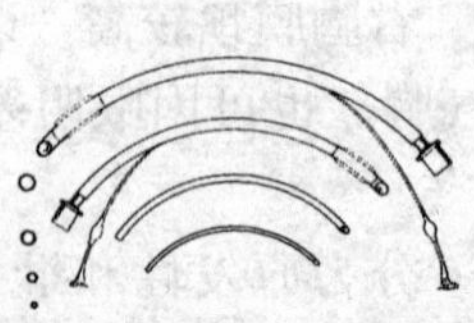

图4－6－14　各型号气管插管

表4－6－3　气管导管选择与规格

年龄	内径（mm）	外径（mm）	周径（F）
新生儿	2.0～2.5	3.3～4.0	10～12
1岁以内	3.0～3.5	4.7～5.3	13～16
1～2岁	4.0～4.5	6.0～6.7	17～20
3～4岁	4.5～5.0	6.7～7.3	20～22
5～6岁	5.0～5.5	7.3～8.0	22～24
7～9岁	5.5～6.0	8.0～8.7	24～26
10～14岁	6.0～6.5	8.7～9.3	26～28
成年女性	7.0～7.5	10.0～10.7	30～34
成年男性	8.0～8.5	11.3～12.0	34～36

【方法】

1. 麻醉　成人用1%～2%丁卡因喷咽喉部表面麻醉，小儿可不用麻醉。

2. 经口插管　活动性义齿应取下，其他情况下用纱布垫在上切牙处，以保护牙齿。术者左手持麻醉喉镜进入咽喉部，窥及会厌，暴露声门，右手持内有金属管芯的导管，经喉插入气管。确定已插入气管中后，拔出管芯，调整好适宜深度后，导管和牙垫固定于颊部。此方法操作较简便，但妨碍吞咽，不易固定。

3. 经鼻插管　选用合适的导管，将涂抹润滑剂的导管经鼻腔进入鼻咽、口咽、经喉插入气管。如遇到困难，可加用麻醉喉镜在明视下，将导管经声门插入。本方法易固定，不妨碍吞咽，但操作难度较大。

【并发症】 操作技术不熟练，或忙乱中未看清解剖标志及反复多次插管可引起并发症，如喉、气管黏膜损伤、溃疡、水肿、肉芽形成及环杓关节脱位等，严重者可致喉狭窄。

【并发症的预防】 应具有熟练的插管技术，选择大小适宜的导管，导管保留时间不宜超过 48 小时。带有气囊的导管，不要充气过多，并每小时放气 5～10min，以免发生局部压迫性坏死。

（高永平）

第七章　喉的其他疾病

第一节　喉外伤

喉外伤（injuries of larynx）指的是喉的创伤。包括喉外部损伤和喉内部损伤两大类，其中喉外部损伤又可分为喉闭合性损伤和喉开放性损伤两种情况。由于喉在颈前部，受到上方的下颌骨、下方的胸骨、两侧的胸锁乳突肌保护，故单独的喉外伤较少见，通常合并其他组织损伤。约占全身外伤的1%。

一、闭合性喉外伤

闭合性喉外伤（closed laryngeal trauma）指的是钝器撞击或挤压而颈部皮肤无伤口的喉外伤。

【病因】　多为外界暴力直接打击喉部所致，如撞伤、跌伤、击伤、勒伤、扼伤等。

【临床表现】

1. 喉部疼痛及压痛。

2. 声音嘶哑或失声　伤及声带、环杓关节或喉返神经者可有声音嘶哑或失声，伤及其他部位时此症状不明显。

3. 咯血　若喉黏膜有损伤则有少量咯血，如有软骨骨折伤及血管，可引起较严重的咯血。

4. 颈部皮下气肿　如发生喉黏膜损伤和喉软骨骨折，可引起颈部皮下气肿，严重者可扩展到面部、肩部、胸部、纵隔。

5. 呼吸困难　若喉黏膜发生严重的肿胀，或出现血肿、喉软骨骨折、双侧喉返神经损伤均可引起呼吸困难，甚至窒息。

【检查】

1. 颈部皮肤有肿胀及瘀斑；如喉黏膜损伤和喉软骨骨折，则可引起皮下气肿，此时触诊可有捻发感；颈部触诊可有压痛，喉软骨骨折时有时可触及喉结畸形、骨摩擦感或软骨碎片。

2. 喉镜检查可见喉黏膜肿胀或血肿、声门变形、环杓关节脱位、声带断裂或运动障碍。

3. 喉部CT可显示黏膜肿胀、声门形态和喉部软骨骨折情况。

【诊断】　根据病史和检查所见闭合性喉外伤的诊断不难确定。

【治疗】

1. 若无呼吸困难或出现一度、二度呼吸困难但判定无喉软骨骨折、环杓关节脱位、声带断裂者，可先予抗生素、皮质类固醇激素、镇静药物治疗，密切观察病人皮下气肿及呼吸困难发展情况，多数病人无需特殊治疗而逐渐恢复正常。

2. 若有喉软骨骨折、环杓关节脱位、声带断裂或喉黏膜严重撕裂者，应及早行喉软骨复位、关节复位、黏膜或声带缝合，必要时放置喉模以防止喉狭窄（图 4－7－1）。

3. 三度及以上程度的呼吸困难应立即行气管切开术。

4. 喉软骨骨折、环杓关节脱位、声带断裂或喉黏膜严重撕裂者 1～2 周内应予鼻饲，以利于损伤部位的愈合。

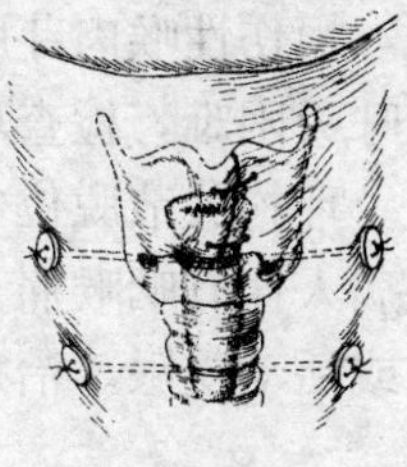

图 4－7－1　将喉模置于喉腔后予以固定

二、开放性喉外伤

开放性喉外伤（open laryngeal trauma）常累及喉的软骨、筋膜以及邻近血管、神经、胸膜、颈椎等重要组织，特点是伤口自皮肤穿通到喉腔，又称贯通性喉外伤。

【病因】 喉切割伤、刺伤、炸伤、火器伤等。

【临床表现】

1. 出血　多来自面动脉、喉上及喉下动脉、甲状腺组织和甲状腺上、下动脉，出血常较严重，可引起休克。若伤及颈内、外动脉往往来不及救治而立即死亡。

2. 皮下气肿　空气通过破损的黏膜进入皮下所致，损伤肺尖胸膜壁层可出现气胸。

3. 呼吸困难　原因为：①喉软骨骨折；②喉黏膜肿胀或血肿；③血液或异物进入下呼吸道；④纵隔气肿或气胸；⑤喉返神经损伤。

4. 声嘶　伤及声带、环杓关节、喉返神经均可引起声嘶，甚至失声。

5. 吞咽困难。

6. 伤口情况　利器切割伤边缘较整齐；刺伤伤口小而深；爆炸伤伤口较大，边缘不整齐，常有异物。

【治疗】 原则是立即救治生命，维持呼吸道通畅，恢复喉的功能，预防并发症发生。

1. 急救治疗

（1）保持呼吸道通畅：清除呼吸道内的痰液、血块、异物等，有呼吸困难时应尽早行气管切开；有气胸或纵隔气肿时应行闭式引流。

（2）止血和抗休克：活动性出血予以结扎，不易寻找时可压迫、填塞。迅速建立静脉通路，输入等渗溶液、代血浆或全血。

2. 手术治疗

（1）清创：先用生理盐水、肥皂水、3%过氧化氢溶液清洗皮肤，再用碘附消毒皮肤，清除伤口内异物，尽量保留破碎的喉软骨及软组织，对于无生机的喉软骨及软组织要去除。

（2）修复：端端对位缝合喉黏膜，破碎的软骨予以复位并固定，逐层缝合软骨膜、肌肉、皮下组织和皮肤。

（3）放置喉模：有严重的喉黏膜损伤、喉软骨骨折的应放置喉模，预防喉狭窄。

（4）鼻饲：减少感染机会，以利伤口愈合。

（5）及早应用抗生素、止血药、破伤风抗毒素等。

三、喉插管损伤

喉插管损伤（laryngeal trauma secondary to intubation） 指的是经喉气管内插管引起的喉损伤。如喉黏膜擦伤、喉水肿、损伤性喉肉芽肿、环杓关节脱位等，属喉内部损伤。

损伤性喉肉芽肿多在插管后2～8周出现，主要表现为声音嘶哑，较大的喉肉芽肿可引起呼吸困难，检查可见声带中、后1/3交界处有息肉样物。治疗可在喉镜下行肿物切除术。

环杓关节脱位主要是经喉气管内插管时操作不当造成，主要表现为声音嘶哑或失声，少数病人伴有咽喉痛。检查见患侧环杓关节未在环状软骨板的关节面位置，发音时环杓关节固定或活动受限。治疗应及早行环杓关节复位术。

第二节　喉麻痹

喉麻痹（laryngeal paralysis）是支配喉内肌的运动神经损害所引起的声带运动障碍。临床表现为声带瘫痪，可发生于一侧或两侧声带。

【病因】　按病变部位分中枢性和周围性两种，周围性多见，两者之比约为1∶10。因左侧喉返神经径路较长，故左侧的声带麻痹较右侧多见。

1. 中枢性　因喉内肌接受两侧皮质支配，故皮质病变必须是对称的，或巨大病变累及双侧喉的皮质运动中枢，方能引起喉麻痹。如：脑出血、脑血栓、脑肿瘤等。

2. 周围性　迷走神经核以下的病变均属周围性，包括喉返神经分出处以上迷走神经的病变及累及喉返神经的病变。

（1）外伤：颈部外伤，甲状腺手术，尤其是二次手术，引起喉返神经损伤最多见。

（2）机械性压迫或牵拉：如甲状腺肿、颈淋巴结肿大、食管癌、纵隔肿瘤、肺尖疾患（肺癌、肺结核等）。

（3）炎症：白喉、带状疱疹、流感、麻疹等。

（4）原因不明：喉麻痹约有1/3原因不明，可能与病毒感染有关。

【临床表现】

1. 喉返神经麻痹　喉返神经发生器质性麻痹时，其支配外展肌的神经纤维受累较早，支配内收肌的神经纤维受累较晚。或仅支配外展肌的神经纤维受累。

（1）单侧麻痹：左侧较右侧多见。①不完全麻痹：症状不明显，可有短暂声嘶。喉镜检查，患侧声带吸气时居正中位不能外展，发音时声门闭合良好。②完全麻痹：声音嘶哑，讲话费力，易疲劳。喉镜检查，患侧声带固定于旁中位，初期发音时，健侧声带闭合到正中位，双侧声带间有裂隙，后期有代偿作用，健侧声带内收超越中线向患侧靠拢，发音好转，无呼吸困难。

（2）双侧麻痹：①不完全麻痹：呼吸困难是主要症状，可有明显呼吸困难甚至窒息，常需紧急处理。喉镜检查，双侧声带接近正中位，其间仅有小裂缝，发音时声门仍可闭合。②完全麻痹：声音嘶哑无力，音频单调，说话费力，不能持久。因声门不能关闭，易引起误呛，呼吸有喘鸣声。喉镜检查，双侧声带固定于旁中位，不能闭合，亦不能外展。

2. 喉上神经麻痹　为单侧性或双侧性，均较少见，常与喉返神经麻痹同时发生。喉上神经麻痹后声带松弛，不能发高音，声音粗而弱。喉镜检查，见患侧声带皱缩，边缘呈波浪形，但外展、内收仍正常。单侧麻痹在发声时由于健侧环甲肌收缩，声门呈斜位。如系双侧性麻痹，则喉部感觉缺失，丧失其保护下呼吸道的功能，食物及分泌物可流入气管，发生吸入性肺炎。

3. 混合型喉神经麻痹　为喉返神经及喉上神经全部麻痹。主要症状为声音嘶哑比较明显。单侧混合型喉神经麻痹后期由于健侧声带的代偿作用，发音稍好转。喉镜检查见患侧声带固定于中间位。双侧性者两侧声带均呈中间位固定，发声及吸气时均停滞不动（图 4-7-2，图 4-7-3）。

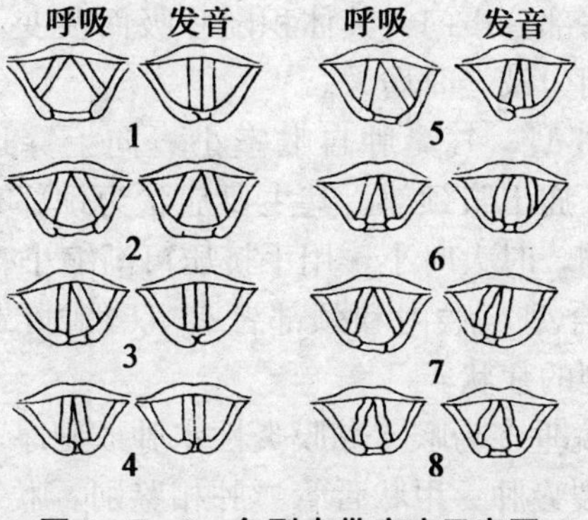

图 4-7-2　各型声带瘫痪示意图

1. 正常喉像 2. 双侧内收肌瘫痪 3. 左侧外展肌瘫痪 4. 双侧外展肌瘫痪 5. 左侧喉返神经完全瘫痪 6. 双侧喉返神经完全瘫痪 7. 左侧喉返神经及喉上神经瘫痪 8. 双侧喉返神经及喉上神经瘫痪

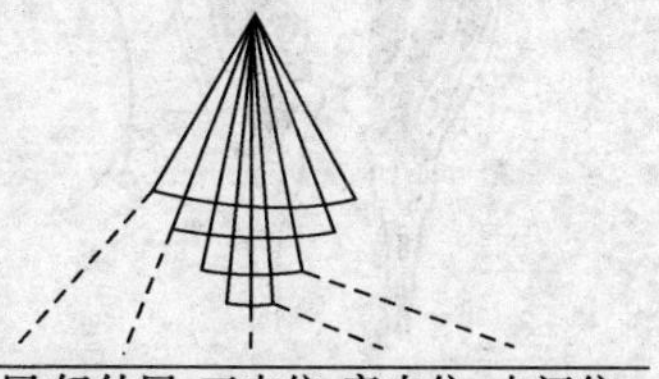

位置	完全外展	轻外展	正中位	旁中位	中间位
功能	深吸气	吸气	发音	耳语	发音困难
作用肌	外展肌	外展肌	内收肌	环甲肌	无
麻痹肌	无	内收肌	外展肌	内收肌 外展肌	全部
声门宽度 (mm)	19	13.5		3.5	7

图 4-7-3　声带运动位置

【诊断】 根据上述临床表现，诊断并不困难。但由于造成喉麻痹的病因很多，而且常是一些重要疾病的首发症状，因此对来诊的喉麻痹患者，应认真检查，找出原因，以防漏诊、延误治疗。

【治疗】

1. 单侧病变　因发声和呼吸功能尚好，可加强语言训练，并应给予神经营养剂如维生素 B_1、B_{12} 和 ATP 等，或给血管扩张剂、肾上腺皮质激素等治疗，也可应用针灸、理疗等。久治仍发音不良者可行声带内移术或声带充填术。

2. 双侧病变　双侧不完全麻痹时，因有明显的呼吸困难，可行气管切开术、声带外展术或一侧声带切除术。双侧完全麻痹时，因易导致吸入性肺炎，故可行声带内移术或声带充填术。近年有学者尝试神经吻合术、神经移植术、神经肌蒂移植术。

第三节　喉气囊肿

喉气囊肿（laryngocele）又名喉膨出、喉憩室，为喉室小囊的病理性扩张，内含气体。

【病因】

1. 先天性　喉室小囊起自喉室的前端，位于甲状软骨与会厌软骨根部之间。若小囊先天性异常扩张，可形成先天性喉气囊肿。

2. 后天性　①喉室小囊具有先天性发育异常加之长期用力屏气，喉内压增高，如慢性咳嗽、吹号、举重、便秘等，使喉室小囊内压力增大，逐渐扩张所致。②喉室小囊口水肿狭窄，形成单向性活瓣，进气后不易逸出，使小囊扩大，形成喉气囊肿。

【临床表现】 早期多无症状，待发展到一定程度时，始出现症状。分喉内型、喉外型和

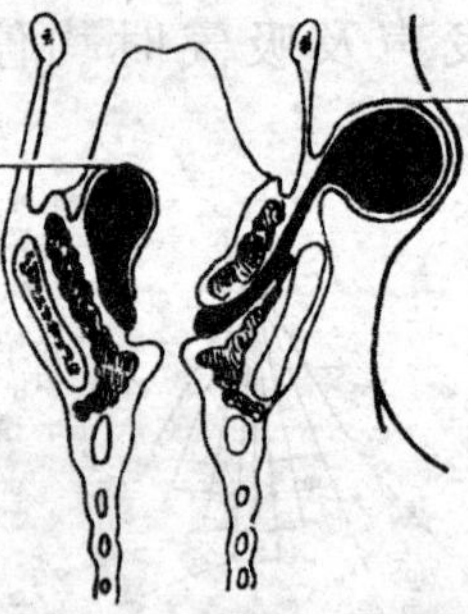

图 4-7-4　喉气囊肿冠状切面

混合型 3 型（图 4-7-4）。

1. 喉内型　气囊肿小者多无症状，大者可有声嘶、咳嗽及呼吸困难。若有感染，则有“痰多”、喉痛。喉镜检查可见一侧室带膨出，遮盖同侧声带，可阻塞部分声门，其体积随呼吸而改变，吸气时缩小，用力鼓气时增大。

2. 喉外型　气囊肿自喉室小囊向上穿过甲状舌骨膜向外疝出于颈部。其主要症状为颈部有一圆形囊性肿物，时大时小，用手挤压可渐缩小。

3. 混合型　喉内和颈部皆有气囊肿隆起，具有以上两型的症状。

【诊断】　喉内型必须与喉室脱垂相鉴别。喉室脱垂多为喉室黏膜炎性水肿或肥厚，自喉室脱出，不随呼吸而改变。喉外型气囊肿必须与鳃裂囊肿、甲状舌管囊肿相鉴别。喉气囊肿时大时小，用手挤压可缩小，穿刺有气体，即可诊断。

【治疗】　多主张手术切除，喉内型较小者，可在内镜下或喉裂开切除；对较大的喉内、喉外及混合型，采取颈外径路，剥离囊肿，结扎切除。

第四节　声带小结

声带小结（vocal nodules）为喉科常见疾病，典型的声带小结为双侧声带前、中 1/3 交界对称性结节状隆起，是造成声嘶的常见病因之一。

【病因】　此病多见于职业用声或用声过度的人，如歌唱演员、教师、讲解员以及喜欢喊叫的儿童。故目前认为长期用声过度或用声不当是本病的重要原因。

声带前 2/3 是膜部，后 1/3 是软骨部（即杓状软骨），膜部的中点即声带前、中 1/3 交界处，该处在发声时振幅最大，用声过度或用声不当会导致该处形成小结。

【病理】　声带小结按其发展过程可分为 3 个阶段。早期基质为水肿状，可有血管增生及扩张，表面为正常的鳞状上皮，外观似小息肉，其病理改变和息肉相似；中期基质有纤维化及透明变性，表面仍为正常鳞状上皮，此时小结的外观较坚实；晚期的小结基质和中期相似，但表面上皮有增厚及角化，也可有棘细胞层增厚和角化不全，故外观色苍白。

【症状】　主要为声嘶，早期程度较轻，为声音稍“粗”或基本正常，仅用声多时感疲劳，时好时坏，呈间歇性。以后逐渐加重，由间歇性发展为持续性，因声嘶，演员不能唱歌或教师无法上课。

【检查】　喉镜检查：见双侧声带前、中 1/3 交界处有对称性结节状隆起（彩图 4-7-5）。病程短的早期小结在声带游离缘前、中 1/3 交界处呈粉红色小突起，形似息肉，于发声时有分泌物附着，声带外展时，分泌物呈丝状横跨于声门裂；病程长者，则呈白色结节状小的隆起，表面光滑。小结一般对称，间或也有一侧较大，另一侧较小或仅一侧可见者。声带小结可呈局限性小突起，也可呈广基梭形增厚，前者多见于发声不当的歌唱者，后者则常见于其他用嗓过度的职业人员。发声时两侧的小结互相靠在一起使声门不能完全闭合。有学者观察到：某些儿童的声带小结，当声带松弛时呈广基隆起，声带紧张时，则呈小结状突起。认为此种小结不需手术切除，至青春期可以自然消失。

【诊断】 主要依据症状和体征，即较长时间的声嘶。喉镜检查见双侧声带前、中 1/3 交界处有对称性结节状隆起。有时肉眼看来似声带小结，实际上是表皮样囊肿，在喉镜下难以鉴别，常需手术切除后经病理检查方可确诊。

【治疗】

1. 一般治疗 早期声带小结通过禁声，让声带充分休息，多可自行消失。儿童的声带小结也可能在青春发育期自行消失。

2. 药物治疗 多为中成药或中药饮片。

3. 手术治疗 经一般治疗和药物治疗无效者，可在表面麻醉下经电子喉镜或纤维喉镜行声带小结切除，也可在全麻下支撑喉镜下行喉显微手术将小结切除。操作时应特别慎重，切勿损伤声带组织。术后应禁声 2 周，并用抗生素及糖皮质激素雾化吸入治疗。术后仍应注意正确的发声方法，否则仍可复发。

第五节 声带息肉

声带息肉（polyp of vocal cord）好发于声带的前、中 1/3 交界处边缘，为半透明、白色或粉红色表面光滑的肿物，多为单侧，也可为双侧，是常见的引起声音嘶哑的疾病之一。

【病因】

1. 用声不当与用声过度 声带振动时声带黏膜下的血管中血流变慢，甚至有时可停止。如振动剧烈可发生血管破裂形成血肿。因覆盖声带的复层扁平上皮能伸展而不易破裂，血肿可扩大致周围组织中发生局部循环障碍，出现继发性水肿、血管扩张等。血肿扩大到一定程度，声带振动时，其黏膜运动在血肿基部减弱，使其得到部分修复，但可继发淋巴细胞浸润的炎症变化。这就是“循环障碍-出血学说”。

2. 上呼吸道病变 感冒、急慢性喉炎、鼻炎、鼻窦炎等可作为声带息肉发生的诱因。在有上呼吸道炎症存在的基础上滥用声带发音，容易发生声带息肉。

3. 吸烟 吸烟可刺激声带，使血浆渗入 Reinke 间隙。很多报告认为声带息肉样变常与吸烟有关。

4. 内分泌紊乱 声带息肉样变多见于更年期妇女，可能与雌激素有关。甲状腺功能减退或亢进也有一定关系。

5. 变态反应 根据声带息肉给予皮质类固醇激素治疗好转和声带息肉的光镜及电镜组织学所见，有学者认为与变态反应有关。

【病理】 声带息肉多见于声带边缘前、中 1/3 交界处。对此有 3 种解释：①该处是膜部声带的中点，振动时振幅最大而易受损伤；②该处存在振动结节（vibration node），在其上皮下易产生血流静止与淤积；③该处血管分布与构造特殊，且该处声带肌上下方向交错，发声时出现捻转运动，使血供发生极其复杂的变化。

本病主要的病理改变是声带的 Reinke 间隙发生局限性水肿，血管扩张或出血，表面覆盖正常的鳞状上皮。形成白色或粉红色的椭圆形肿物，病程长的息肉其内有明显的纤维组织增生或玻璃样变性。

【症状】 主要是较长时间声嘶，其程度和息肉大小及部位有关，通常息肉大者声嘶重，反之声嘶轻。息肉长在声带游离缘处声嘶明显，长在声带上表面对发声的影响小，广基大息肉可引起失声。声带息肉大者可以堵塞声门引起吸气性喉喘鸣和呼吸困难。

【检查】 喉镜检查可见一侧声带前、中1/3附近有半透明、白色或粉红色的肿物，表面光滑可带蒂，也可广基，带蒂的息肉有时随呼吸上下运动。上述病变也可见于双侧声带，少数患者可出现整个声带弥漫性息肉样变（彩图4-7-6）。

【治疗】 手术切除是治疗本病的主要方法。诊断为声带息肉后应采用手术切除，手术方法有多种，可视具体情况而定，目前有电子喉镜或纤维喉镜下切除法、间接喉镜下切除法、全麻喉显微镜支撑喉镜下切除法、直接喉镜下切除法。电子喉镜或纤维喉镜下切除法手术简便，病人基本上无痛苦，费用较少，可作为首选方法。值得注意的是，息肉的好发部位也即癌肿的好发部位。早期的癌肿和初期的息肉，肉眼颇难鉴别，故切除的息肉均应常规送病理检查，以免误诊。

（高永平）

第五篇　气管与食管科学

第一章　气管与食管科学基础

第一节　气管与食管的解剖

一、气管、支气管

气管（trachea）位于颈前正中、食管的前方，是由软骨、肌肉、黏膜和结缔组织构成的管腔。其上端起自环状软骨下缘，相当于第6颈椎平面，向下进入胸腔，下端相当于第5胸椎上缘，在此分成左、右主支气管，分叉处称气管隆凸（carina），其边缘光滑锐利。气管软骨以向后方开放的马蹄形软骨环为支架，共计16～20个，以气管环韧带将其互相连接。气管的长度及内径依性别、年龄及呼吸状态而不同。成年男性长约12cm，女性约10cm，气管内径左右约2.0～2.5cm，前后约1.5～2.0cm。软骨环约占气管横断面周长的2/3，后壁由纵行的弹性结缔组织纤维和横行、斜行的平滑肌封闭，称气管膜部，与食管前壁紧接。故呼吸时气管可以扩大或缩小。颈部气管前被覆皮肤、筋膜、颈前带状肌，在第2～4气管环前有甲状腺峡部跨越。颈部气管的长度及其位置深浅与头位有关，当头后仰时，颈部气管环较多，位置浅表，易于暴露。

气管壁自内向外有黏膜层、黏膜下层、纤维软骨层，其外层为纤维和肌肉层。黏膜层覆以假复层纤毛柱状上皮，纤毛运动呈波浪式，方向向上，促进下呼吸道分泌物排出。

支气管（bronchi）分左、右主支气管。右主支气管较短而粗，长约2.5cm，直径约1.4～2.3cm，与气管纵轴的延长线约成20°～30°角；左主支气管较细而长，长约5cm，直径约1.0～1.5cm，与气管纵轴成40°～45°角，因此气管异物进入右侧的机会较左侧多见。右主支气管约在第5胸椎下缘进入肺门，分为上、中和下叶支气管；左主支气管约在第6胸椎处进入肺门，分为上、下叶支气管。支气管管壁构造基本上和气管一样。支气管在肺门内逐渐缩小，呈树状，按其分布情况分为主支气管、肺叶支气管、肺段支气管及细支气管4级。

气管的血供来源于甲状腺下动脉与甲状腺下静脉，在气管前平胸骨窝水平有无名动、静脉，气管切开术时，如果位置过低，套管弯度不合适，或感染波及上述血管时，可以造成严重的大出血。支气管和气管的血供来源于支气管动、静脉和肺动、静脉。

气管、支气管为交感神经和副交感神经支配。淋巴结有气管旁淋巴结、支气管旁淋巴结等。

二、食　管

食管（esophagus）是由肌肉和黏膜所构成，上起环咽肌下缘，下止贲门。成人的食管入口相当于第 6 颈椎平面，贲门相当于第 10～11 胸椎平面，长度约为 23～25cm。食管管壁较薄，成人厚约 3～4mm，由 3 层组织组成，内为黏膜层，中为黏膜下层，外为肌层，肌层的内层系环行肌肉纤维，外层为纵行肌肉纤维，有一定扩张和伸缩性。但外层缺乏坚韧的浆膜层，故穿孔时易引起纵隔炎症。

食管可分为颈、胸、腹 3 段，自上而下有 3 个弯曲。颈段先位于颈椎正前方，然后略偏左，入胸后在第 4 胸椎处又渐恢复正前位置，至气管分叉处又逐渐向左，最后穿过横膈的食管裂孔取偏左的方向而入胃。颈段食管与前面的气管相邻，在气管食管沟内有喉返神经经过。在胸段上端有气管、主动脉弓和左主支气管横过。左侧喉返神经绕过主动脉弓后才沿气管食管沟上升，胸段下段的食管位于左心室之后。食管的腹段甚短，直接入胃。

食管自上而下有 4 个比较狭窄的部位：第一狭窄是食管入口处，成人距离上切牙 16cm，位于环状软骨下缘，因环咽肌强有力的收缩将环状软骨拉向颈椎而致，是食管最狭窄处。在环咽肌与咽下缩肌之间，食管入口的后壁有肌缺损区，此处管壁软弱，为食管异物最易停留且容易损伤穿破之处。第二狭窄为主动脉弓横处，成人距上切牙 23cm，相当于第 4 胸椎平面。第三狭窄相当于第 5 胸椎平面，为左主支气管横过食管之处，成人距上切牙 27cm。第四狭窄相当第 10 胸椎平面，是穿过横膈食管裂孔处，距上切牙 40cm。这 4 个比较狭窄的部位是食管最易受伤和异物最易停留的部位，尤以第一狭窄处为突出。

食管的血供非常丰富。甲状腺下动脉、锁骨下动脉、支气管动脉及胸、腹主动脉均有分支支配食管；食管上段的静脉经甲状腺下静脉汇入上腔静脉，中段回流到奇静脉，下段汇入门静脉系统。食管的交感和副交感纤维主要来源于上、下颈交感神经节与迷走神经。

第二节　气管与食管的生理

一、气管的生理

气管作为呼吸道的重要组成部分，对人体具有重要的作用。主要生理作用如下：

1. 呼吸调节作用　由于软骨环的支架作用，气管和支气管始终保持张开状态，维持了呼吸道的通畅。当吸气时，肺和支气管随吸气量扩张，当气体量达到一定容积时刺激位于气管、支气管内的平滑肌感受器，兴奋由迷走神经纤维传到呼吸中枢，抑制吸气运动，使吸气运动停止，开始呼气。呼气时，气管和支气管管腔缩小，感受器的刺激逐渐减弱，吸气中枢的抑制被解除而再度兴奋，重新开始呼吸运动。此外，管壁上皮内还有弥散的神经内分泌细胞，细胞内含有多种胺类或肽类物质，如 5-羟色胺、蛙皮素、降钙素、脑啡肽等，分泌物可能通过旁分泌作用，或经血液循环，参与调节呼吸道血管平滑肌的收缩和腺体的分泌。

2. 清洁功能　气管的内表面为假复层纤毛柱状上皮，黏膜下层为杯状细胞，可以分泌黏液。呼吸道的清洁功能有赖于气管、支气管内黏液与纤毛的协同作用。正常情况下，呼吸道的黏液腺每日分泌大约 100～200ml 的黏液，黏液的成分 95%是水，2%～3%为无机盐，2%～3%为黏蛋白和一些脂质。黏膜分泌的黏液可黏附吸入空气中的灰尘颗粒，通过纤毛不断向咽部的摆动将黏液与灰尘排出，以净化吸入的气体。

3. 免疫功能　呼吸道分泌物中还含有各种免疫球蛋白，具有增强呼吸道防御能力的功能。主要有 IgA、IgG、IgM、IgE 等。这些免疫球蛋白在婴儿出生后 4～6 个月形成，4～6 岁后达到正常水平。此外，呼吸道内还含有溶菌酶、补体、乳铁蛋白等非特异性因子，可以溶解、杀灭细菌，减轻炎症对组织的破坏作用。

4. 防御性咳嗽反射　气管和支气管内壁黏膜下含有丰富的迷走神经末梢，外界的机械性和化学性刺激由神经末梢传入延髓，引起咳嗽反射。经过咳嗽反射可以把进入呼吸道的分泌物或异物排除。

二、食管的生理

食管为消化道的一部分，但并没有消化和吸收功能，其主要功能是通过蠕动把咽下的食团和液体运送到胃。

一般情况下，食管的两端封闭，使空气不能进入胃内。吞咽时，口腔与咽部的感觉神经末梢受到触发，引起一系列的反射，使食团通过食管的蠕动进入胃。食管的蠕动波分为原发性和继发性，原发性的蠕动向食管下端进行，是推动食物入胃的主要力量；继发波与口咽期咽下反射无关，主要出现在食管上端，与食管内的膨胀有关。

第三节　气管与食管的临床检查

一、支气管镜检查

支气管镜检查是经支气管镜对气管、支气管内病变进行检查和治疗的一种诊疗方法。这种内镜有两种类型：一种是硬管支气管镜，由金属空心硬管制成，可以窥察各分叶支气管，其优点是视野较大，易于清理分泌物和积血，可以夹取较大的活检组织，便于腔内治疗和手术。另一种是纤维支气管镜，管身细、柔软、可弯曲，可导入各肺次段支气管内，对诊断支气管病变，特别是早期肺癌等，较硬管更为方便，病人痛苦少，效果好。

（一）适应证

1. 气管、支气管异物；纤维支气管镜不能用于较大的异物。

2. 原因不明的支气管阻塞、咳嗽、咯血、反复发生的肺炎。

3. 可疑的气管、支气管结核。

4. 需要明确病变范围和活组织检查的气管、支气管以及肺部肿物。

5. 气管、支气管内用药和治疗。

6. 气管、支气管扩张。

7. 清除下呼吸道分泌物或取分泌物涂片和培养。

8. 气管切开术后长期不能堵管需要明确病因者。

9. 可疑有气管食管瘘者。

（二）禁忌证

1. 严重的颈椎病、头颈后仰受限、张口困难以及体质过弱者禁用硬管支气管镜，可选择纤维支气管镜检查。

2. 严重高血压和心脏病。
3. 主动脉弓瘤。
4. 活动性肺结核和急性呼吸道感染。
5. 近期曾有大量咯血者。

（三）术前准备

术前应该常规询问病史，作必要的检查，排除手术禁忌证，签署手术同意书。

器械的准备：根据病人的年龄和体形选择不同大小的支气管镜（表 5－1－1）。

表 5－1－1　支气管镜选用表

年龄（岁）	内径（mm）	长度（mm）
成人	8～9	300～400
13～17	5～7	300
6～12	5	300
3～5	4～5	250
7 个月～2 岁	3.5～4	250
4～6 个月	3.5	250
＜3 个月	3	200～250

（四）麻醉

对于成人和较大的儿童，在能够耐受的前提下可以选择表面麻醉；如果儿童年龄过小不能配合或者病人主观要求全身麻醉，可以选择全身麻醉。

（五）体位

硬管支气管镜多选择波义斯（Boyce）体位。受检者仰卧位，头部伸出检查台台面前缘，并使头高出台面 15cm 左右，助手协助固定，保持口、咽、喉、气管成一直线。当支气管镜进入气管后，助手将患者头部降到手术台平面，进入左主支气管时头向右移，进入右主支气管时头向左移。纤维支气管镜检查时患者可采取坐位或卧位。

（六）手术方法及步骤

硬管支气管镜检查一般分间接与直接插入法两种。

1. 间接法　适用于儿童。因幼儿支气管镜细小，难以看清声门，故借助直接喉镜暴露声门后将支气管镜插入检查，以减少喉部创伤机会。

2. 直接法　术者右手持支气管镜，左手拇指在下，食指在上扶持镜体，沿舌背中央或稍偏右进入口腔，看到悬雍垂和会厌后，将镜远端移于会厌喉面并继续深入少许，看清杓状隆凸，挑起会厌，此时患者头部渐后仰，使口腔、咽、喉与气管在同一直线上，左手拇指稍用力抬高支气管镜管，看清声门。将支气管镜柄恢复正中向前检视。可以在支气管分叉处见到气管隆凸。如检查右主支气管则可将头稍向左偏，镜管顺气管隆凸右侧轻轻推进，即进入右主支气管，亦可按同样方法头向右偏检查左主支气管。

纤维支气管镜检查时较易进行，可以经鼻，亦可经口腔检查。检查过程中的解剖标志同硬管支气管镜。

（七）注意事项

1. 支气管镜在气管内应保持正中位，应见到前、后、左、右各壁。

2. 检查支气管时先查健侧，再查患侧。

3. 注意黏膜有无充血、溃疡、肉芽、肿瘤、瘢痕以及管壁有无狭窄或腔外压迫等情况。

4. 气管内分泌物应充分吸出，并注意分泌物来源于哪一支气管口。

5. 应随时注意患者全身情况，如心率、呼吸等。

二、食管镜检查法

食管镜检查（esophagoscopy）是将食管镜插入食管内对病变进行检查和治疗的一种方法。与支气管镜一样，食管镜亦有硬管和软管两种类型。

（一）适应证

1. 诊断并取出食管异物；软管镜只能取出较小的、易于取出的异物。

2. 食管肿物的诊断。

3. 寻找原因不明的吞咽困难、呕血等症状的病因。

4. 硬管食管镜可以用于食管狭窄的治疗、食管静脉曲张出血的治疗、食管良性肿物的切除等。

（二）禁忌证

1. 严重的心脑血管疾病和高血压病。

2. 主动脉弓瘤。

3. 食管静脉曲张，近期曾有出血病史。

4. 严重的食管腐蚀伤的急性期。

5. 硬管食管镜禁用于严重的颈椎病、张口困难。

（三）术前准备

术前应该常规询问病史，作必要的检查，排除手术禁忌证，签署手术同意书。术前 4 小时禁食。

器械的准备：目前多应用椭圆或扁圆形食管镜，选用规格见表 5－1－2。

表 5－1－2　食管镜选用表

年龄	内径（cm）	长度（cm）
成人	1×1.4	30～40～45
11～15 岁	0.9×1.3	20～25～25
6～10 岁	0.8～1.1	20～25
取食管上端异物	1.3～2	20～30
3～5 岁	0.7×1	20
2 岁以上	0.6×1	18～20

（四）麻醉

对于成人和较大的儿童，在能够耐受的前提下可以选择表面麻醉；年龄过小或年老体弱，以及复杂的食管异物可以选择全身麻醉。

（五）手术方法和步骤

硬管食管镜检查操作时一般选择波义斯（Boyce）体位，患者头部位置同直接喉镜法。头部应高出台面 15cm，先将食管镜沿口腔右侧插入喉咽部右侧的梨状窝，然后将食管镜的远端逐渐移向中线，于杓状软骨之后将镜管口向前下推进即达食管口，此时可见环咽肌在后壁隆起如一门槛，应等待食管口自动张开，或嘱患者做吞咽动作，看清食管入口空隙后，立即顺势将管端导入食管内。因该处后壁最薄，切忌不待食管口张开后，盲目强行推入，以免发生食管穿孔。当食管镜进入中段食管后，应将头部逐渐放低，并向右稍偏，以适合食管偏左的方向，胸段食管较颈段宽阔，在食管与主动脉交叉处的食管左前方可见搏动，检查时应予以注意。检查食管下段时，病人头位常低于手术台 2～5cm。食管镜检查时应始终保持镜管与管腔的方向一致，在能清晰地看清前、后、左、右四壁的情况下深入前进，不得偏向一侧，以免增加食管壁损伤机会。

软管食管镜检查时取左侧卧位，在镜管导入 15cm 左右时，嘱咐患者吞咽，顺势导入食道镜，然后吸干净分泌物，并充气使食管扩张，依次检查食管各壁的情况。

（王宁宇　王　辉）

第二章 气管与食管异物

第一节 喉、气管、支气管异物

喉、气管、支气管异物（foreign bodies of larynx，trachea and bronchi）是指外界物质误入喉、气管、支气管所致的疾病，是耳鼻咽喉科常见急重症之一。多发于5岁以下儿童，3岁以下幼儿最多，可占60%～70%，也偶见于成人。病情常进展迅速，若异物较大或因抢救不当可因窒息而立即死亡。迁延时日，可致肺部并发症，故及时诊断与治疗至关重要。

【病因】

1. 儿童进食时嬉戏或哭闹，或口含异物玩耍，可因惊吓、跌倒等原因将口内异物如（瓜子、花生、豆类、笔帽等）吸入呼吸道内。果冻等黏滑小食品也多有报告。

2. 成人口含异物工作，不慎将异物吸入呼吸道，如小钉、别针等。

3. 全麻或昏迷病人或咽喉麻痹者，可将食物、呕吐物及松动的义齿等吸入呼吸道。

【临床表现】

1. 喉异物

（1）多发生于幼儿，较大异物嵌顿于声门，可致呼吸困难、发绀甚至窒息死亡。

（2）异物不完全堵塞喉腔常有剧烈咳嗽、声嘶、喉鸣及疼痛感。

2. 气管异物

（1）异物进入气管，刺激黏膜，可引起剧烈呛咳伴呼吸困难，出现憋气、面色青紫。

（2）异物贴附于气管壁，可使症状暂时缓解。

（3）吸入较轻且光滑的活动性异物如西瓜子等，可随呼吸气流在气管内上下活动导致阵发性咳嗽。撞击声门下时可产生拍击声，咳嗽时或呼气末于气管前听诊可清晰闻及。

（4）较大异物阻塞部分气管时可闻及哮鸣音。

（5）大异物嵌顿于声门或声门下，或阻塞双侧支气管开口可导致窒息。

3. 支气管异物

（1）早期症状与气管异物相似，异物进入支气管后，常因刺激减少，咳嗽减轻。

（2）植物性异物，因脂酸刺激，可引起咳嗽、咳痰、喘鸣及发热等全身症状。

（3）一侧支气管异物多无明显呼吸困难，双侧支气管异物可致呼吸困难。

（4）不完全堵塞时，远端肺叶可出现肺气肿；完全堵塞时，远端肺叶可出现肺不张，对侧肺部出现代偿性肺气肿。

【诊断】

1. 病史　异物吸入史是诊断的重要依据，结合典型症状、查体及X线检查，诊断多无困难。异物史不明确者，如有突发呛咳，或久治不愈的咳喘、支气管炎情况，尤其是儿童应考虑呼吸道异物可能。

2. 体格检查

（1）全身检查注意有无呼吸困难、心力衰竭出现。

（2）喉镜检查可见喉部异物，声门下异物常呈前后位。

（3）活动的气管异物在咳嗽或呼气末期可有拍击声，肺部听诊可闻及喘鸣音。

（4）支气管异物可有肺炎、肺气肿、肺不张的体征，应注意肺呼吸音减弱、消失及其他呼吸音异常情况。早期有时体征不明显，应注意两侧对比。

3. X线检查

（1）胸透或拍片可确定不透光异物位置、大小、形状等情况。

（2）透光的支气管异物，可通过间接征象推断，胸透较拍片具有更高诊断准确率，胸透可直接观察纵隔摆动的情况，纵隔摆动现象为支气管异物重要的X线特征，对诊断非常有帮助。①肺气肿：胸透时可发现肺透明度增高，横膈下移，呼气时心脏和纵隔向健侧移位，吸气时心脏和纵隔向患侧移位，从而出现纵隔摆动现象。②肺不张：病变肺叶或肺段体积缩小，密度增高，横膈上抬。心脏与纵隔向患侧移位，呼吸时保持不变。③肺部感染：局部出现密度不均匀的片絮状模糊阴影。

4. 支气管镜检查　气管、支气管异物确诊的最可靠方法。

【治疗】　呼吸道异物可危及生命，应及时诊断，尽早去除。手术取出异物是惟一有效的方法。异物取出后，仍需对肺部及全身情况密切观察并适当处理。继发感染者，酌情应用抗生素以控制炎症。

1. 喉异物

（1）小儿喉异物可通过直接喉镜下钳取。

（2）成人喉异物可在黏膜表面麻醉下，经间接喉镜或直接喉镜下钳取。

2. 气管异物　直接喉镜异物取出术适用于活动性气管异物，以鳄鱼嘴式异物钳置于声门下气管内，上下张开钳口，待异物随气流上冲时的瞬间钳取。即“守株待兔”法。

3. 支气管异物

（1）支气管异物需在支气管镜明视下钳取。小儿宜在全身麻醉下进行，可经直达喉镜置入支气管镜，发现异物后，用适当异物钳夹住后取出。对较大异物难以经声门取出者，可行气管切开，自切开处取出异物。

（2）支气管深部细小异物，可经纤维支气管镜取出。

（3）异物较大且嵌顿牢固者，可酌情行开胸取出术。

【预防】　呼吸道异物是一种完全可以预防的疾病。通过加强卫生宣教，提高人们对此病危险性的认识，可以在很大程度上减少此类疾病的发生。

1. 避免给3～5岁以下婴幼儿吃瓜子、花生、豆类等难以嚼碎的食物。儿童食物中应避免混有鱼刺、碎骨等物。不要大口吸食果冻等软滑的食物。

2. 进食时不要嬉笑、打闹，以免深吸气时误将异物吸入。

3. 教育儿童不要口中含物玩耍，避免给幼儿能放入口中、鼻孔的小玩具。如有发现，应婉言劝其吐出，不要用手指强行抠取，以免引起哭闹吸入气道。

4. 成人更要改正口中含物作业的不良习惯。

5. 重视昏迷及全麻病人护理，将头偏向一侧。防止呕吐物吸入下呼吸道，活动的义齿应事先取下。

第二节　食管异物

食管异物（foreign bodies in esophagus）是耳鼻咽喉科最常见的急症之一。可发生于任何年龄，多见于老人及小儿。症状虽不及气管异物危急，但因其可能发生食管穿孔、大血管破溃致死等严重并发症，亦需引起足够重视。食管异物种类多样，可分为动物类、植物类、金属类、化学类等。因饮食种类、生活习惯各异，不同地区各类异物发生比例不尽相同。异物停留部位以食管入口最多见，其次为第二狭窄处，发生于下段者较少。

【病因】

1. 进食仓促，或口内含物时注意力不集中，误吞所致。

2. 老年人、吞咽有障碍者于进食或睡眠时，可误吞活动性义齿。

3. 精神失常者或轻生者，故意吞下特殊性质异物。

4. 食管疾病，如食管癌、食管狭窄可因病变部位食物阻塞形成异物。

【临床表现】 常与异物的大小、性质、形状、停留部位和时间，以及有无继发感染有关。

1. 吞咽困难和疼痛

（1）环后隙及食管入口处异物：吞咽困难明显，疼痛部位多在颈根部或胸骨上窝处。尖锐及不规则异物引起的疼痛尤其明显。轻者可进半流质或流质饮食，重者饮水亦感困难。小儿常伴有流涎症状。

（2）胸段食管异物：胸骨后疼痛较之颈段轻，可向背部放射。若有剧痛，应考虑食管穿孔的可能。

2. 呼吸道症状　较大异物向前压迫气管后壁可出现咳嗽、呼吸困难，甚至窒息。

【诊断】

1. 病史　详细询问病史，了解误吞异物的性质、时间，对诊断治疗有重要意义。多次出现食管异物，要高度注意食管狭窄及食管癌的可能。

2. 间接喉镜检查　有吞咽困难时，间接喉镜可见梨状窝有唾液潴留。

3. X线检查

（1）颈、胸正侧位片，对不透光异物，可了解异物所在位置及形状、大小。

（2）透光异物需用钡剂对比，观察有无钡剂存留，较小异物需用钡絮检查。

（3）怀疑食管穿孔存在者，需行食管碘油造影。明确诊断要依赖食管镜检查。

4. 食管镜检查　对少数有明确异物史及吞咽困难或吞咽疼痛等症状，但X线检查不能确诊者，应考虑行食管镜检查。发现异物，及时取出。

【并发症】

尖锐、形状不规则及巨大异物，可出现以下并发症：

1. 食管炎、食管周围炎及食管周围脓肿。

2. 食管穿孔合并颈深部感染和脓肿、纵隔感染及纵隔脓肿、皮下气肿、纵隔气肿。

3. 大血管破溃、致死性大出血。对胸段异物有呕血、便血者，应特别警惕。

4. 食管气管瘘、肺部感染。

【治疗】 明确诊断后，及时行食管镜检查及异物取出术是惟一有效的治疗方法。试图靠强咽食物团将异物带入胃中的做法是错误及危险的。

1. 及时取出异物的方法

(1) 经硬质食管镜取异物：是最常用的方法。① 选择适当的食管镜及异物钳：需根据病人的年龄，异物的大小、形状、部位等选择；② 麻醉：对于较易取出的异物，可采用黏膜表面麻醉；对于小儿及成人较大的异物，最好采用全身麻醉；③ 食管镜下窥见异物后，要查清异物与食管壁的关系。钳取异物后，尽力使异物长轴与食管纵轴平行取出，不应强行外拉，以免加重食管损伤和发生致命并发症。必要时，应行颈侧进路或开胸手术取出异物。

(2) 经纤维食管镜或电子食管镜取异物：对于某些小的尖锐异物可以采用。

2. 一般治疗

(1) 根据病情进行补液及全身支持疗法。术后应禁食 1～2 天。

(2) 药物治疗应重点防止并发症的发生，并改善饥饿、脱水、电解质紊乱等情况。

(3) 局部感染时，应给予足量抗生素。

(4) 疑有穿孔者，应行鼻饲饮食。

3. 并发症的处理

(1) 出现食管周围脓肿或咽后壁脓肿，且积脓较多者，应行颈侧切开引流。

(2) 异物穿破食管壁，合并纵隔脓肿等胸科病变时，宜请胸外科协助处理。

（邵广宇）

第三章　食管腐蚀伤

食管腐蚀伤（caustic injuries of esophagus）是由误服或有意吞服腐蚀剂所引起的食管损伤。严重者可发生食管穿孔、纵隔炎、腹膜炎或败血症，后期则可出现食管的瘢痕狭窄及瘢痕食管癌变。这是食管外伤中最常见的一种。腐蚀剂主要有强酸如硫酸、盐酸、硝酸等和强碱如氢氧化钠、氢氧化钾等两大类。

【病理】 病变程度与腐蚀剂的性质、剂量、浓度、停留时间长短有关。酸性腐蚀剂会使局部水分吸收，蛋白发生凝固，呈现凝固性坏死状态。穿透力稍弱，损害多局限于酸性腐蚀剂接触部位。但高浓度的酸性腐蚀剂仍会引起严重损伤。而碱性腐蚀剂有较强的吸水性，并可使脂肪皂化、凝固，蛋白溶解，组织液化。穿透力强，病变易向组织深层及周围组织发展。

食管腐蚀伤可分为3度：

Ⅰ度：病变限于黏膜层。黏膜表面充血肿胀，愈后一般不留瘢痕。

Ⅱ度：病变深达肌层。局部可形成溃疡，愈后常形成瘢痕，以致食管狭窄。

Ⅲ度：食管壁全层受损。食管周围组织可累及，可发生食管穿孔等。

【临床表现】

1. 急性期　病程约1～2周。

（1）全身症状：重症患者常在2～3天内出现全身中毒情况，如发热、脱水、休克等。

（2）局部症状

① 疼痛：吞入腐蚀剂后，即刻出现口腔、咽腔、胸骨后或背部疼痛。吞咽时疼痛加重。

② 吞咽困难：因疼痛不敢吞咽，常伴有流涎、恶心等。

③ 声嘶及呼吸困难：若病变累及喉部，或引起食管入口的严重损伤，可因黏膜水肿，而出现声嘶和喉阻塞症状。

2. 缓解期　1～2周急性炎症消退，创面逐渐愈合，全身症状渐缓解，疼痛减轻，吞咽困难渐消失，饮食逐步恢复正常。

3. 狭窄期　约为50%左右的食管腐蚀伤后出现瘢痕性狭窄，多见于病变较重、累及肌层者和未得到适当治疗者。患处因结缔组织增生、瘢痕收缩导致食管狭窄。患者再度出现进行性吞咽困难。轻者尚可进流质饮食，重者滴水不进，以致出现脱水及营养不良等全身症状。

【诊断】

1. 病史　有误服或吞服腐蚀剂病史，须详细了解腐蚀剂的性质、浓度、剂量及吞服时间。

2. 口腔、咽腔及喉的检查　急症病人，应检查口唇及口腔黏膜、咽部黏膜等受腐蚀处。观察有无充血肿胀、黏膜脱落情况，有无溃疡及假膜形成等。喉部受累的应行间接喉镜检查，可见会厌、杓状软骨出现黏膜水肿。

3. 食管镜检查　可了解食管内病变的范围、程度，是观察食管内受损情况的重要方法。

应在急性症状缓解后进行，一般在受伤2周后进行第一次检查，以避免过早检查加重损伤甚至引起穿孔的可能。纤维食管镜比硬质食管镜更为安全。

4. X线检查

(1) 对疑有并发症者行X线胸、腹透视及拍片或CT扫描检查，观察有无纵隔气肿、气胸、腹腔积气等。可初步确定是否有食管穿孔。

(2) 急性期过后可进行食管钡餐X线检查或碘油拍片以利于了解病变性质、部位与程度。但疑有食管穿孔者避免使用钡剂。

(3) 对于狭窄期的病人，可作食管钡餐检查，如第一次检查阴性，2～3个月内应定期复查。

【治疗】

1. 急性期

(1) 中和剂的使用：受伤后，应立即使用中和剂。酸性腐蚀剂灼伤可用氢氧化铝凝胶、氧化镁乳剂进行中和，然后再服用牛奶、蛋清、植物油等，保护黏膜创面。避免使用苏打水，因可能产生大量二氧化碳气体，而导致食管穿孔。碱性腐蚀剂灼伤，可用食醋、2%醋酸、柠檬汁、橘汁等分次少量服用。

(2) 抗生素的应用：早期应用抗生素，可预防感染。

(3) 糖皮质激素的应用：激素可减少创伤反应，抑制纤维肉芽组织形成，防止食管狭窄的发生。但疑有并发症的重度烧伤者，慎用糖皮质激素，以防感染扩散。

(4) 气管切开：病变累及喉部，出现喉阻塞症状者，应作气管切开解除呼吸困难。

(5) 全身支持疗法：给予镇静、止痛及抗休克治疗。早期开通静脉通道，根据病情补充水、电解质，条件允许，可置胃管鼻饲，以维持营养，维护管腔。

2. 缓解期

(1) 急性症状缓解后，应作食管镜及食管钡剂检查，了解食管受损情况，必要时定期复查，观察病情变化，及早诊断和治疗食管狭窄。

(2) 根据病情轻重使用抗生素及激素，逐渐减量至停用。

(3) 有引起食管狭窄可能者，应继续保留或尽早插入鼻饲胃管。

3. 狭窄期　对于瘢痕期食管狭窄病人，可行以下措施：

(1) 食管镜下探条扩张术：适用于病变范围较局限、狭窄较轻者。在食管镜直视下操作，选择直径适当的扩张探条，由小到大逐渐扩张。每周一次，直至能较顺利进食。

(2) 吞线扩张术：有顺行、逆行或循环扩张法。顺行适用于较单纯的瘢痕狭窄，无需先行胃造瘘术。后两种方法适用于多处狭窄或狭窄段较长者，但缺点是需先行胃造瘘术。

(3) 外科手术治疗：上述方法效果不佳或估计不易成功的严重狭窄应采用手术治疗。根据病情可采用狭窄段切除食管端端吻合术，空肠、结肠代食管术及食管胃吻合术等。

（邵广宇）

第四章 反流性食管炎

胃内容物（包括十二指肠液）反流入食管产生症状或并发症时，称为胃食管反流病（gastroesophageal reflux disease，GERD）。酸（碱）反流导致的食管黏膜破损称为反流性食管炎（reflux esophagitis，RE）。RE 是胃食管反流性疾病的一种，是由于胃食管动力障碍，胃、十二指肠内容物反流至食管内而引起的食管黏膜发生的消化性炎症。内镜检查是 RE 的主要诊断方法。本病常与慢性胃炎、消化性溃疡等病并存，也可单独存在。

【病因】 反流性食管炎的发生主要是由于各种原因所引起的食管-胃连接区的抗反流功能失调，或由于局部机械性抗反流机制障碍，不能阻止胃、十二指肠内容物如胃酸、胃蛋白酶、胰酶和胆盐等反流到食管，造成了食管黏膜出现炎症、糜烂、溃疡或狭窄等损伤表现。常见原因有：

1. 食管或胃手术后 全胃或胃大部切除、迷走神经切断术后等，引起食管下括约肌（low-esophageal sphincter，LES）功能障碍。

2. 呕吐物刺激 酸性呕吐物对食管黏膜的刺激性很大。十二指肠球部溃疡患者，由于胃窦痉挛及继发性幽门、十二指肠梗阻引起高酸性胃液反流；某些疾病引起长期反复呕吐，如胆道疾病、慢性胃炎、功能性呕吐、偏头痛等，使胃、十二指肠内容物反流到食管，导致食管黏膜屏障和食管下括约肌的功能受损。

3. 饮食不当 大量烟酒、过于辛辣的食物直接对食管黏膜造成刺激，过热食物易灼伤食管黏膜。另有些高脂饮食，如巧克力、咖啡、可口可乐等，可使胃酸分泌增加，在高胃酸的情况下，当食管下端括约肌功能不全时，易产生反流性食管炎。

4. 某些药物的不良反应 茶碱类、抗胆碱能药物、β-受体阻滞剂、烟酸、黄体酮等药物既对食管黏膜有刺激，又可使食管下端括约肌功能降低。

5. 内在因素 妊娠、自主神经功能紊乱、成年人特发性食管下端括约肌功能不全，均可影响食管下端括约肌的正常关闭的张力。

【临床表现】

1. 症状

（1）烧心和反酸：RE 有 GERD 最常见的烧心及反酸症状。烧心是指胸骨后或剑突下烧灼感，常由胸骨下段向上延伸。于餐后 1 小时左右多发，卧位、弯腰或腹压增高时可加重。本病反流物多呈酸性，此时称为反酸。反酸常伴有烧心。

（2）咽异物感、吞咽困难及吞咽痛：一些患者诉咽部不适，有异物感，但无真正吞咽困难，可能与酸反流引起食管上段括约肌压力升高有关。部分患者有吞咽困难，可能是由于食管痉挛或功能紊乱。症状呈间歇性。进食固体或液体食物均可发生。少数患者由于食管狭窄引起吞咽困难，可呈持续性、进行性加重。有严重食管炎或并发食管溃疡者，可伴吞咽疼痛。

（3）胸骨后痛：疼痛发生在胸骨后或剑突下。严重时可为剧烈刺痛，可放射到后背、胸部、肩部、颈部、耳后，此时酷似心绞痛。多数患者由烧心发展而来，但亦有部分患者可不伴有烧心和反酸的典型症状，给诊断带来困难。

（4）其他：反流物刺激咽喉部可引起咽喉炎、咳嗽、声嘶等症状；吸入气管和肺可反复发生肺炎，甚至出现肺间质纤维化；有些非季节性哮喘也可能与反流有关。上述情况，如伴随的反流症状不明显或被忽略，则会因治疗不当而经久不愈。

2. 体征　间接喉镜检查可见喉黏膜充血、溃疡，甚至肉芽形成等。因反流物刺激咽喉部，可出现水肿和息肉、声带小结等。部分病例可见发生于声带突处的接触性溃疡和肉芽肿，甚至出现喉、气管狭窄。

3. 辅助检查

（1）食管钡餐检查：可发现胃溃疡、食管裂孔疝等。

（2）食管镜检查：是诊断反流性食管炎的主要方法。

（3）pH 值监测：应用双电极（咽、食管）或三电极（咽、食管、胃）pH 记录仪，可监测反流发作与食管和咽喉部酸化的关系。

（4）食管测压：食管上括约肌和食管下括约肌功能正常是防止胃液反流入食管和咽喉部的重要因素，特别是食管下括约肌，如果功能异常，此处压力降低，就会出现食管内 pH 值降低，造成黏膜受损。

【诊断】 根据典型的症状、体征及辅助检查，反流性食管炎的诊断并不困难，但有些患者是以咽异感症、咳嗽、声嘶等症状为主要表现，有些患者则出现类似于心绞痛的表现，往往会给诊断带来困难，甚至造成误诊。症状不典型的患者，需进行必要的辅助检查，如食管镜的检查，或加作质子泵抑制剂（PPI）试验，可帮助诊断。

【治疗】 治疗原则为减轻或消除症状，防治并发症，预防复发。

1. 一般治疗　嘱患者抬高床头，戒除烟酒，避免高糖、高脂、刺激性饮食，避免饱食。进行饭后散步等适度活动，积极治疗消化性溃疡、咳嗽、便秘等疾病。加强卫生知识宣传，提高人们对本病的认识。

2. 药物治疗

（1）抑制酸分泌药物：①H_2 受体阻滞剂（H_2RA）：如西咪替丁、雷尼替丁、法莫替丁等；②质子泵抑制剂：如奥美拉唑等。

（2）促动力药：西沙必利等。

（3）黏膜保护剂：硫糖铝、胶体铋等。

3. 外科治疗　内科正规治疗无效或有并发症者可考虑外科手术治疗。

附：反流性食管病/反流性食管炎诊断及治疗方案（试行）
（中华医学会消化内镜学会，1999 年 8 月 25 日，烟台）

胃内容物（包括十二指肠液）反流入食管产生症状或并发症时，称为胃食管反流病（GERD）。酸（碱）反流导致的食管黏膜破损称为反流性食管炎（RE）。消化内镜检查是 RE 的主要诊断方法。广义的 GERD 包括食管黏膜有破损或无破损，因此，可分为内镜阳性 GERD 和内镜阴性 GERD。内镜检查发现食管黏膜有破损者为 RE。

1. RE 的诊断标准

（1）有典型的 GERD 症状，如明显烧心、反酸、胸骨后灼痛等，无报警症状者需具备下列 RE 的证据（表 5-4-1）。

表 5-4-1　RE 的内镜诊断与分级

分级	内镜下表现	积分
0	正常（可有组织学改变）	0
Ⅰ	呈点状或条状发红、糜烂，无融合现象	1
Ⅱ	有条状发红、糜烂，并有融合，但非全周性	2
Ⅲ	病变广泛发红、糜烂，融合呈全周性，或有溃疡	3

（2）RE 的基本病理改变：①食管鳞状上皮增生，包括基底细胞增生超过 3 层和上皮延伸；②黏膜固有层乳头向表面延伸，达上皮层厚度的 2/3，浅层毛细血管扩张、充血和/或出血；③上皮层内中性粒细胞和淋巴细胞浸润；④黏膜糜烂或溃疡形成，炎症细胞浸润，肉芽组织形成和/或纤维化；⑤胃食管连接处以上出现 Barrett 食管改变。RE 的病理分级见表 5-4-2。

反流性食管炎可有鳞状上皮细胞假上皮瘤性增生或成纤维细胞和血管内皮细胞增生，伴一定程度的细胞异型性，应防止误诊为癌或肉瘤。

表 5-4-2　RE 的病理分级

病变	分级		
	轻度	中度	重度
鳞状上皮增生	+	+	+
黏膜固有层乳头延伸	+	+	+
上皮细胞层内炎症细胞浸润	+	+	+
黏膜糜烂	−	+	−
溃疡形成	−	−	+
Barrett 食管改变	−	−	+/−

（3）GERD 的动力诊断依据：根据 24 小时食管 pH 监测的有关参数测算酸反流计分，>15 分为阳性。15～50 分为轻度 GERD，51～100 分为中度 GERD，>100 分为重度 GERD。碱反流可用 24 小时胆汁监测仪（Bilitec-2000）测定。

（4）质子泵抑制剂（PPI）试验：使用奥美拉唑 20mg，一天两次，共 7 天，如患者症状消失或显著好转，提示为明显的酸相关性疾病，在除外消化性溃疡等疾病后，应考虑 RE 的诊断。

2. GERD 及 RE 的临床分级　以食管黏膜的内镜下表现作为判断 RE 级别的依据。内镜下食管黏膜 0 级为正常，Ⅰ级为轻度 RE，Ⅱ级为中度 RE，Ⅲ级为重度 RE；其中 0～Ⅰ级为轻度 GERD。

3. GERD 及 RE 的治疗

（1）治疗目的：①减轻或消除症状；②防治并发症；③预防复发。

（2）一般治疗：嘱患者抬高床头，戒烟酒，低脂、低糖饮食，避免饱食。

（3）药物治疗：①PPI 口服：如奥美拉唑 20mg，一天两次，疗程 8 周，维持量每日 10～20mg，至少 6 个月；②H_2 受体阻滞剂（H_2RA）：如西咪替丁、雷尼替丁、法莫替丁等；③促动力药：西沙必利 10mg，一天 3 次或一天 1 次，并维持治疗。

根据临床分级，轻度 GERD 及 RE 可单独选用 PPI、促动力药或 H_2RA；中度 GERD 及 RE 宜采用 PPI 或 H_2RA 和促动力药联用；重度 GERD 及 RE 宜加大 PPI 口服剂量，或 PPI 与促动力药联用。

（4）外科治疗：内科正规治疗无效或有并发症者可考虑外科手术治疗。

（5）疗效分级：按内镜复查的积分判断疗效，内镜积分为 0 分者为痊愈；内镜积分减少 2 分者为显效；积分减少 1 分者为有效；积分无变化或增加 1 分以上者为无效。

（邵广宇）

第六篇　颈部科学

第一章　颈部科学基础

第一节　颈部的应用解剖

颈部位于头与胸部之间，其解剖较为复杂。有很多重要的血管、神经、淋巴管经过颈部，颈前部的气管和食管也是非常重要的解剖结构。

一、颈部重要的体表标志

1. 甲状软骨切迹　是颈中线重要的体表标志。

2. 环状软骨弓　位于甲状软骨切迹下方2～3cm处，是喉与气管的分界标志。临床医生应能快速辨认此解剖结构，在急性喉梗阻时作为确认环甲膜位置、行环甲膜切开的重要标志。

3. 胸锁乳突肌　是颈部分区的重要体表标志。其深面有颈鞘。

二、颈部分区

颈部以斜方肌前缘为界分为固有颈部和项部，固有颈部以胸锁乳突肌为界，分为颈前区及颈外侧区；颈前区以舌骨为界分为舌骨上区、舌骨下区；舌骨上区进一步以二腹肌为界分为颏下三角区、下颌下三角区；舌骨下区以肩胛舌骨肌为界分为颈动脉三角区及肌三角区。颈外侧区被肩胛舌骨肌分为枕三角区和锁骨上三角区。

三、颈部的筋膜

分为深浅两层，浅层即皮下结缔组织。深筋膜又称颈固有筋膜，位于颈浅筋膜及颈阔肌深面，又分为浅、中、深3层。

颈深筋膜浅层围绕整个颈部，又称封套层。其包绕肌肉、腮腺和领下腺并形成间隙，在下颌下腺和腮腺区分两层，分别包绕此两腺，称为下颌下腺囊和腮腺囊；在前正中线与对侧融合构成颈白线的一部分。

颈深筋膜中层又称内脏筋膜，包绕咽喉、气管、食管和甲状腺等。两侧形成颈动脉鞘，后上部形成颊咽筋膜。

颈深筋膜深层即椎前筋膜，向上附着于颅底，向下与前纵韧带相融合。覆盖前、中斜角肌和肩胛提肌等。

四、颈部的血管

（一）颈部的动脉

1. 颈总动脉　左颈总动脉起自主动脉弓，右侧起自头臂干。平舌骨大角处分为颈外动脉和颈内动脉。颈总动脉的外侧有颈内静脉，两者之间后方有迷走神经，构成颈动脉鞘的主要内容。颈总动脉末端膨大，称颈动脉窦，有压力感受器，在颈总动脉分叉部后方有颈动脉小体，为化学感受器。

2. 颈外动脉　初居颈内动脉的前内侧，后绕至其前外侧上行，自下而上依次分出甲状腺上动脉、舌动脉、咽升动脉、面动脉、枕动脉、耳后动脉、颞浅动脉和上颌动脉 8 个分支，是颈部血供的主要来源。临床上，对于顽固性鼻腔出血，常规方法不能奏效时，可行颈外动脉结扎。

3. 颈内动脉　起始于颈总动脉分叉处，在颈部没有分支，垂直上升至颅底，为脑部主要供血动脉之一。颈内动脉的误伤或结扎，可导致偏瘫、昏迷或死亡。

4. 锁骨下动脉　左侧起自主动脉弓，右侧起自头臂干。其主要分支有：椎动脉和甲状颈干。甲状颈干有 3 个分支，即甲状腺下动脉、肩胛上动脉和颈横动脉。

（二）颈部的静脉

1. 颈部浅静脉

（1）颈前静脉：由颏及下颌等处的静脉汇合而成。沿颈前正中线两侧下行，汇入颈外静脉，静脉无瓣膜。

（2）颈外静脉：位于胸锁乳突肌表面，由下颌后静脉和耳后静脉在下颌角附近汇合而成，在斜角肌前方汇入锁骨下静脉。

2. 颈内静脉　位于颈动脉鞘内，与颈总动脉和迷走神经伴行，为颅内乙状窦的延续，自颅底向下走行到胸廓上口，其末端与锁骨下静脉汇合成头臂静脉，是头颈部静脉回流的主要径路。

五、颈部的神经

1. 颈丛　由第 1～4 颈神经的前支构成，位于胸锁乳突肌深面及中斜角肌与肩胛舌骨肌的浅层之间。颈丛的浅支即颈丛的皮神经，深支分为前后两组，其中膈神经为前支中最重要的一支，主要由第 4 颈神经的前支发出，位于椎前筋膜的深面，从前斜角肌表面垂直下降至胸腔。

2. 臂丛　主要由第 5～7 颈神经和第 1 胸神经的前支构成。在前中斜角肌之间穿出，在椎前筋膜深面走行。

3. 舌咽神经　自颈静脉孔随迷走神经、副神经一起出颅，在颈静脉孔下方位于迷走神经及副神经前外侧，而后在颈内、外动脉之间下行达茎突咽肌。

4. 迷走神经　位于颈鞘内，颈总动脉和颈内静脉之间的后方。在颈部的主要分支有喉上神经和喉返神经。喉上神经内支与喉上动脉伴行，穿甲状舌骨膜入咽，分布于声门以上喉黏膜司感觉；外支支配环甲肌。喉返神经两侧走行不同，左侧绕主动脉弓上行，右侧绕锁骨下动脉上行，双侧在颈部均走行于气管食管沟内，终支经环甲关节后方入喉，支配除环甲肌以外的喉内肌。

5. 副神经　运动神经支配胸锁乳突肌和斜方肌。出颈静脉孔后在颈内动、静脉之间，向后下行经二腹肌和茎突舌骨肌的深面，穿入胸锁乳突肌上部深面，在其后缘上、中1/3处进入颈外侧三角，于斜方肌下、中1/3处进入斜方肌深面。副神经周围有较多淋巴结构成颈深部淋巴结的副神经淋巴结链。

6. 舌下神经　为运动神经，支配舌的运动。其降支舌下神经袢又名颈袢，沿颈总动脉下行，支配带状肌。

7. 舌神经　为感觉神经，由三叉神经下颌支发出，分布于舌前2/3及口底黏膜。

8. 颈交感干　有3个神经节，即颈上神经节、颈中神经节和颈下神经节。颈上神经节位于颈动脉鞘后，相当于第2～3颈椎平面，发出分支支配颈内、颈外、颈总动脉；颈中神经节相当于第6颈椎的高度；颈下神经节位于第7颈椎横突与第1肋骨之间的平面，在椎动脉后方。

六、颈部的淋巴

颈部淋巴系统非常丰富，分布广泛。临床上常将颈部淋巴结进行分区。1991年美国耳鼻咽喉头颈外科基金协会提出了较为实用的颈淋巴结分区方法，目前被临床上广泛采用。

第一区（Level Ⅰ）为颏下区及颌下区淋巴结。

第二区（Level Ⅱ）为颈内静脉淋巴结上组，相当于颅底至舌骨水平，前界为胸骨舌骨肌外侧缘，后界为胸锁乳突肌后缘。

第三区（Level Ⅲ）为颈内静脉淋巴结中组，从舌骨水平至肩胛舌骨肌下腹与颈内静脉交叉处，前后界与第二区相同。

第四区（Level Ⅳ）为颈内静脉淋巴结下组，从肩胛舌骨肌下腹到锁骨上，前后界与第二区相同。

第五区（Level Ⅴ）为颈后三角区，后界为斜方肌前缘，前界为胸锁乳突肌后缘，下界为锁骨。包括锁骨上淋巴结、副神经淋巴结和颈横动脉淋巴结。

第六区（Level Ⅵ）为内脏周围区，包括环甲膜淋巴结、气管周围淋巴结、甲状腺周围淋巴结、咽后淋巴结，两侧界为颈总动脉，上界为颅底，下界为胸骨上窝。

（肖水芳　杨　柳）

第二节　颈部的临床检查

一、颈部一般检查

被检查者取坐位，不能坐立者取卧位，头颈部完全暴露，在良好的光线下进行，依次行视、触、听诊。

1. 视诊　观察颈部的位置，有无斜颈、强直，有无活动受限，双侧是否对称，有无静脉异常充盈、血管的异常搏动；观察皮肤有无充血、肿胀、瘘管、溃烂等；注意喉结的位置和外形；观察有无包块或隆起，如有包块应观察其部位、形态、大小和表面皮肤颜色，是否随吞咽上下移动；观察腮腺、颌下腺和甲状腺有无肿大。

2. 触诊　触诊是颈部一般检查中最主要的检查方法。检查者按一定的顺序对每个区域进行系统触诊。嘱病人头微低，放松，检查者站在病人后方，或站在被检查者对面以双手指尖触诊。一只手放在被检查者的后枕部协助其转动头部，使其充分松弛，以另一只手指尖进行触诊。为了避免遗漏，应特别注意检查的顺序。头颈部的触诊顺序一般是：耳前、耳后、枕部、颌下、颏下、颈前、颈后、锁骨上区。注意各区域内淋巴结有无肿大，发现淋巴结肿大时，应注意其部位、大小、数目、硬度、压痛、活动度、有无粘连。触诊耳前、耳后、颌下区时应注意腮腺、颌下腺有无肿大；颈前区触诊时应注意甲状腺情况。

甲状腺触诊包括甲状腺峡部和侧叶的检查。

（1）甲状腺峡部：检查者站于受检者前面用拇指或站于受检者后面用食指从胸骨上切迹向上触摸，可感到气管前软组织，判断有无增厚，嘱受检者吞咽，可感到此软组织在手指下滑动，判断有无增大或肿块。

（2）甲状腺侧叶：检查者站于受检者前面，一手拇指施压于一侧甲状软骨，将气管推向对侧，另一手食、中指在对侧胸锁乳突肌后缘触诊；或检查者站于受检者身后，一手食、中指施压于一侧甲状软骨，将气管推向对侧，另一手拇指在对侧胸锁乳突肌后缘向前推挤甲状腺，食、中指在其前缘触诊。配合吞咽动作，重复检查，多可触及被推挤的甲状腺。

3. 听诊　甲亢者因其腺体内血流增加，可在甲状腺区听到持续低调的静脉“嗡鸣”音。颈动脉瘤者可听到收缩期杂音。咽和颈段食管憩室者在吞咽时可在颈部相应部位听到气过声。喉阻塞者可听到喉鸣音。

二、颈部影像学检查

颈部常用影像学检查包括超声检查、X线检查、CT检查、MRI检查、数字减影血管造影（digital subtraction angiography，DSA）检查和放射性核素检查等。

1. 超声检查　目前多为B超检查、彩色多普勒血流显像和超声多普勒等技术的综合应用。常用于甲状腺、腮腺、淋巴结和颈部肿块的检查，对于确定有无占位性病变、囊性或实性变以及确定深部肿块与邻近血管的关系有很好的临床实用性。根据肿物的影像学特点，对肿物的良恶性判断有一定的临床价值。目前，在超声引导下的颈部穿刺活检也得到了较好的临床应用。

2. X线检查　由于颈部的解剖结构特点，使其应用受到一定的限制。正位片可以显示气道是否狭窄、移位，软组织内是否有钙化。侧位片可以显示椎前软组织、气道、甲状腺、喉的侧位表现。

3. CT和MRI检查　目前CT已基本取代X线片在头颈部的检查，成为临床最常用的方法。多平面重建、三维重建、血管成像、仿真内镜等技术的应用，使得器官解剖结构、病变及病变与周围的关系更加清晰，具有较强的诊断和鉴别诊断价值。MRI以其对软组织显示的优势，能够明确显示出肿瘤范围及侵犯的深度，有利于观察肿瘤沿神经、肌肉蔓延，使其在诊断鼻咽癌、腮腺肿瘤，鉴别鼻咽癌放疗后改变与复发方面显示出优势。对颅底、脑神经的侵犯，MRI显示比CT更清晰、更准确。MRI还可作颈部的血管造影，显示血管异常。

临床工作者应对头颈部软组织间隙的解剖位置、组织结构，正常淋巴结的分布、分组和引流类型熟练掌握，在此基础上对肿瘤的分期作出正确的判断。

4. DSA检查　DSA技术是目前最常用的方法。通过向血管内注入造影剂，使用计算机减影技术，使动脉显像，减影后图像的对比敏感度明显高于未减影图像，从而特异性显示出所观察区域病变情况。此项技术对于与血管有关的颈部肿块具有重大的诊断和治疗意义。

（1）颈动脉体瘤：在颈总动脉分叉处可见一血管丰富的肿块，颈内外动脉受压移位。

（2）颈部肿瘤：较大的良性肿瘤可压迫颈部血管，使其移位，而瘤体本身并不显影或很少显影。颈部恶性肿瘤可包绕或压迫血管，使管腔变窄或闭塞，在静脉，此表现更为明显。

此外 DSA 还可以用于治疗，经血管内导管将栓塞物注入目的血管内，阻断其血供，达到治疗肿瘤和控制出血的目的。

5. 放射性核素检查　是应用放射性核素及其标记化合物对肿瘤进行诊断的检查方法。它不仅可显示肿瘤大小、部位，还可提供肿瘤及其周围组织的血供及其代谢状况，这是 CT 和 MRI 难以实现的。20 世纪 80 年代初由于发射型计算机断层扫描术（emission computed tomography，ECT）被广泛使用，使放射性核素检查广泛用于肿瘤的诊断。其中正电子 ECT（即 PECT，PET）应用发射正电子的放射性核素的标记化合物，如葡萄糖、多巴胺、5-羟色胺等，显示机体生理、生化过程，是影像学检查的一大飞跃。

颈部放射性核素检查多见于甲状腺检查，常用的成像剂为 ^{131}I 和 ^{99}Tc，用于诊断异位甲状腺，判断甲状腺结节的功能，探查甲状腺癌及其转移灶等。

三、颈部细胞学和病理学检查

对于颈部肿物的最终诊断往往有赖于细胞学和病理学检查。活体组织可以通过穿刺或手术切除组织而获得。穿刺检查简单易行，痛苦小，易为患者所接受。局麻后用带芯穿刺针插入肿块，将针向各个方向穿刺 2～3 次抽取组织。穿刺检查应避开大血管。为使操作更加准确，可在超声或 CT 引导下进行。由于穿刺获得的组织有限，有时不能获得阳性结果。经穿刺检查后对于结果不满意，以及可疑为恶性转移虽经反复检查未能发现原发病灶的颈部肿块，宜行肿块完整切除而非部分切除，然后将肿块作病理检查，以免引起肿瘤的扩散。对于颈部淋巴结肿大，术前原发灶活检已是常规。尽可能不作颈部活检。外科医师在颈部清扫手术结束后，应该将颈清扫标本按分区作标记，便于病理医师检查。颈部标本淋巴结病理检查时，应将标本内所有淋巴结均作切片，不能只切一两个淋巴结而遗漏病变。AJCC（2002）分期系统提出，颈清扫标本淋巴结病理切片应该检查 6 个淋巴结以上。

（肖水芳　高运军）

第二章　颈部先天性疾病及畸形

第一节　甲状舌管囊肿

甲状舌管囊肿（thyroglossal cyst）是颈部最常见的先天性异常，因其常位于颈中线上，故又称颈中线囊肿。男性多于女性，大多在10岁以前发病，也有到中年才发现的。极少数病例可癌变。

【病因】 在胚胎发育过程中，甲状腺始基由口底向颈部下移过程中，形成一条与始基相连的细管，叫甲状舌管。在胚胎第6周时，甲状舌管开始退化，第8周时甲状舌管完全消失，其上端残留为舌盲孔。若甲状舌管未退化或未完全退化消失，则形成甲状舌管囊肿或瘘管。由于甲状舌管退化时，左右两侧舌骨开始在中线融合，因此未退化的甲状舌管可位于舌骨腹侧或背侧，也可能位于舌骨之中。

目前认为遗传因素在该病的发病过程中起一定作用。

【病理】 覆有柱状纤毛上皮或鳞状上皮，有时其内可见甲状腺组织。

【临床表现】 可发生在自舌盲孔至胸骨上切迹之间颈中线的任何部位，但大多数位于舌骨以下、甲状腺以上。常无明显症状。检查可见颈部皮下呈半圆形隆起，一般直径1～3cm，也有比较大的。表面光滑而有弹性，与皮肤无粘连，与舌骨紧密附着，随吞咽或伸缩舌而上下移动。囊肿发展较慢，继发感染时可迅速增大，局部出现红、肿、热、痛的炎症表现，可伴有全身症状。控制感染后迅速缩小。囊肿可反复感染，形成脓肿，脓肿破溃可形成瘘管。

【诊断】 根据颈中线胸骨上切迹以上肿块，触之光滑，随吞咽活动，以及生长缓慢的特点，基本可作出诊断。若行穿刺抽吸，可吸出黄色液体。也可行B超检查了解囊肿的性质、部位以及与甲状腺的关系。甲状腺同位素扫描可排除异位甲状腺，应作为术前常规检查。

【鉴别诊断】

1. 甲状腺瘤、甲状腺癌　发生于甲状腺锥体叶的甲状腺瘤或癌可表现为酷似典型甲状舌管囊肿，以至于部分病人经术后病理方可确诊，B超检查有助于诊断。

2. 舌根囊肿、会厌囊肿　易与发生于舌根部的甲状舌管囊肿相混淆。舌根冠位CT或MRI有助于鉴别，常可观察到通入舌盲孔的呈尖嘴状的甲状舌管瘘管。

【治疗】 甲状舌管囊肿一经确诊，应尽早手术切除。一旦感染，将增加手术难度。小儿可推迟至4岁以后进行。如已经感染，应在感染控制后手术。

手术时儿童一律采用全身麻醉。成人如术前曾发生感染，可能有粘连者，最好也采用全身麻醉。

术中必须切除所有不正常的组织，包括囊肿、瘘管、舌骨体中部（约15mm），以及延伸至舌盲孔的纤维条索，否则术后容易复发。

手术方法：在囊肿最隆起处作与舌骨平行的横切口，向上、向下牵开肌肉瓣，暴露囊肿。自下而上分离囊肿直达舌骨下缘。将舌骨体中部与附着肌肉及甲舌膜分离后，将其连同骨膜一起切断并向外牵拉，继续向舌盲孔方向分离瘘管，直至舌体内。将达舌盲孔时，由助手经口向前顶压舌盲孔处，在此处结扎、切断瘘管。冲洗术腔，术腔较大时可置负压引流管。

对于发生于舌根部的甲状舌管囊肿，经口腔内的常规手术或激光手术切除，因为不能彻底切除瘘管可很快导致复发。通常需要行颈部舌骨上入路，将颈部瘘管连同舌骨体及与舌盲孔相连的舌根部一并切除。

第二节　鳃裂囊肿和瘘管

鳃裂囊肿和瘘管（branchial cyst and fistula）起源于各鳃裂或咽囊，外瘘口皆位于颈侧，故又称颈侧囊肿和瘘管（lateral cervical cyst and fistula）。恶变者称鳃源性癌（branchiogenic carcinoma），罕见。凡在咽内和颈侧皮肤均有开口者称瘘管（fistula）；仅在咽内或颈侧皮肤有开口者称窦道（sinus）；两端均无开口，因上皮残留、分泌物潴留而形成的称囊肿（cyst）。

第1鳃裂瘘管又称耳颈瘘管，较少见。外口位于耳垂的前或后方或上颈部（舌骨以上），有时开口于腮腺的表面，内口与外耳道或中耳相通。瘘管可走行于面神经主干的外侧或内侧，可穿行腮腺。第2鳃裂瘘管最常见。外口位于胸锁乳突肌前缘的中、下1/3相交处，瘘管沿颈动脉鞘上行，经舌下神经与舌咽神经的浅面，穿经颈内、外动脉之间，向内终止于扁桃体窝的内口处。第3鳃裂瘘管极少见，约占1%。其外口与第2鳃裂瘘管外口的部位大致相同，瘘管沿颈动脉鞘上行，经舌下神经的浅面、舌咽神经的下方，穿过甲状舌骨膜，终止于梨状窝的内口处。第4鳃裂瘘管在文献中仅有个案报告。外口与第2、3鳃裂瘘管外口相同或在胸前部，瘘管沿颈动脉鞘下行至胸部，左侧者绕过主动脉弓、右侧者绕过锁骨下动脉上行，到达上段食管处。鳃裂囊肿可以出现在瘘管走行中的任何部位。

【病因】一般认为瘘管是由鳃裂或咽囊或二者不完全闭合引起的，囊肿是胚胎发育过程中上皮细胞残留所致。目前研究认为鳃裂囊肿或畸形与遗传因素有关，为常染色体显性遗传。

【病理】瘘管壁或囊肿壁衬有复层鳞状上皮（源自鳃裂的外胚层），约占90%，或假复层纤毛柱状上皮（源自咽囊的内胚层），约占8%。发生感染者，上皮结构可遭破坏或变混乱。衬有复层鳞状上皮的，真皮内可含有皮脂腺、汗腺及毛囊，有的瘘管内甚至含有软骨（中胚层）。

【临床表现】一般来说，瘘管的发病年龄较早，多在10岁以前；囊肿起病较晚，多见于10～30岁。一般为单侧性，双侧者极少见。男女发病率无明显差异。

可表现为颈部光滑、圆形、有波动感、无痛且逐渐增大的肿块，也可呈间歇性肿胀。瘘口处可有分泌物溢出，第2、3、4鳃裂瘘管甚至可在饮水时出现漏水的情况。若并发感染可有发热、疼痛，囊肿体积迅速增大，患者可觉颈部压迫感。有时合并招风耳、先天性耳前瘘管、副耳等多种畸形。

第1鳃裂瘘管可有耳溢液，当其感染而波及面神经时可出现部分或完全性面瘫。第2鳃裂瘘管可导致反复发作的单侧的化脓性扁桃体炎，即使切除扁桃体，仍反复发生单侧扁桃体窝的化脓性炎症。第2、3、4鳃裂瘘管如伴有囊肿，当吞咽时囊肿内可以充满气体、液体或食物；感染时还可充满脓液。此时如挤压囊肿，其内容物可向咽部溢出，病人可自觉有特殊气味，在喉镜下可观察内口的位置。由于第2、3、4鳃裂瘘管沿颈鞘走行，与迷走神经关系密切，可因刺激迷走神经导致持续性咳嗽。亦可压迫迷走神经出现面色苍白、心悸、呕吐等症状。

【诊断】

1. 探针　对于比较浅而短的瘘管可经外瘘口插入探针探查，了解瘘管的走行与内口的位置。

2. 纤维喉镜检查　经瘘管的外口注入生理盐水或染料，在纤维喉镜下观察其内口的位置；若瘘管伴有囊肿，可挤压囊肿，其内容物可向咽部溢出，在纤维喉镜下可观察到内口的位置。

3. 影像学检查　可经瘘口注入碘油或其他造影剂造影，可显示瘘管的走行及内口的位置。

4. 超声检查　对鳃裂囊肿行超声检查可协助诊断，明确肿物为囊性结构。

【鉴别诊断】

1. 外耳道炎或中耳炎　第1鳃裂瘘管继发感染时，因其内口与外耳道相通，可致外耳道流脓，易误诊为外耳道炎或中耳炎。此时吸净外耳道的脓液，可观察到脓液来自外耳道的瘘口处，且上颈部可能触及囊肿或观察到外口，当挤压上颈部或囊肿时可见脓液自外耳道瘘口溢出可助于诊断。

2. 腮腺混合瘤　第1鳃裂瘘管或囊肿可位于腮腺实质内，可误诊为腮腺混合瘤。该肿瘤多为实性结构，也有囊性变者。确诊需术后病理。

3. 颈部寒性脓肿　鳃裂囊肿应与寒性脓肿相鉴别。可作结核菌素试验、拍胸部X线片了解患者有无结核感染。术中可对脓液进行抗酸杆菌涂片。术后可对脓液进行结核杆菌培养，以进一步明确诊断。

4. 颈部囊状水瘤　是胚胎期淋巴管发育异常导致的，亦表现为颈部生长缓慢的囊性肿物。该病绝大多数在婴幼儿期即发病。透光试验检查呈阳性。穿刺可吸出草绿色水样液体，显微镜下可见大量淋巴细胞。囊壁由纤维组织和内皮细胞构成，内含淋巴细胞及淋巴小结。以上特点可协助诊断。

5. 喉气囊肿　第3鳃裂瘘管穿经甲状舌骨膜，其伴发的囊肿易误诊为喉气囊肿。喉气囊肿的特点是：当作 Valsalva 运动、深呼吸、剧烈咳嗽、啼哭或用力吞咽时增大，压之可缩小，以上特点可与鳃裂囊肿相区别。

【治疗】　手术彻底切除瘘管或囊肿是惟一有效的治疗方法。已继发感染者应在炎症控制后手术。对于无症状的幼儿或成年人不必手术。

因鳃裂瘘管走行复杂，术中暴露并非易事，麻醉最好选择全身麻醉。

对于第1鳃裂瘘管或窦道，手术切口应考虑到便于暴露与辨认面神经主干及其主要分支。如瘘管或窦道伸展到外耳道时，邻近的外耳道皮肤与软骨也需切除。第1鳃裂畸形有侵及中耳的可能，术前应作好充分的准备。

对于第2、3、4鳃裂瘘管或窦道的手术，术者应充分熟悉颈侧的解剖，瘘管的走行与颈内动静脉、舌下神经、舌咽神经等关系密切，术中应避免损伤。第2鳃裂瘘管在切除瘘管的同时，需行患侧的扁桃体摘除术。

为了避免颈部过长的切口，影响美观，可采用“阶梯状切口”（stepladder）。即先在瘘管外口周围皮肤作一横向梭形切口，以便切除瘘口；于舌骨上方作第三横切口；于二者之间作第二横切口。这样，术中可逐段分离瘘管。当分离瘘管接近咽腔内口处时，助手可用手伸入咽腔将内口处的咽壁向外顶起，以便分离至瘘管的末端，予以结扎。

对于瘘管曾反复感染或已行多次手术者，术腔已有瘢痕形成，最好不要采取阶梯状切口，而应采用颈侧沿胸锁乳突肌前缘的切口，以便充分显露血管和神经。术中应谨慎耐心地操作，避免损伤重要的血管和神经。

术后使用足量抗生素预防感染。同时施行扁桃体切除术者注意保持口腔清洁。

如果遇到恶变的情况，术中不仅需对肿物行扩大切除，还需行同侧的根治性颈清扫术，术后应进行放疗。

（肖水芳　钟　贞）

第三章　颈部的炎性疾病

第一节　颈淋巴结炎

颈淋巴结炎常为头颈部原发灶感染后，经淋巴引流，造成相应的淋巴结感染。有时不能明确原发感染的部位，仅表现为淋巴结的急性炎症。

儿童可呈单个淋巴结炎症。表现为孤立的淋巴结肿大、触痛，表面的颈部皮肤充血、肿胀。选择对葡萄球菌敏感的抗生素治疗往往非常有效，但也有一部分儿童病情继续发展，直至受累淋巴结坏死并形成脓肿。此时，应行局部切开和引流。

临床上常见头颈部原发灶感染后，引起相应引流淋巴链上的一组淋巴结感染。表现为一连串的淋巴结肿大、触痛，造成患者颈部活动被动性减少。受累淋巴结周围的肌肉组织可出现痉挛、强直。此时应对原发感染灶进行治疗，才能有效控制淋巴结炎。

在成人，肿大淋巴结如果经抗炎治疗后仍持续不退，应注意除外头颈部恶性肿瘤转移的可能。

第二节　颈淋巴结结核

颈淋巴结结核是一种常见的肺外结核病，近年来呈逐渐上升趋势，需引起医务工作者的重视。患者多无结核病史，早期无结核中毒症状，往往以偶然发现颈部单侧无痛性肿块就诊。生长缓慢且应用抗生素无明显疗效。

本病多见于儿童及青少年，以女性多见，结核杆菌多由口腔（龋齿）或扁桃体或鼻咽部侵入形成原发感染。侵入部位临床上多无结核病变，一般在抵抗力强时不易发病，只有人体抵抗力下降时，由原发感染部位通过淋巴管或由胸内结核病变累及纵隔、气管旁淋巴结，向上蔓延至颈部淋巴结引起颈淋巴结结核，只有极少数由血行感染。本病的好发部位依次为颈后三角、颌下区、下颈部、上颈部及颏下区，颈后三角最多见，占一半以上。因此对于单侧、无痛性、逐渐增大的单个淋巴结或多个融合淋巴结，尤其位于颈后三角应高度怀疑淋巴结结核的可能。颈部淋巴结结核的诊断主要依赖针吸和切除活检。

本病可分为 4 型：结节型、浸润型、脓肿型及溃疡型。对结节型、浸润型和溃疡型颈淋巴结结核均可采用病灶切除术。对于脓肿型淋巴结结核可采取病灶切除术和切开排脓加引流术。切开引流术术后换药时间长，切口愈合欠佳。而采用病灶清除术的患者切口对位愈合好。所有类型术后均应给予 3～6 个月正规抗结核治疗。

第三节　颈深部感染

对于患者来说，真正严重甚至危及生命的是颈深部感染。临床医生必须掌握颈深部感染的各种临床表现，及时作出诊断，以免延误治疗。

颈深筋膜覆盖、包绕、分隔颈深部诸结构形成一些潜在间隙，包括：咽旁间隙、咽后间隙、扁桃体周围间隙、下颌下间隙（包括颌下间隙和颏下间隙）、咬肌间隙、气管前间隙和椎前间隙等。感染累及这些颈筋膜间隙称颈深部感染。在抗生素问世以前，咽和扁桃体炎症所致者占70%，但抗生素应用以来，牙源性感染成为成人颈深部感染的主要来源。儿童仍以咽和扁桃体感染为主。国外近年来亦有较多吸毒者因静脉药物注射引起颈深部感染。有约22%的颈深部感染找不到明确的病因。几乎80%的致病菌为溶血性链球菌，其他致病菌还有金黄色葡萄球菌、厌氧菌等。如果是继发于Vincent咽峡炎，则可培养出螺旋杆菌。

【临床表现】 原发部位的疼痛、发热、下颌或颈部肿胀疼痛为颈深部感染必然存在的症状，不同的颈筋膜间隙感染根据各自的解剖特点还可引起张口困难、吞咽疼痛、声音改变和呼吸困难等症状。如咬肌间隙受累时出现明显张口受限；咽后间隙感染时可有颈部活动受限；口底蜂窝织炎致舌体肿胀；咽旁、咽后感染可有发音改变或呼吸不畅；若导致纵隔感染，可有胸痛、呼吸困难；颈鞘感染可致颈动脉壁感染、坏死及致命性大出血，也可致颈内静脉栓塞、脓毒血症等。

对于怀疑有颈深部感染者，应详细询问病史，如近期上呼吸道感染、牙病史、免疫抑制等因素，需仔细检查牙齿、扁桃体、呼吸道，以明确原发感染的部位，从而初步判断是哪个颈筋膜间隙的感染。如扁桃体炎可导致扁桃体周围间隙及咽旁间隙的感染，鼻窦炎可导致咽后间隙的感染，牙病可导致舌下、颌下和颏下间隙的感染。

下面分述各型颈深部感染的临床特点：

1. 口底蜂窝织炎 为下颌下间隙的感染，常于拔牙后4天出现。表现为口腔或颈部疼痛、肿胀，并迅速加重，开始为单侧，很快进展为双侧，下颌周围及口底水肿，严重时口底硬如板状，舌被推向后上方，张口困难，吞咽疼痛，流涎。随肿胀加重可出现气道受阻，需行气管切开。

2. 咽旁间隙感染 咽旁间隙呈倒三角锥形，上达颅底，下达舌骨大角水平，以茎突及其韧带分为前、后两个间隙，颈内动脉、颈内静脉、后组脑神经及颈交感干位于后隙内。咽旁间隙感染表现为高热、咽部及颈部疼痛、吞咽困难等，前隙感染伴明显张口困难，腮腺区和下颌下区肿胀、压痛，咽部可见咽侧壁红肿，向内侧移位，扁桃体被推向前内侧，颈部活动受限。后隙感染可出现后组脑神经麻痹的症状和Horner综合征，最严重的并发症为颈鞘感染继发颈动脉破裂出血，开始表现为反复小量咽部或耳道内出血，为大出血征兆；也可合并颈静脉栓塞性静脉炎。CT扫描有助于确定脓肿形成及观察其与颈动脉鞘的关系。

3. 咽后间隙感染 位于颊咽筋膜和椎前筋膜之间，上达颅底，下至上纵隔 T_1 水平。婴幼儿多因鼻、鼻窦的感染引流至咽后间隙淋巴结所致，成人多由于外伤、异物、气管插管或内镜操作等引起。小儿早期无特殊症状，表现为发热、烦躁、食欲差等全身症状，后期可出现颈部活动受限、压痛、流涎和呼吸困难。成人早期即出现发热、局部疼痛和吞咽痛。咽部肿胀常局限于一侧。颈侧X线片检查或颈部CT检查可确诊。

4. 咬肌间隙感染 位于咽旁间隙外侧，包括咬肌、翼肌、颞肌肌腱附着处。此间隙感染均为牙源性，下磨牙感染如穿透下颌骨体的颊侧板即达此间隙的浅层，如穿透下颌骨体的舌侧板即成此间隙深层感染。浅层受累则明显张口困难，面部肿胀，深层时面部肿胀不明显，除张口困难外有吞咽障碍。

【诊断】 根据病史、典型临床表现，结合相关影像学检查和诊断性穿刺的结果，可作出相应的临床诊断。

【治疗】 颈深部感染治疗首先要保持呼吸道通畅，必要时作气管切开。感染早期用抗生素治疗，如已经形成脓肿，应尽早行切开引流术。因患者多有吞咽疼痛和进食困难，所以于外科治疗前应补液改善营养状态，纠正酸碱失衡等。

手术的原则是充分暴露和彻底引流。在颈深部感染的病人，正常解剖结构往往已被破坏，这时需要借助一些解剖标志来定位，如胸锁乳突肌内侧缘、舌骨、甲状软骨切迹、二腹肌、环状软骨等。尽可能应用钝性分离，尽早暴露颈动脉鞘可避免进一步的损伤。一旦打开脓腔需要留取分泌物作细菌培养，以指导抗生素治疗，包括需氧菌和厌氧菌、抗酸染色、真菌培养等；对于难以培养出的微生物可取部分组织活检。术中需充分引流脓腔，清除坏死组织，封闭伤口，并放置引流。如坏死组织较多，则不能封闭伤口，置入抗生素纱条，观察伤口情况，必要时需作进一步清创。对于有合并症的颈深部感染需进一步手术，如颈静脉栓塞性静脉炎，需要结扎、去除颈内静脉，纵隔感染者必要时行胸外科手术。

（肖水芳　杨　柳）

第四章　颈部肿瘤

第一节　颈部良性肿瘤

颈部良性肿瘤的种类很多，皮肤、软组织、骨骼、血管、神经等组织均可发生。本节仅介绍神经鞘瘤及颈动脉体瘤。

一、颈部神经鞘瘤

神经鞘瘤（neurolemmoma）是来源于神经鞘细胞（Schwann's cell）的良性肿瘤，颈部为其好发部位之一，约占全身神经鞘瘤的 10%。颈部任何神经均可发生，以交感和迷走神经最为多见。神经鞘瘤可发生恶变，称恶性施万细胞瘤（malignant schwannoma），临床上少见。

【病理】

1. 肉眼观　肿瘤有完整的包膜，质实，与其所发生的神经粘连在一起。切面呈灰白色，其中可见旋涡状纤维条索。

2. 镜下可分为两型

（1）束状型（Antoni A）：细胞细长，梭形，互相紧密平行排列呈栅状或不完全的旋涡状。

（2）网状型（Antoni B）：细胞稀少，排列成网状结构。

【临床表现】　此病好发于 30～40 岁男性，病程较长。

1. 颈部肿块　颈部任何部位均可发生。起源于迷走神经或交感神经的肿瘤，有时由咽旁间隙突入咽侧壁，则称为咽旁神经鞘瘤。肿物边缘清楚，表面光滑，表面皮肤或咽壁黏膜均正常，可活动，与吞咽运动无关。

2. 神经功能症状　根据肿瘤发生的部位，可引起相应的神经功能症状。舌下神经受压时，可出现患侧舌肌萎缩；膈神经受累，患侧膈肌升高；臂丛神经受压，所支配的肌肉萎缩，轻叩肿物，产生向手放射的电击感；交感神经受累，可产生霍纳（Horner）综合征，即上眼睑下垂、瞳孔缩小、眼球内陷、同侧颜面潮红、汗少等；迷走神经受累，可出现声嘶、刺激性咳嗽等。

3. 颈动脉移位　主要出现在颈交感或迷走神经的病变，可挤压颈动脉向前内方移位。此时在肿物的表面可触及搏动的动脉。

【诊断】　源于迷走神经、颈交感神经的肿物具有以上 3 个主要体征，即颈部肿块、神经功能症状和颈动脉移位。B 超、CT 及 MRI 有助于诊断。细针穿刺细胞学检查可提供诊断依据。

【治疗】　本病一经确诊，应及时手术切除，否则肿瘤增大可产生压迫及破坏作用。

肿瘤须经颈部切除，即使是咽旁神经鞘瘤，也不宜采用经口径路。因为经口径路暴露不佳，肿物往往不能彻底切除，且出血难以控制，易造成血管、神经的损伤。手术应在尽可能保留神经干的基础上将肿瘤剥除。术中往往看到神经纤维束紧密包绕肿瘤，此时须在肿瘤表面顺神经走行方向切开浅层组织，然后逐层分离达肿瘤表面，肿瘤即可钝性剥出。

二、颈动脉体瘤

颈动脉体、颈静脉体、主动脉体等属化学感受器，与血液的酸碱度、氧和二氧化碳浓度调节有关。化学感受器属副神经节组织，故将其发生的肿瘤称副神经节瘤（paraganglioma）。

【应用解剖】 颈动脉体位于颈动脉分叉部后面上方，两侧各一，椭圆形，长约 5mm，色灰或棕红，血运主要来自颈外动脉。

【病因】 病因不明，可能与长期慢性缺氧有关。近来研究显示其为常染色体显性遗传病。

【病理】 肿物表面光滑，呈结节状，软，切面紫红色，常与颈动脉紧密粘连，难以分离。镜下为富有细胞和血管的肿瘤，肿瘤细胞呈椭圆形，核圆形。

【临床表现】 本病多见于 30～50 岁者，无明显性别差异。偶可恶变，发生转移，常为骨转移，其次是肺、肝等处。

1. 颈部肿块　大多数患者因颈部肿块来就诊。肿块大多位于下颌角前下方，一般为单侧，圆形，表面光滑，硬韧。在肿物表面可触及向浅侧移位的颈动脉搏动，颈内、外动脉被肿物推向两侧。有时瘤体本身亦可触到搏动。

2. 颈动脉窦综合征　在低头或压迫肿物时可头晕或晕倒。

3. 神经压迫症状　如交感神经受压，可产生霍纳综合征；迷走神经受压，可出现声嘶、刺激性咳嗽、饮水呛咳等。

【诊断】 颈动脉体瘤具有 3 个重要体征：颈部肿块、颈动脉向浅侧移位，以及颈内、外动脉分离。行颈动脉造影有助于诊断，可见富于血管的肿物将颈动脉分叉部推向前，分叉部增宽。彩色多普勒超声显示颈动脉被瘤体包裹，瘤体内血供丰富。也可行 CT 及 MRI 检查了解肿物与血管之间的关系。

【治疗】 本病一经确诊，应尽早手术切除，否则病程越久，肿瘤与动脉粘连越紧密，增加手术切除的难度，牺牲颈动脉的几率增加。以往由于术中损伤、结扎或切断颈动脉造成脑供血不足而致偏瘫、死亡者并不少见。近来，由于转流技术、人工血管材料的开发应用和血管外科的进步，对必须行颈内动脉部分切除的病例，可常规施行颈内动脉重建术，颈内动脉断流时间很短，多数可控制在数分钟内，手术致残率和死亡率已明显下降，但术前仍应作好充分准备，备血 1500～2000ml。

本病对放疗的敏感性较低，对于不适合手术治疗的患者可以试用。有报道认为可以控制病变，甚至使肿物缩小、消失。

第二节　颈部转移癌

颈部转移癌大多来自头颈部的原发癌，少数来自胸、腹及盆腔等处的原发癌，还有一些颈部转移癌原发部位不明。

【临床表现】 颈部肿块为患者就诊的首发症状。肿块无痛，持续性增大，抗炎治疗无效。触之较硬，与周围组织粘连。其中原发病灶在头颈部的占绝大多数，约75%。可来自口腔、鼻窦、咽、喉、甲状腺等处。原发癌一般循淋巴引流方向进行转移，因此可根据转移癌出现的部位初步推断原发部位。如乳突下淋巴结肿大为鼻咽癌转移的好发部位，下颌角前下方淋巴结为软腭、腭扁桃体及舌后1/3的癌转移，颌下淋巴结转移癌多来自上颌窦及口腔癌。不同部位的原发病灶可引起相应的临床症状。

少数转移癌的原发灶位于乳腺、胃肠、前列腺、子宫、卵巢等处。转移癌多位于左锁骨上区，少数在右锁骨上区。这些部位肿瘤出现颈部转移，临床上已属晚期，具有原发癌引起的症状和体征。

5%左右的颈部转移癌未能发现原发病灶。

【诊断】 对于40岁以上，颈部无痛性肿块，持续性增大，抗炎治疗无效，且与周围组织粘连者，应考虑到颈部转移癌的可能性。对于颈内静脉区肿大的淋巴结，应详查头颈的有关部位，尤其是鼻咽部、梨状窝等隐蔽部位，应当用纤维鼻咽喉镜重点检查。遇到可疑部位应取活检。必要时可行CT、MRI等检查。若原发灶已证实，则不必对转移灶取活检，以免影响颈清扫术的效果。若未发现原发灶，则对转移灶取活检，待病理诊断结果，根据病理形态继续寻找原发灶。

对于锁骨上区肿大的淋巴结，应对胸、腹、胃、肠、生殖系统等进行全面检查。可行超声波、CT、MRI、内镜及同位素扫描等，以期找到原发病灶。

【治疗】 已明确原发部位的，不同部位的癌采取相应的治疗措施。不明确原发部位的，应行颈清扫术，并根据不同转移部位和肿瘤性质，施以放疗或化疗。

第三节 颈静脉球体瘤

颈静脉体同颈动脉体一样属化学感受器，是副神经节组织，故颈静脉球体瘤是一种副神经节瘤。成人颞骨通常仅有2～3个副神经节，多数位于颈静脉窝的前外侧区和中耳内。起源于中耳的副神经节瘤称为鼓室球体瘤，起源于颈静脉窝者称为颈静脉球体瘤（glomus jugulare tumor）。颈静脉球体瘤的发病率较低，但其是累及颈静脉孔的最常见的肿瘤。可侵蚀周围骨质。本病以女性多见，女∶男约为6∶1。有家族发生倾向。可见于任何年龄患者，但高发年龄在50～60岁之间。发病年龄越小，肿瘤发展越快，越容易具有多病灶性和血管活性物质分泌的特点。约5%的患者可有多部位肿瘤，但若患者有家族发病史，则这个比例可达50%。绝大多数颈静脉球体瘤为良性，生长缓慢，恶性极少见。因本病有多发倾向，故只有副神经节瘤常发部位以外的部位发生同样肿瘤时才称为转移，发生率约为3%～4%。最常见的部位是局部淋巴结、肺、肝、脾和骨。颈静脉球体瘤的血供非常丰富，颈内动脉和颈外动脉均参与其供血，但血供主要来自颈外动脉。

【病理】 外观很像血管肉芽组织，一般有包膜，色深红。镜检中可见成串的主细胞被纤维间隔和支持细胞包绕，陷于血管网中。

【临床表现】 原发于颈静脉球窝的颈静脉球体瘤通常在出现症状时肿瘤已相当大。可压迫Ⅸ、Ⅹ、Ⅺ脑神经而出现颈静脉孔综合征：即软腭麻痹、声嘶、饮水呛咳、耸肩无力等。肿瘤进入中耳，引起搏动性耳鸣和听力下降。肿瘤可进一步向颅中窝和颅后窝侵犯，晚期可引起颅内压增高，甚至脑疝而死亡。

【诊断】 对于有搏动性耳鸣及颈静脉孔综合征的患者，应怀疑患有颈静脉球体瘤。颞骨薄层 CT 通常是首先进行的检查。CT 显示肿瘤呈等密度至略高密度，增强扫描肿瘤呈明显均一强化。MRI 在定性诊断上比 CT 更具有价值。T_1WI 多呈等至略低信号，T_2WI 多呈偏高信号，由于颈静脉球体瘤血供丰富，T_1WI 及 T_2WI 均可见特征性的流空现象，即“盐和胡椒现象”（salt and pepper pattern），具有诊断价值，且增强扫描后明显强化。还应进行血管造影以了解肿瘤的供血情况和大血管受累程度，可与术前栓塞同时进行。确诊需病理切片证实。术前取组织进行病理检查应慎重，以免发生严重出血。

【鉴别诊断】

1. 颈静脉球高位　可引起搏动性耳鸣，易误诊为颈静脉球体瘤。这类异常主要是鼓室底壁骨质缺损，颈静脉球突入鼓室，引起搏动性耳鸣、听力下降、鼓膜下部发蓝。CT、MRI 以及血管造影可协助诊断。

2. 良性高颅压综合征（benign intracranial hypertension syndrome）　本病亦可引起搏动性耳鸣。该病特征是颅内压增高，而无定位神经体征，大多数患者有视乳头水肿。可有较多的耳部症状，包括耳鸣、头晕、听力和前庭功能障碍。颅内压增高同颅内静脉压增高密切相关，而颅内静脉压增高常在有颅内静脉窦阻塞的患者中记录到，如上矢状窦的阻塞。大多为良性和自限病程，只有 25%的患者可能转变成慢性。当搏动性耳鸣血管造影显示有颅内静脉窦阻塞时，应考虑是否为良性高颅压综合征所致，可行腰穿测脑脊液压力，以明确诊断，避免不恰当的手术。

【治疗】

1. 手术　颈静脉球体瘤的首选方法为彻底手术切除。若术中有可能切断颈内动脉，则应进行血管内球囊阻塞试验等，以评估脑侧支循环情况。术中最好能够持续监测第Ⅶ、Ⅸ、Ⅹ、Ⅺ和Ⅻ脑神经的功能。对于大的肿瘤，术前 24～48 小时可行血管栓塞。术前应作好修补脑膜的准备。术后脑神经麻痹症状并不少见。尤其是后组脑神经的损伤，影响患者正常进食。

2. 放疗　对于其有效性目前尚存争议。

3. 伽马刀治疗（gamma knife surgery，GKS）　用伽马刀治疗颈静脉球体瘤始于 20 世纪 90 年代中期。其立体定位技术使放射线照射的部位更为精确。Pollock 报道了于 1990 年至 2003 年用伽马刀治疗的 42 例患者中 31%的患者肿瘤体积缩小，67%的患者肿瘤体积未再增大，仅 2%的患者肿瘤体积增大。治疗后脑神经损伤并不多见，而且多为放射后的听力损失。由于颈静脉球体瘤生长非常缓慢，因此对于该治疗的效果仍需长期随访（10 年以上）才能判断。

（肖水芳　钟　贞）

第五章　颈部外伤

颈部外伤通常分闭合性创伤和开放性创伤两类，因颈部所处的特殊位置，其与头面部，颈椎等邻近，创伤时多为合并伤。颈部外伤常损伤颈侧大血管造成大出血，或损伤、压迫呼吸道造成呼吸困难，需尽早进行处理，以挽救患者生命。但也有一些患者颈部损伤后早期无明显症状，而逐渐发展至休克、窒息甚至死亡，因此注意外伤后临床症状的观察甚为重要。如出现声嘶，表明喉部创伤，很可能在数小时后发展为呼吸困难；皮下气肿说明气管或食管有撕裂伤，应行手术探查。对颈部外伤初次的处理很重要，尤其是喉、气管、食管的损伤，应尽量修复，否则造成瘢痕狭窄，产生呼吸及吞咽功能障碍等后遗症。

一、颈部闭合性创伤

颈部闭合性创伤（closure traumatic injuries of neck）多由钝力撞击引起，如勒缢、拳击、车祸及各种钝器撞击等，虽然颈部皮肤处无伤口，但却可损伤其深部的组织、器官。损伤的部位往往视撞击的方向而定。正面直接撞击颈部多损伤喉、气管、甲状腺；侧面撞击颈部主要损伤血管、神经、食管、肌肉、颈椎等。临床上常见的损伤为：喉钝挫伤、气管闭合性损伤、咽部及食管闭合性损伤、舌骨骨折、颈动脉及椎动脉创伤性栓塞、颈椎脱位及骨折致脊髓受压或损伤。以上损伤多造成呼吸受限或窒息，神经系统损伤表现，或软组织挫伤所致水肿、气肿表现等。喉外伤将在其他章节单独描述，现着重介绍气管闭合性损伤、咽部及食管闭合性损伤、颈动脉创伤性栓塞。

1. 气管闭合性损伤　此种损伤不多见，但一旦出现则后果严重，重者将可能危及生命，或后期形成气管狭窄，影响呼吸功能。有气管闭合性损伤的患者会出现刺激性咳嗽，阵发性咳出泡沫血痰。也可出现皮下气肿，还可伴有纵隔气肿、张力性气胸，而表现为呼吸困难、缺氧、发绀。患者多有气管创伤处疼痛与压痛，合并食管损伤者有吞咽疼痛。如有喉挫伤或喉返神经损伤者，可出现声嘶，重者失音。

颈部钝器伤后，颈前气管处皮肤肿胀、淤血，压痛明显，咳嗽及咯血，有皮下气肿发生，伴有或不伴有呼吸困难，均应高度警惕有气管创伤。应密切观察呼吸情况，作好气管切开准备，出现咳泡沫血痰、呼吸困难，应高度怀疑有气管挫伤。以上各种情况均须立即行X线检查，有条件者行CT扫描了解气管软骨环损伤情况。如患者自身情况许可，还可行支气管镜检查，以明确气管损伤部位和程度。

轻度损伤无呼吸困难者应密切观察呼吸情况，并予以抗生素及激素治疗；有呼吸困难者应尽早行低位气管切开。如气管黏膜损伤较小则无需缝合，较大损伤应早期行气管修补术，以防止气管狭窄形成；后期可根据情况作扩张治疗或气管成形术。

2. 咽部及食管闭合性损伤　外力挤压可使咽及食管管腔撞击于坚硬的颈椎上，致管腔破裂；或因强力牵拉引起黏膜撕裂伤。此类型较少见，常见者为咽、食管尖锐性异物刺破黏膜，引起咽、食管周围感染。

患者多表现为局部明显疼痛，吞咽时加重，故多不愿进食水甚至不愿吞咽唾液；可吐出血性唾液，如出血量多，可为血液。许多患者有皮下气肿，如并发纵隔气肿、气胸将有呼吸困难和发绀表现。

此类患者经X线检查可见颈部软组织内含气影；若合并感染则可发现咽后壁或纵隔增宽及气管移位。食管造影可显示破裂部位，内镜检查可了解损伤部位和范围。

一经确诊应绝对禁止经口进食，注意口腔及咽腔清洁，吐出分泌物。积极使用有效抗生素预防感染，经造影或内镜检查发现有裂孔存在者，予早期行一期缝合。如已有感染，应充分引流，行二期缝合术。在此期间应根据情况给予鼻饲，胃肠造瘘，或经静脉方式补充营养，促进早期愈合。若有纵隔气肿或感染所引起的呼吸困难，可行气管切开术。

3. 颈动脉创伤性栓塞　挫伤直接挤压颈动脉管壁；颈部向后过伸或扭转牵拉动脉；颅颈部外伤或颅底骨折损伤颈动脉；如原有动脉粥样硬化，挫伤后斑块脱落发生栓塞。患者可出现颈部血肿形成、神经受压症状、脑缺血等一系列表现。

颈部挫伤后，颈动脉三角区出现血肿，伴有或不伴有神经受压及脑缺血症状，均应警惕颈动脉栓塞可能，此时可于颞浅动脉或面动脉处触诊动脉搏动以辅助诊断。但对于颈总动脉或颈外动脉已有栓塞者，其意义是有限的。颈动脉造影术是一种比较可靠的诊断方法。通过造影，可以见到颈外动脉或颈内动脉闭塞的典型血管狭窄表现。

治疗原则是解除血管痉挛，防止血栓形成，制止血栓扩展，保持脑供血。患者须绝对卧床休息，限制头部运动。一旦发现颈内动脉血栓呈进行性发展，应积极手术清除血肿，取出血栓以防止出现颅内严重病变。但也有人认为，手术危险性大，死亡率高，不主张手术。

二、颈部开放性创伤

是指通过皮肤破损处与外界相通的损伤。与颈部闭合性创伤相比，除有窒息、瘫痪和昏迷外，更容易发生出血、感染，甚至迅速死亡。

一经发现，应立即检查伤口类型，是贯通伤还是切割伤；其次应对伤口位置、大小、深浅和颈部重要结构有无损伤进行检查。根据损伤部位可分为：喉气管损伤、咽食管损伤、血管和神经损伤、甲状腺损伤、胸膜顶损伤、颈椎损伤等。不同部位的损伤可出现相应的症状，但不论是哪一种损伤均应作急诊或急救处理。遵循ABC原则，即保持气道（airway）通畅、有效的呼吸（breathing）、建立有效的循环（circulation）。

1. 保持呼吸道通畅　应立即解除勒缢、血肿对气管的压迫，并清理气管里堵塞物，必要时行气管切开。

2. 保持有效呼吸　对于昏迷患者，应立即进行有效的人工呼吸，包括徒手人工呼吸或机械辅助通气。务必使患者的血氧分压和氧饱和度接近正常。

3. 止血和抗休克　紧急情况下可用拇指直接压迫于血管主干，通常选取第6颈椎横突处进行压迫，或用纱布直接压迫创口止血。其他伤口可行包扎或向伤口内填压或缝合结扎血管止血。切忌于颈部伤口行环形包扎，以免引起呼吸困难。对疑有颈部大血管损伤者，应立即行结扎或血管缝合止血，并应观察有无休克征象。积极补充水、电解质，必要时输血或代血浆制品，以防止休克。

4. 清创和抗感染　应彻底清创，对位缝合，必要时充分引流。早期应用抗生素及破伤风抗毒素。

5. 异物处理　原则上争取彻底清除。

6. 气管、食管创伤处理　对气管损伤应迅速缝合破损，必要时作气管切开；对食管损伤者应立即禁食，并行伤口修补缝合，术后作胃肠造瘘。

（肖水芳　高运军）

附录1 耳鼻咽喉科常用技术方法

一、耳滴药法

1. 适应证 用于治疗外耳道炎，软化耵聍栓塞，治疗急、慢性中耳炎。

2. 用品准备 滴管及滴耳剂。

3. 操作方法 滴药前必须先将病侧外耳道堵塞物及分泌物清除擦洗干净。然后让病人头向健侧或健侧卧，使患耳向上，轻拉耳廓向上后方。外耳道内滴入药液3～5滴。有鼓膜穿孔者，可用手指按压耳屏数次，促使药液进入中耳。如咽鼓管通畅，压迫耳屏时药液可通过咽鼓管流入咽部。

4. 注意事项 药液温度须与体温相近，过冷时需稍加温，以免滴入后出现前庭反应。滴管不可触及外耳道壁，以免污染。

二、外耳道冲洗法

1. 适应证 冲出外耳道深部不易取出的碎软耵聍、微小异物或已软化的耵聍。

2. 用品准备 耳注洗器1个或10ml注射器1个，37℃温水若干毫升，弯盘1个，治疗碗1个，治疗巾1块。

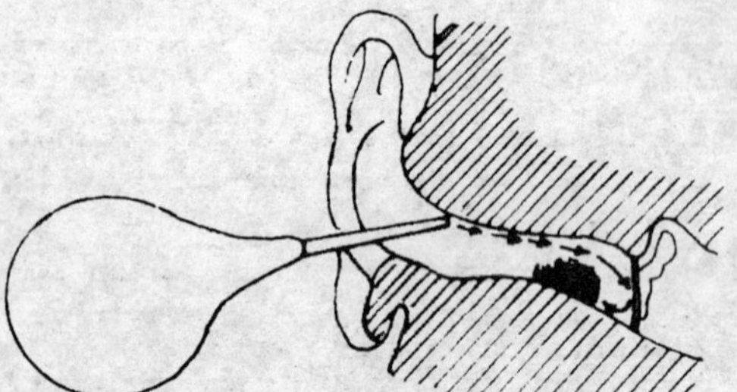

附录图1 外耳道冲洗法

3. 操作方法

(1) 坐位，头偏向健侧，使患耳稍向上，同侧颈及肩部围以治疗巾，病人手托弯盘，紧贴耳垂下面，以便冲洗时水流入弯盘。

(2) 左手将耳廓牵向后上，如为婴幼儿则向后下方牵拉，使外耳道成一直线，右手持注洗器将温水对着外耳道后上壁注入。如附录图1所示。

(3) 冲洗后用干棉签将外耳道擦干，并用70%乙醇消毒外耳道，检查外耳道及鼓膜有无损伤，予以及时处理。如耵聍一次冲洗不净者，须继续滴药，软化后再行冲洗，至洗净为止。

4. 注意事项

(1) 冲洗时用力不可过猛，也不可将注射器头紧塞外耳道内，以致水不能流出而胀破鼓膜。

(2) 不可对着鼓膜冲击，以免损伤鼓膜。

(3) 水温最好接近体温，过冷、过热可致眩晕。

三、滴鼻法

1. 适应证 用于治疗鼻腔、鼻窦病变。起收缩或湿润黏膜、改善通气引流或消炎等作用。

2. 用品准备 滴管1个或眼药水瓶1个。

3. 操作方法

(1) 仰卧垂头位：仰卧，肩下垫枕，使鼻腔低于口咽部，或将头悬于床缘外，使头向后仰伸前鼻孔朝上，以免药液流入咽部。然后每侧鼻腔滴药3～5滴。也可取坐位，背靠椅背，头尽量后仰，然后滴药。

(2) 侧头位：对单侧鼻窦炎或有高血压的病人，可取向患侧卧，头向下垂，使药液达到鼻窦口及咽鼓管咽口附近，如附录图2所示。

四、鼻腔冲洗法

1. 适应证　常用于萎缩性鼻炎干痂较多的病例，或鼻咽癌放疗后鼻咽干燥者。

2. 用品准备　灌洗桶、脸盆各1个，橡皮管1根，洗鼻用橄榄头1个，毛巾1条，温生理盐水或一般温盐水500～1000ml。

3. 操作方法

(1) 灌洗桶下端接橡皮管和橄榄头，将桶悬于距病人头顶约1m的高度。橡皮管用夹子夹住，以免盐水流出，然后将温盐水倒入桶内。

(2) 病人头向前倾，颏下接脸盆，将橄榄头塞入一侧前鼻孔，开放夹子，使桶内的温盐水缓缓注入鼻腔，病人张口呼吸，使盐水经对侧鼻腔流出，此时即可将鼻腔内分泌物、痂皮随水冲出。如附录图3所示。

(3) 一侧鼻腔冲洗后，可如法冲洗对侧鼻腔，冲洗后用毛巾擦干面部。

4. 注意事项

(1) 鼻腔有急性炎症时，禁用冲洗法，以免炎症扩散。

(2) 灌桶不宜悬挂过高，过高则压力加大、水流过急将分泌物冲入咽鼓管引起中耳炎。

(3) 盐水的温度以接近体温为宜，不可过热或过冷。

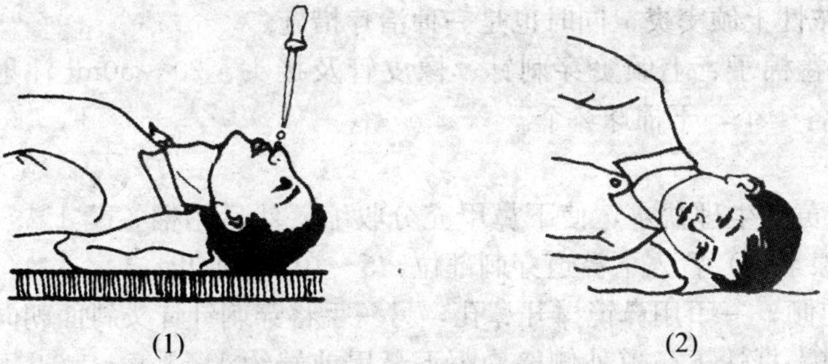

(1)　(2)

附录图2　滴鼻法

(1) 仰卧垂头位；(2) 侧头位

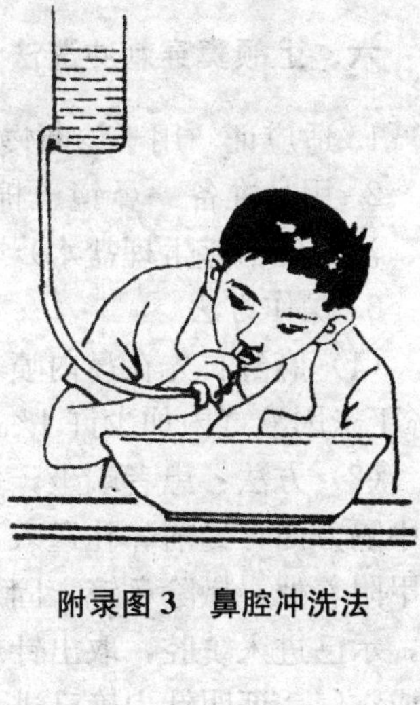

附录图3　鼻腔冲洗法

五、鼻窦变压置换疗法

1. 适应证　用于慢性鼻窦炎，特别是慢性全鼻窦炎。

2. 用品准备　吸引器、带橡皮管的橄榄头、治疗碗各1个，1%麻黄碱生理盐水1瓶，适当抗生素溶液1瓶。

3. 操作方法 患者擤去鼻涕，取仰卧垂头位，使额部与外耳道连线与地面垂直。两侧鼻腔各滴入1%麻黄碱生理盐水液2～3ml，抗生素溶液2～3ml。将与吸引器相连的橄榄头塞入一侧鼻孔用手指封闭另一侧鼻孔，嘱患者连续发“开、开……”声，以使软腭上提，间歇关闭鼻咽腔同时开动吸引器，使鼻腔、鼻窦形成暂时负压，每次吸引1～2s后移去橄榄头，连续6～8次。药液在正负压交替作用下，便可进入鼻窦，达到治疗目的。每日或隔日1次。如附录图4所示。

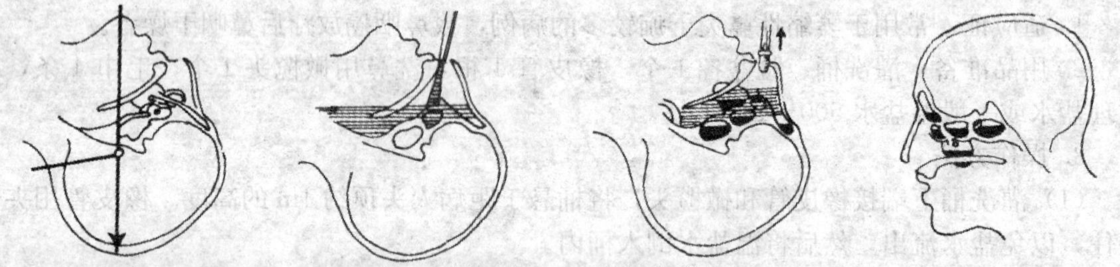

附录图4 鼻窦变压置换疗法

(1) 体位；(2) 滴药；(3) 负压；(4) 恢复体位

4. 注意事项

(1) 鼻腔、鼻窦有急性炎症或术后伤口尚未愈合者和鼻腔有出血倾向者，不宜使用本法。

(2) 吸引时间不宜过长，负压不应超过24kPa。

六、上颌窦穿刺冲洗法

1. 适应证 用于诊断慢性化脓性上颌窦炎，同时也是一种治疗措施。

2. 用品准备 鼻镜、棉签或卷棉子、上颌窦穿刺针、橡皮管及接头、20～50ml注射器、治疗碗（盛生理盐水）、弯盘各1个，干棉球2个。

3. 操作方法

(1) 麻醉：先在鼻内喷1%麻黄碱生理盐水，使下鼻甲充分收缩，然后用棉签蘸1%～2%丁卡因液（内加少许1‰肾上腺素液）置入下鼻道穿刺部位，5～10min取出。

(2) 方法：患者端坐，头略前倾，一手用鼻镜撑开鼻孔，另一手将穿刺针针头斜面朝向鼻中隔方向，经前鼻孔送入下鼻道，抵达下鼻道外侧壁，距下鼻甲前端约1～1.5cm，近下鼻甲附着处，撤除鼻镜，固定头部，使针尖指向同侧外眦方向。稍用力钻动，感到阻力消失时，示已进入窦腔，取出针芯，接上带橡皮管的玻璃接头，另一端接注射器，回抽时如有脓液或空气，证明针尖确已进入窦腔。嘱患者低头，并偏向健侧，再徐徐注入生理盐水，直至脓液冲净。根据脓液的质与量，酌情选用抗生素注入窦腔，拔出穿刺针，下鼻道穿刺点可用棉片压迫止血。

4. 注意事项

(1) 穿刺的部位与方向要准确，防止刺入眶内及面颊部软组织。

（2）进针时要以上唇为支点，不可用力过猛。

（3）注水时遇有阻力，可能是穿刺针头不在窦内或刺入窦内软组织中，也可能是窦口阻塞。此时应改换针的位置，或以麻黄碱棉片收缩中鼻道，开放窦口。如仍有阻力，不应勉强冲洗。

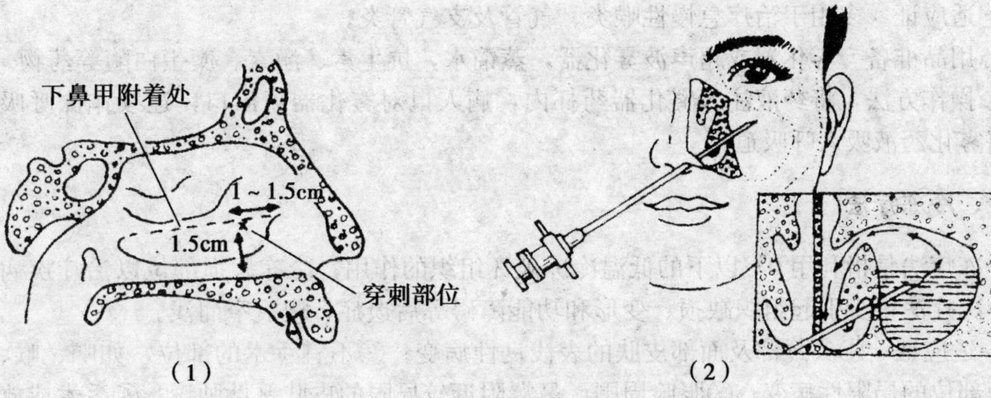

附录图5 上颌窦穿刺冲洗法

（1）穿刺部位；（2）穿刺针的位置及冲洗液流向示意图

七、咽部涂药法

1. 适应证 用于咽部消炎、止痛、收敛、烧灼、润滑及表面麻醉。

2. 用品准备 长棉签1根，压舌板1块，卷棉子1根，干棉球2个。

3. 操作方法 张口，舌自然平放。用压舌板轻压舌前2/3，用棉签蘸药液，直接涂布于口咽部患处。如病人自己用药，可对镜看清咽部涂药。

4. 注意事项

（1）涂药时棉签上的棉花要缠紧，以免脱落。

（2）所蘸药液不宜太多，以免用力涂布时将药液挤出下流入喉，引起不良反应。

（3）涂硝酸银等腐蚀剂时，涂抹范围不应超过病变范围，或用生理盐水将多余药液洗去，以免损伤正常组织。

八、咽喉部喷雾法

1. 适应证 多用于咽喉手术及内镜检查时的黏膜表面麻醉。

2. 用品准备 喷雾器1个，压舌板1块。

3. 操作方法

（1）喷药前先向病人说明，每次喷入的药液均不可咽下，需含3～4min再吐出。

（2）如作口咽部喷雾，则嘱病人将舌自然放置口底，并张口发“啊”音，按顺序喷药，先悬雍垂及软腭，再咽后壁和舌根，然后右侧扁桃体及前后柱，最后左侧相应部位。如作喉部喷雾，在咽部喷雾1～2次后，将喷雾器头弯折向下，嘱病人自己用纱布裹舌前1/3并拉出，口尽量张大并做深吸气动作，然后对准喉部将药液喷入。一般喷药3～4次，每次捏橡皮球2～3下即可。

4. 注意事项

(1) 喷药前用乙醇将喷雾器擦拭消毒。

(2) 每次喷药前先吐出口内残余药液及分泌物。

九、雾化吸入法

1. 适应证 多用于治疗急慢性喉炎、气管及支气管炎。

2. 用品准备 雾化器或超声波雾化器，蒸馏水，抗生素、激素、糜蛋白酶等药物。

3. 操作方法 将药液注入雾化器药杯内，病人口对雾化器喷出口，连续作深呼吸，吸气时将雾化药液吸入呼吸道。

十、冷冻疗法

冷冻疗法是指利用0℃以下的低温冷冻破坏组织的作用，冷冻病损部位以治疗疾病的方法。冷冻疗法很少引起组织缺损、变形和功能障碍等后遗症，瘢痕窄而浅。

1. 适应证 ①头颈部及面部皮肤的表浅良性病变；②不宜手术的部位，如咽、喉、鼻、眼睑等部位的局限性病变；③眼睑周围、鼻翼附近较局限的皮肤恶性肿瘤；④手术或放疗后复发的小型表浅病灶；⑤年老体弱或合并其他疾病、不宜手术的浅表恶性肿瘤。

2. 用品准备 液氮、冷冻器、卷棉子、棉球。如用喷射法需准备凡士林纱布以保护非手术区。

3. 注意事项 ①注意保护周围正常组织，特别是喷射法可用多层凡士林纱布保护，以免损伤；②术后反应性水泡或血泡，面积小者无需处理，大者可用消毒针头吸出泡内液体，加压包扎；③创面坏死时，应保持清洁，防止感染。

十一、激光疗法

激光是一种方向性好，能量高度集中，有良好单色性和相干性的新型光源，激光的生物效应与激光辐射的波长、强度和组织对激光的反应、吸收、热传导有关。

适应证：① Nd：YAG激光器为常用固体激光器。激光波长1.06μm，为近红外不可见光，光束类型为脉冲或连续波，输出功率1～100W，穿透组织深度约4mm，可完成凝固、切割、气化等，由直径300～700μm的石英光导纤维传输。可通过各种形状的硬管或内镜进行深腔部位手术或治疗；② CO_2 激光刀可用于上颌窦根治术，鼻腔内翻性乳头状瘤切除术，鼻侧切开术，上颌骨切除术，耳廓良、恶性肿瘤切除术，头面部良、恶性肿瘤切除术，显微镜下或喉裂开后喉部良、恶性肿瘤切除术；③ CO_2 激光凝固气化术，可用于治疗慢性咽炎的淋巴滤泡增生、慢性扁桃体炎、慢性肥厚性鼻炎、中鼻甲肥厚或息肉样变、鼻腔血管瘤、乳头状瘤；④氦氖激光，适用于广基的声带息肉或声带肥厚、过敏性鼻炎、渗出性中耳炎；耳聋、周围性面瘫、内耳性眩晕、嗅觉丧失等病症可采用氦氖激光穴位照射。

十二、微波疗法

微波是指波长在1mm～1m范围内的电磁波，照射于人体后使照射部位组织中的极性分子（主要是水分子）随微波频率高速旋转，相互摩擦产生热量，通过此种内部加热达到治疗目的。

适应证：①鼻部疾病：将微波针状探头插入或紧贴肥厚的下鼻甲表面，行多点热凝，治疗慢性肥厚性鼻炎，局部凝固出血点治疗鼻出血；②咽喉部疾病：微波凝固治疗慢性咽炎增生的淋巴组织、肥大的舌根淋巴组织、乳头状瘤、血管瘤、声带白斑和声带息肉。还可用于治疗鼻咽癌术后的复发病灶。

附录2 耳鼻咽喉科常用药物

一、鼻部疾病用药

1. 呋喃西林麻黄碱滴鼻液

成分：0.02%呋喃西林，1%（成人用）、0.5%（小儿用）麻黄碱。

作用：呋喃西林为抗菌谱较广的抗感染药物，具有较强的抑菌消炎作用，在本药中主要起防腐作用；麻黄碱为拟肾上腺素药物，能收缩血管，促进引流，减少鼻腔分泌物，改善鼻腔通气状况。

用途：急性鼻炎，慢性单纯性鼻炎，急、慢性鼻窦炎，变应性鼻炎。

用法：滴鼻，3次/日，连续用药不宜超过2周。萎缩性鼻炎及干燥性鼻炎忌用。

2. 麻黄碱地塞米松滴鼻液

成分：1%麻黄碱，0.5%地塞米松。

作用：抗过敏，减轻鼻黏膜水肿，改善通气。

用途：变应性鼻炎。

用法：滴鼻，3次/日。

3. 丙酸倍氯米松鼻喷雾剂（商品名：伯克纳）

成分：丙酸倍氯米松10mg。

作用：抑制免疫球蛋白E合成。

用途：变应性或血管舒缩性鼻炎。

用法：鼻腔喷雾，2次/日。

4. 丙酸氟替卡松鼻喷雾剂（商品名：辅舒良）

成分：丙酸氟替卡松0.05%。

作用：有增强局部抗感染活性和降低全身糖皮质激素反应的作用。

用途：变应性鼻炎。

用法：鼻腔喷雾，1～2次/日。

5. 布地奈德（商品名：雷诺考特）

成分：布地奈德1.28mg。

作用：抗过敏、抗组胺。

用途：变应性及血管舒缩性鼻炎。

用法：鼻腔喷雾，一喷/单侧，2次/日。

6. 复方薄荷樟脑滴鼻剂

成分：薄荷、樟脑、桉叶油等。

作用：润滑鼻腔黏膜，刺激神经末梢，促进黏膜分泌及除臭。

用途：干燥性鼻炎、萎缩性鼻炎及鼻出血等。

用法：滴鼻，3次/日。

7. 氯雷他定（商品名：开瑞坦）

成分：氯雷他定10mg/片

作用：为长效三环抗组胺药，具有选择性对抗外周 H_1 受体作用。
用途：变应性鼻炎。
用法：口服，1 次/日，每次 10mg，2 岁以下儿童、孕妇慎用。
8. 鼻窦炎口服液
成分：主要成分为辛夷、苍耳子、柴胡、龙胆草等。
作用：改善鼻腔通气，减少鼻分泌物。
用法：口服，每次 10ml，3 次/日。
9. 藿胆丸
成分：广藿香、猪胆汁等。
作用：改善鼻腔通气，减少鼻分泌物。
用途：急、慢性鼻窦炎。
用法：口服，每次 3g，3 次/日。

二、咽喉疾病用药

1. 复方硼砂溶液
成分：硼砂、碳酸氢钠、甘油等。
作用：消毒、防腐、抗菌及消炎。
用途：咽部及口腔感染。
用法：每日数次含漱。
2. 复方碘甘油
成分：碘、碘化钾、薄荷油等。
作用：润滑、消毒及温和刺激。
用途：慢性咽炎、萎缩性咽喉炎。
用法：涂咽，每日数次。
3. 复方草珊瑚含片
成分：草珊瑚浸膏、薄荷脑、薄荷油等。
作用：消肿止痛，清利咽喉。
用途：急性咽喉炎、扁桃体炎。
用法：含服，1～2 片/次，每日数次。
4. 金嗓散结丸
成分：主要成分有桃仁、红花、浙贝母、鸡内金、金银花、蒲公英、麦冬、木蝶等。
作用：清热解毒，活血化瘀，利湿化痰。
用途：声带小结、声带息肉。
用法：口服，60～120 粒/次，2 次/日，孕妇慎用。
5. 黄氏响声丸
成分：主要成分有胖大海、蝉衣、贝母等。
作用：利咽开音，清热化痰，消肿止痛。
用途：急、慢性喉炎引起的声音嘶哑。
用法：口服，20 粒/次，3 次/日，饭后服用，儿童减半。

三、耳部疾病用药

1. 氧氟沙星滴耳液（又名泰利必妥滴耳液）

浓度：0.3%。

作用：对铜绿假单胞菌和金黄色葡萄球菌均有杀菌、抑菌作用。

用途：用于急、慢性中耳炎，鼓膜炎，外耳道炎。

用法：滴耳，每日早晚各1次，连续用药以4周为限。

2. 硼酸乙醇滴耳液

浓度：4%。

作用：消毒、收敛、止痒。

用途：急、慢性外耳道炎，鼓膜炎，化脓性中耳炎。

用法：滴耳，3次/日。

3. 酚甘油滴耳液

浓度：2%～5%。

作用：消炎、止痛。

用途：急性外耳道炎、鼓膜炎、鼓膜未穿孔的急性化脓性中耳炎。

用法：滴耳，3次/日。

4. 碳酸氢钠滴耳液

浓度：3%～5%。

作用：软化耵聍。

用途：外耳道耵聍栓塞。

用法：滴耳，每日数次，待耵聍软化（一般3～5日）后行外耳道冲洗。

5. 过氧化氢洗耳液

浓度：3%。

作用：与脓液等有机物结成泡沫，有清洁、消毒、除臭作用。

用途：急、慢性化脓性中耳炎的清洁、洗耳。

用法：2～3次/日。

6. 制霉菌素冷霜

成分：制霉菌素1亿单位，冷霜1000g，均匀调成糊状。

作用：杀真菌作用。

用途：外耳、口腔或咽腔的真菌感染。

用法：用棉签蘸本品涂敷于真菌感染部位。

四、耳鼻咽喉、气管及食管黏膜表面麻醉剂

1. 丁卡因又称盐酸丁卡因

浓度：1%～2%，常用1%。

作用：是应用广泛的黏膜表面麻醉剂。麻醉效能强，约为普鲁卡因的10～15倍，毒性亦为普鲁卡因的10倍。用药1～3min起效，维持2～3小时。一次使用剂量不得超过60mg（1%浓度者，一次不超过6ml）。

用途：用于成人鼻和咽部检查治疗前以及纤维喉镜、电子喉镜、食管镜、支气管镜检查或手术前黏膜表面麻醉。禁止用作浸润麻醉。

用法：以喷雾器将麻药喷布于麻醉局部，鼻腔手术以棉片或纱条浸渍丁卡因，内加少量1∶1000的肾上腺素置鼻腔黏膜表面，15min后取出，即可达到麻醉效果。

2. 鼓膜表面麻醉剂

成分：由纯石炭酸、丁卡因、薄荷脑各等量配制而成。

用途：用于鼓膜穿刺、切开或贴补前的表面麻醉。

用法：用棉签蘸少量鼓膜麻醉剂，涂于鼓膜穿刺或切开部位，限用于局部，不可扩大范围。

（刘晓燕）

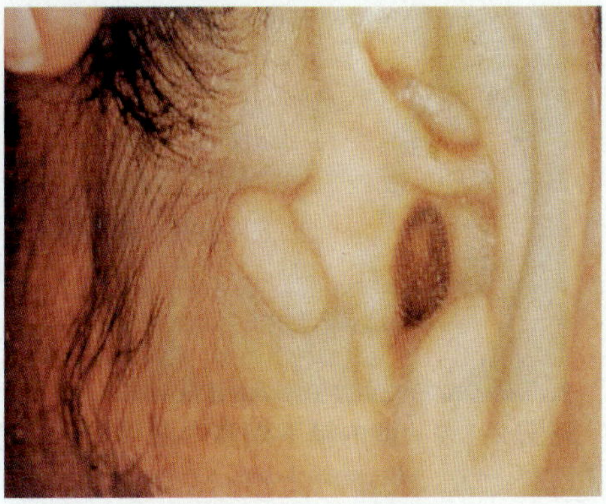
彩图 1-2-1　副耳

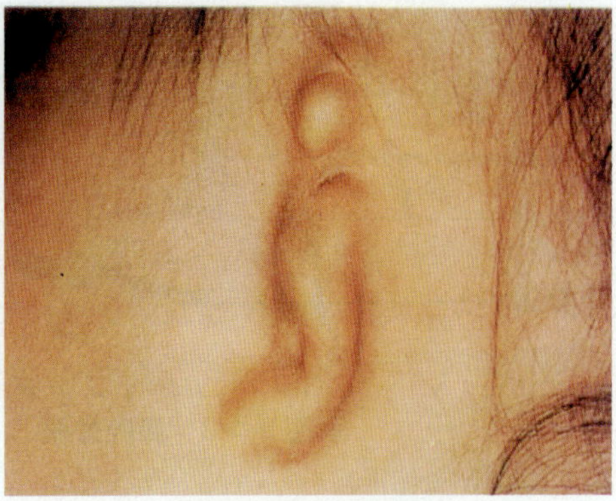
彩图 1-2-2 小耳畸形

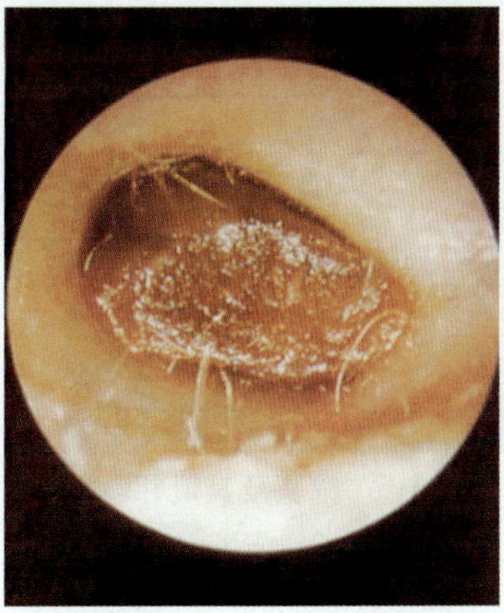
彩图 1-3-1　耵聍栓塞

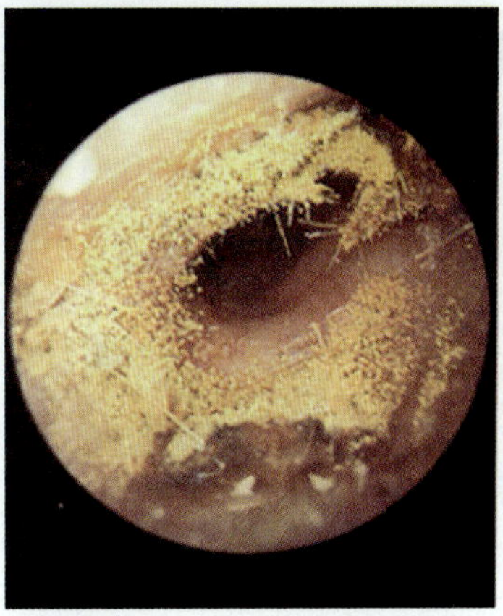
彩图 1-3-3　外耳道真菌病

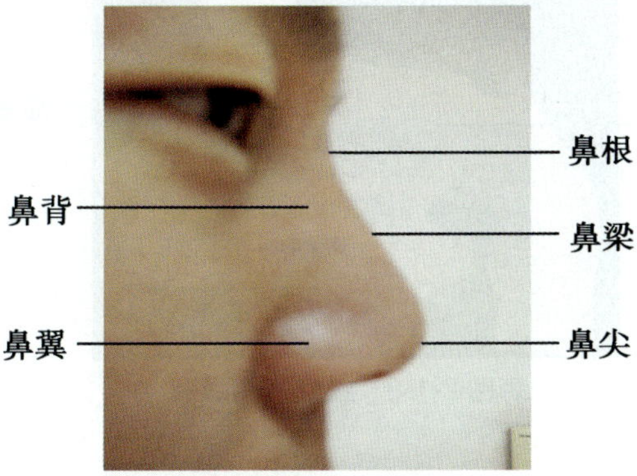

彩图 2-1-1　外鼻

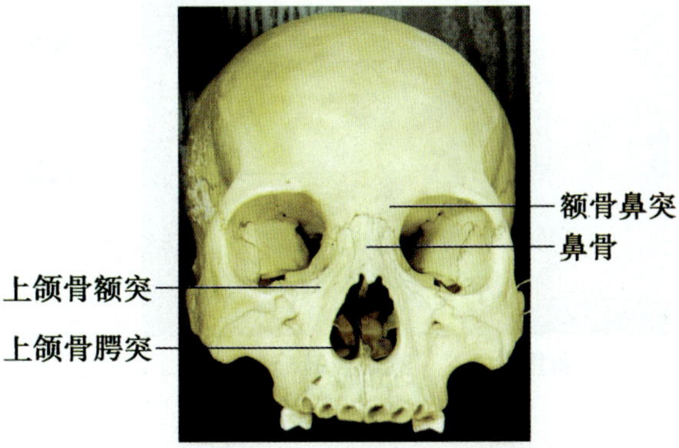

彩图 2-1-2　外鼻的骨性支架

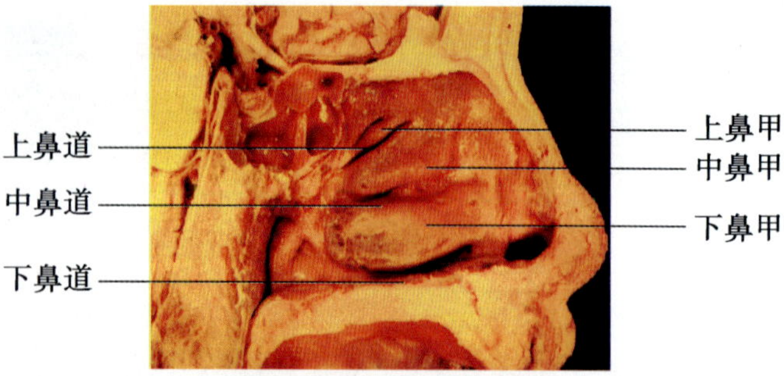

彩图 2-1-3　鼻腔外壁

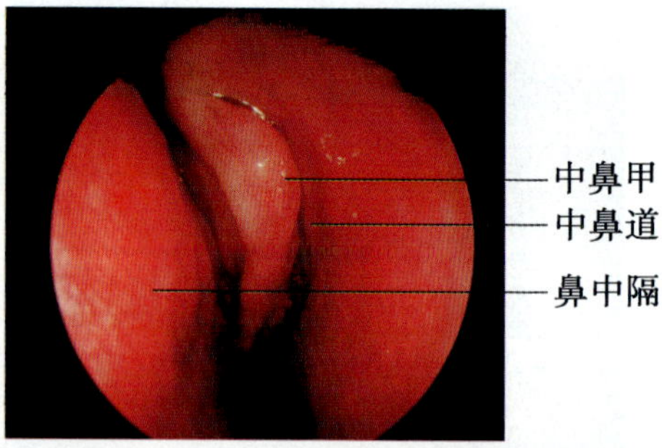

彩图 2-1-4　鼻内镜下观察中鼻甲与中鼻道

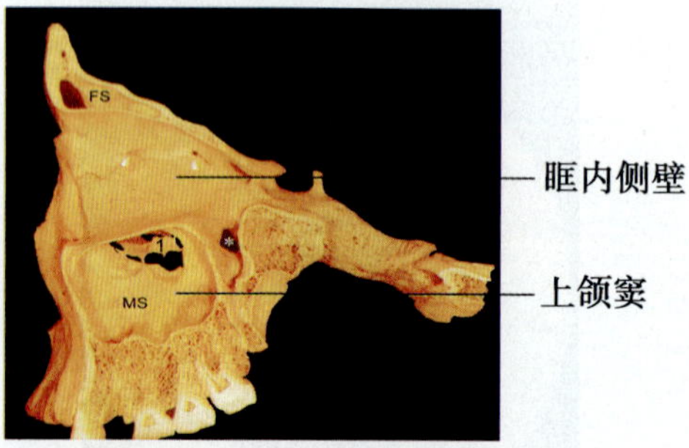

彩图 2-1-5　上颌窦及其毗邻

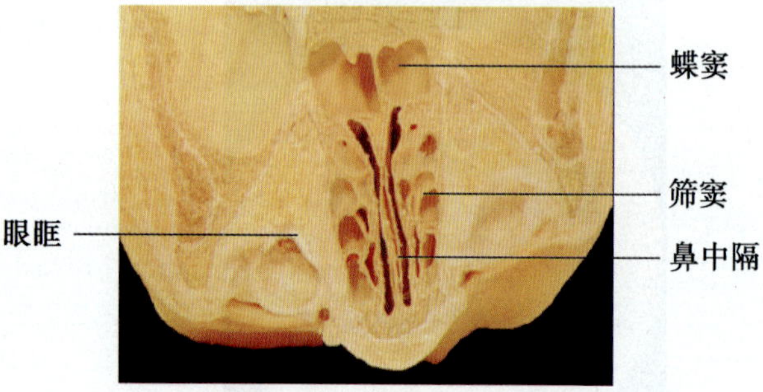

彩图 2-1-6　筛窦及其毗邻

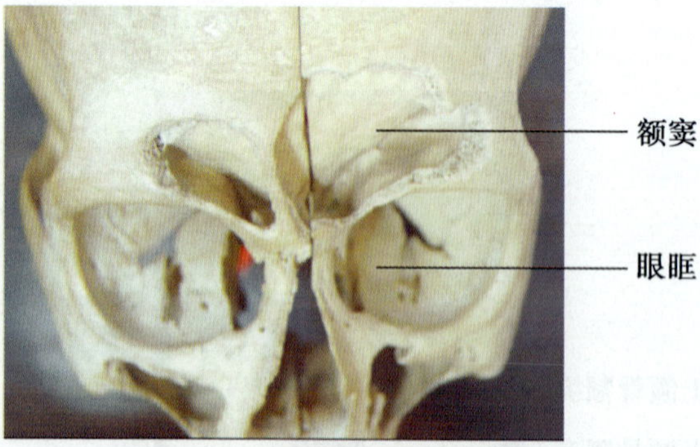

彩图 2-1-7　额窦及其毗邻

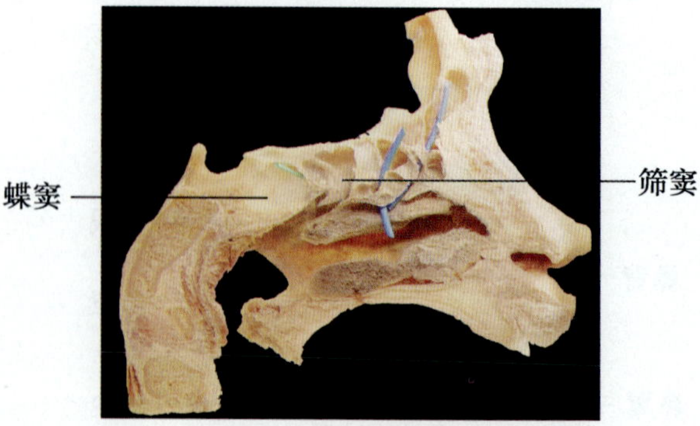

彩图 2-1-8　蝶窦及其毗邻

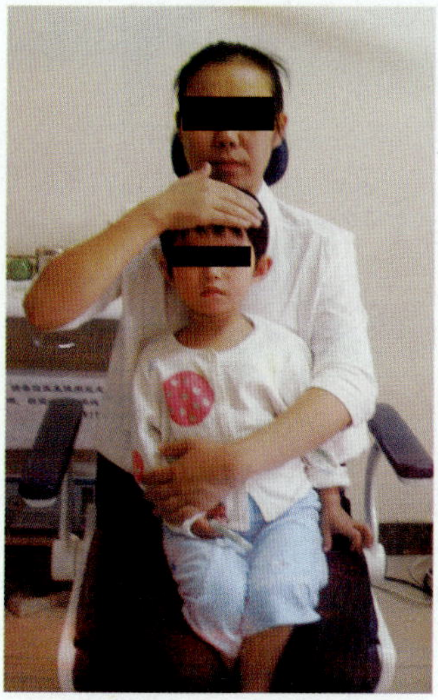

彩图 2-1-9　对不合作小儿的鼻部检查

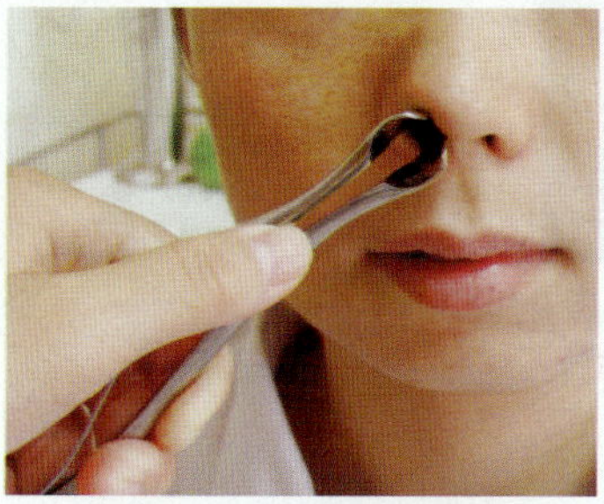

彩图 2-1-10　前鼻镜的规范用法

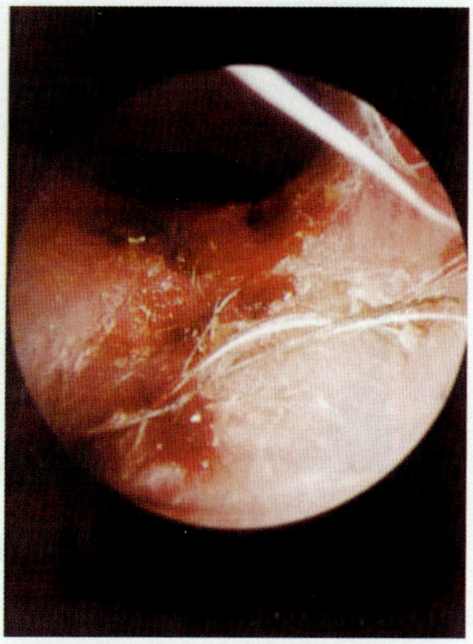

彩图 2-3-1　急性鼻前庭炎

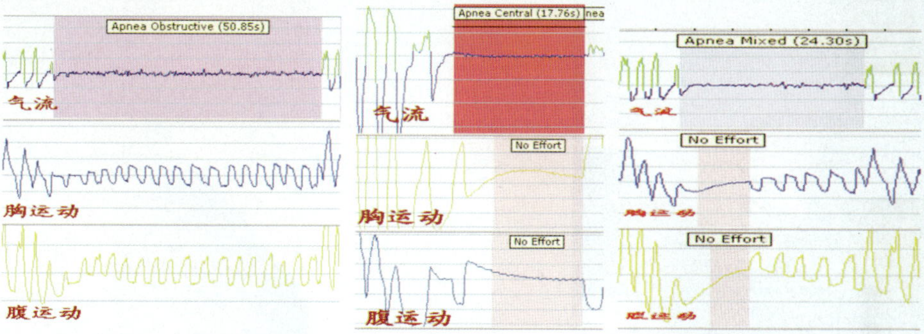

阻塞性呼吸暂停　　中枢性呼吸暂停　　混合性呼吸暂停

彩图 3-4-1　睡眠呼吸障碍事件

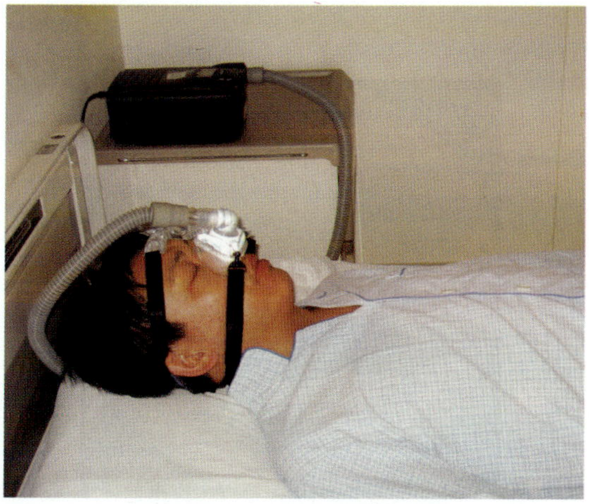

彩图 3-4-2　多导睡眠监测

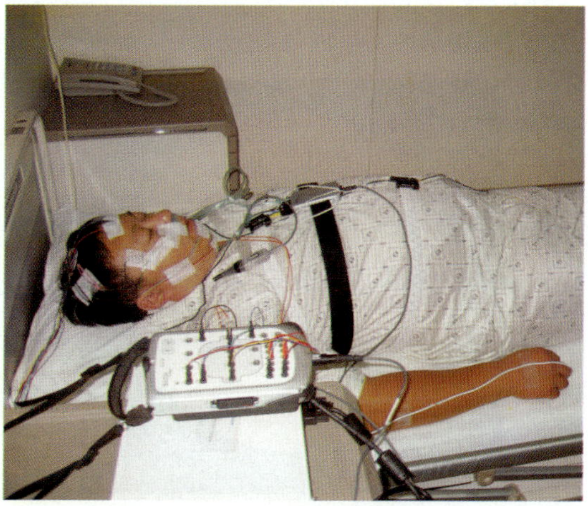

彩图 3-4-3　持续正压通气治疗

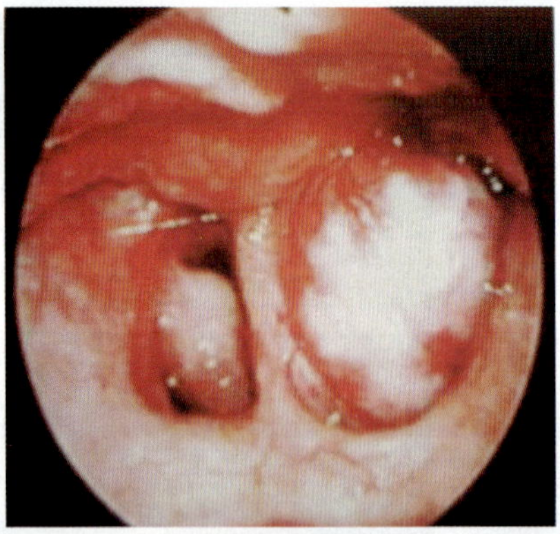

彩图 3-5-1　鼻咽镜检查显示：右后鼻孔有粉红色肿块，表面光滑，有血管纹

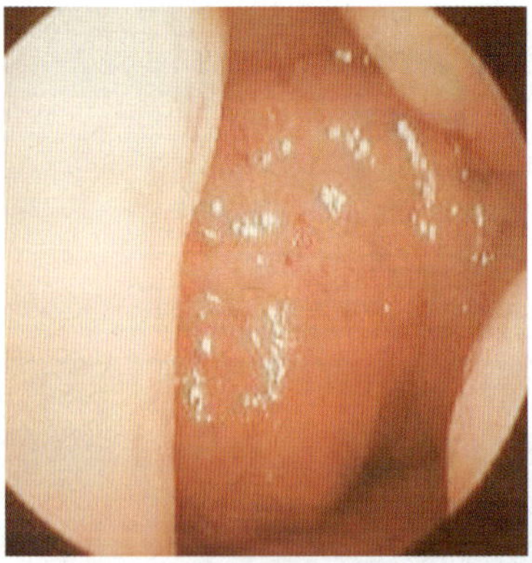

彩图 3-6-1　鼻内镜检查显示腺样体肥大

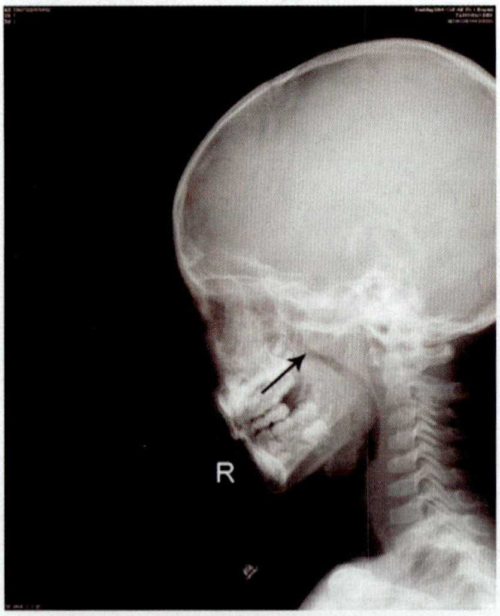

彩图 3-6-2　鼻咽侧位片显示鼻咽部软组织增厚（腺样体肥大）

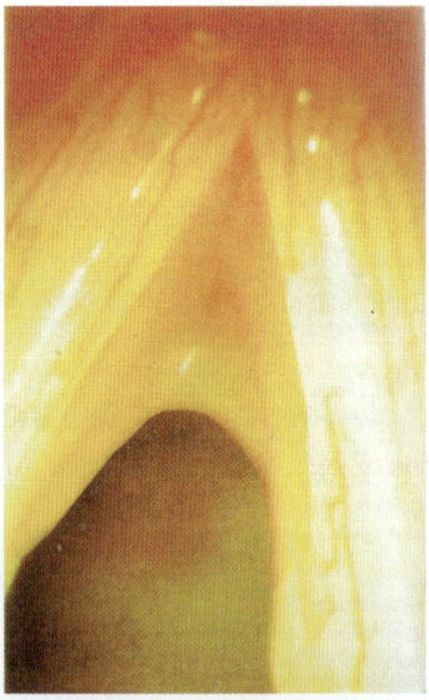

彩图 4-2-1　声门间蹼

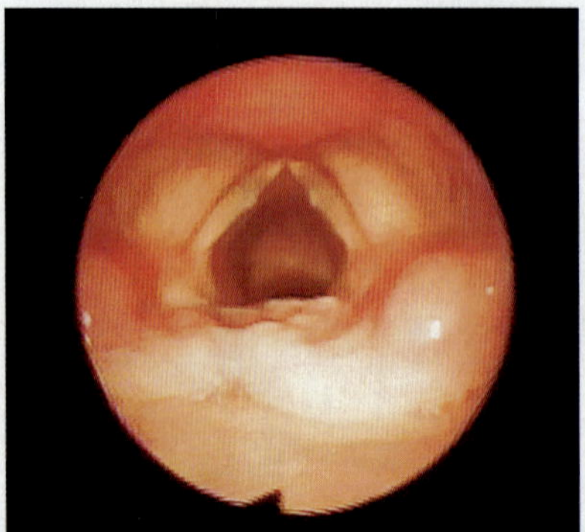

彩图 4-7-5　声带小结

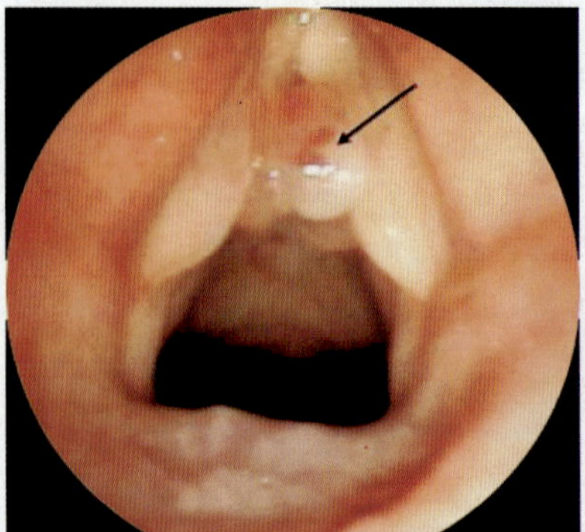

彩图 4-7-6　声带息肉